Christiane Stüber

Berufsethos im Krankenhaus

Zu den Auswirkungen der Ökonomisierung auf die berufsethischen Orientierungen des medizinischen Personals im Krankenhaus

GESUNDHEITSPOLITIK

Herausgegeben von PD Dr. Günter Feuerstein

ISSN 1614-6441

1 *Thomas Moormann*
Rationierung im deutschen Gesundheitswesen?
Entwicklung, Status quo und Perspektiven
ISBN 3-932602-47-1

2 *Susanne Armbruster*
Versorgungsnetzwerke im französischen und deutschen Gesundheitswesen
Eine vergleichende Studie unter Berücksichtigung rechts- und gesundheitswissenschaftlicher Aspekte
ISBN 3-89821-428-1

3 *Olaf Iseringhausen*
Die Qualität der Qualität
Anspruch und Wirklichkeit des Qualitätsmanagement im Gesundheitswesen
ISBN 978-3-89821-787-3

4 *Rolf Baumanns*
Unternehmenserfolg durch betriebliches Gesundheitsmanagement
Nutzen für Unternehmen und Mitarbeiter
Eine Evaluation
ISBN 978-3-8382-0035-4

5 *Marco Silvestric*
Voraussetzungen und Konsequenzen molekularer Diagnostik des Mammakarzinoms
ISBN 978-3-8382-0215-0

6 *Christiane Stüber*
Berufsethos im Krankenhaus
Zu den Auswirkungen der Ökonomisierung auf die berufsethischen Orientierungen des medizinischen Personals im Krankenhaus
ISBN 978-3-8382-0559-5

Christiane Stüber

BERUFSETHOS IM KRANKENHAUS

Zu den Auswirkungen der Ökonomisierung auf die berufsethischen Orientierungen des medizinischen Personals im Krankenhaus

ibidem-Verlag
Stuttgart

Bibliografische Information der Deutschen Nationalbibliothek
Die Deutsche Nationalbibliothek verzeichnet diese Publikation in der Deutschen Nationalbibliografie; detaillierte bibliografische Daten sind im Internet über http://dnb.d-nb.de abrufbar.

Bibliographic information published by the Deutsche Nationalbibliothek
Die Deutsche Nationalbibliothek lists this publication in the Deutsche Nationalbibliografie; detailed bibliographic data are available in the Internet at http://dnb.d-nb.de.

Die Arbeit wurde im Jahr 2012 von der Fakultät für Philosophie, Kunst-, Geschichts- und Gesellschaftswissenschaften der Universität Regensburg als Dissertation angenommen.

∞

Gedruckt auf alterungsbeständigem, säurefreien Papier
Printed on acid-free paper

ISSN: 1614-6441

ISBN-13: 978-3-8382-0559-5

Printed in Germany

Inhalt

Abkürzungen

AQUA	Institut für angewandte Qualitätsförderung und Forschung im Gesundheitswesen
ArbZG	Arbeitszeitgesetz
AR-DRG	Australian Refined Diagnosis Related Groups
BQS	Bundesgeschäftsstelle Qualitätssicherung
CM	Case-Mix
CMI	Case-Mix-Index
CSR	Corporate Social Responsibility
CT	Computer Tomographie
DRG	Diagnosis Related Groups
EGMR	Europäischer Gerichtshof für Menschenrechte
FPÄndG	Fallpauschalenänderungsgesetz
FPG	Fallpauschalengesetz
G-BA	Gemeinsamer Bundesausschuss
G-DRG	German Diagnosis Related Groups
GG	Grundgesetz
GKV	Gesetzliche Krankenversicherung
GKV-FinG	GKV-Finanzierungsgesetz
GKV-GMG	GKV-Modernisierungsgesetz
GKVRefG	GKV-Gesundheitsreformgesetz
GKV-VStG	GKV-Versorgungsstrukturgesetz

GKV-WSG	GKV-Wettbewerbsstärkungsgesetzes
GSG	Gesundheitsstrukturgesetz
ICN	International Council of Nurses
InEK	Institut für das Entgeltsystem im Gesundheitswesen
IQWiG	Institut für Qualität und Wirtschaftlichkeit im Gesundheitswesen
ITS	Intensivstation
KHG	Krankenhausfinanzierungsgesetz
KHRG	Krankenhausfinanzierungsreformgesetz
LBFW	Landesbasisfallwert
MRT	Magnetresonanztomographie
MVZ	Medizinisches Versorgungszentrum
NC	Numerus Clausus
NUB	Neue Untersuchungs- und Behandlungsmethoden
PPR	Pflege-Personalregelung
QM	Qualitätsmanagement
SGB V	Sozialgesetzbuch V
StabG	Gesetz zur Stabilisierung der Krankenhausausgaben
TQM	Total Quality Management

Vorwort

Die vorliegende Arbeit wurde im November 2012 mit dem Titel "Berufsethos im Krankenhaus" an der Fakultät für Philosophie, Kunst-, Geschichts- und Gesellschaftswissenschaften der Universität Regensburg als Dissertation angenommen. Es handelt sich um eine Arbeit zur Angewandten Ethik im Bereich des Gesundheitswesens. Im Praxiskapitel werden die gesundheitspolitischen Entwicklungen in Deutschland bis Ende 2011 berücksichtigt.

Ich möchte an dieser Stelle folgenden Personen herzlich für ihre Unterstützung bei der Fertigstellung dieses Forschungsprojekts danken: Prof. Dr. Weyma Lübbe, Prof. Dr. Dr. Alexander Brink, PD Dr. Arne Manzeschke, Prof. Dr. Dr. Karl-H. Wehkamp, Prof. Dr. Thomas Kater, PD Dr. Friedrich Heubel, Prof. Dr. Harald Wagner, Prof. Dr. Ulf Liedke, Robert Klemm, Dr. Thomas Karlas, Dr. Michael Kunze, Dr. Anja Philipp, Andrea Klonschinski, Brigitte Hund, Bernd Knüfer SJ, Edward Drath sowie Inge und Hartwig Stüber.

Außerdem bin ich zahlreichen Krankenhausmitarbeitern zu Dank verpflichtet, die mir in den letzten Jahren Einblicke in den Arbeitsalltag deutscher Krankenhäuser gewährt haben. Weil ich diesen Menschen Anonymität zugesichert habe, verbietet sich eine namentliche Erwähnung. Das mir von ihnen entgegengebrachte Vertrauen hat mich aber in den letzten Jahren stärker als alles andere dazu motiviert, das vorliegende Buch tatsächlich zu schreiben.

Lichtenberg, im Juli 2013

I. Einleitung

In dieser Arbeit steht das Berufsethos des medizinischen Personals in deutschen Krankenhäusern im Mittelpunkt. Es wird untersucht, wie sich das in den letzten Jahren fortschreitende Eindringen betriebswirtschaftlicher Kalküle in die Krankenhäuser auf den Arbeitsalltag berufsethisch motivierter Krankenschwestern, Pfleger, Ärztinnen und Ärzte ausgewirkt hat. Betriebswirtschaftliche Vorgaben resultieren dabei wesentlich aus dem Bemühen, das Überleben der jeweiligen Häuser unter Wettbewerbsbedingungen sicherzustellen. Insbesondere soll herausgearbeitet werden, inwieweit diese "Ökonomisierung" mit dem traditionellen Berufsethos des medizinischen und pflegerischen Personals im Krankenhaus in Konflikt gerät, und wie ein etwaiger Konflikt normativ zu bewerten ist.

1. Was ist ein Berufsethos?

Unter einem Berufsethos verstehen wir bestimmte Vorstellungen einer guten Berufspraxis, die von den Berufsangehörigen geteilt werden. Diese Vorstellungen und die damit verbundenen Wertungen prägen das Selbstverständnis der Berufsangehörigen als Angehörige einer bestimmten Berufsgruppe. Sie geben dem Handeln in der Berufspraxis einen Sinn, motivieren und legitimieren es sowohl vor den Handelnden selbst als auch vor anderen.[1]
Ein Berufsethos geht mit der Bindung an bestimmte Normen einher, die das Verhalten der Berufsangehörigen entsprechend den Vorstellungen einer guten Berufspraxis steuern. Wir betrachten diese Normen in dem Sinne als moralische Normen als sie angeben, was in einer bestimmten Gesellschaft und in einem bestimmten Bereich, in dem das Aufkommen moralischer Konflikte absehbar ist, als "richtig" oder "falsch" gilt. Der einzelne Berufsangehörige muss aber keine eigenständige moralische Beurteilung berufsethischer Normen vorgenommen haben, um diesen Normen als verbindlich folgen zu können.

---

[1] Vgl. Peter Ulrich (2001), S. 34.

Berufsethische Normen werden zum Teil explizit ausformuliert. Sie werden in Ethikkodizes für die Pflege und die Ärzteschaft wie dem ICN-Ethikkodex für Pflegende, der Rahmen-Berufsordnung für professionell Pflegende des Deutschen Pflegerates, der Musterberufsordnung für Ärztinnen und Ärzte oder der Charta zur ärztlichen Berufsethik festgeschrieben. Allerdings gewährleistet die Lektüre solcher Normenkodizes noch kein umfassendes Verständnis dessen, was das Berufsethos von Ärzteschaft und Pflege beinhaltet. Dafür gibt es verschiedene Gründe: Zum einen findet sich nicht alles, was das pflegerische und ärztliche Berufsethos ausmacht, in derartigen Berufsordnungen und Ethikkodizes wieder. Das Berufsethos dieser Berufe beinhaltet auch Vorstellungen guter Arbeit, die historisch gewachsen sind, die nicht ausformuliert werden, aber dennoch identitätsstiftend bleiben. Dazu gehört z. B. die Verpflichtung auf eine auf bestimmte Art und Weise zu leistende Fürsorge für den Patienten (engl. "Care") in der Pflege. Deshalb werden wir uns im Anschluss an dieses Einleitungskapitel zunächst der geschichtlichen Entwicklung von Ärzteschaft und Pflege zuwenden, um auch dieser Dimension zumindest in Ansätzen gerecht werden zu können.
Des Weiteren gibt es ausformulierte Leitsätze, die das Selbstverständnis der Berufsangehörigen in der Praxis kaum zu prägen scheinen. Schaut man sich beispielsweise die hohe Rate von Präsentismus (Arbeitnehmer gehen krank zur Arbeit)[2] in den Pflegeberufen an, wird deutlich, wie wenig etwa folgende Forderung aus dem ICN-Ethikkodex in der Berufspraxis umgesetzt wird. Im entsprechenden Kodex heißt es unter Punkt 2:

> "Die Pflegende achtet auf ihre Gesundheit, um ihre Fähigkeit zur Berufsausübung zu erhalten und nicht zu beeinträchtigen."[3]

Darüber hinaus sind die in den vorhandenen Ethikkodizes von Pflege und Ärzteschaft festgehaltenen Normen häufig so formuliert, dass sie zu verschiedenen Zeiten und unter verschiedenen Rahmenbedingun-

---

2 Dazu ausführlich Martin Jansen (2011).

3 Deutscher Berufsverband für Pflegeberufe: ICN-Ethikkodex für Pflegende. Diese deutsche Version des *"ICN Code of Ethics for Nurses"* beruht auf einer Fassung des Kodexes aus dem Jahr 2000.

gen auch verschieden gedeutet werden können. Dann und wann wird das "zeitgemäße" Verständnis einer Norm durch eine konkretisierende Bemerkung genauer festgeschrieben. Eine Anpassung dessen, was es für die Ärzte und Ärztinnen in Deutschland heißen soll in ihren Entscheidungen unabhängig zu bleiben, d. h. in ihrer Entscheidungsfindung nicht von Dritten beeinflusst zu werden, wird beispielsweise in der 2011 novellierten Musterberufsordnung vorgenommen. Darin wird als Ausnahme konkretisiert, dass eine Beeinflussung durch Dritte dann nicht berufswidrig ist, "*wenn sie einer wirtschaftlichen Behandlungs- oder Verordnungsweise auf sozialrechtlicher Grundlage dient und dem Arzt die Möglichkeit erhalten bleibt, aus medizinischen Gründen eine andere als die mit finanziellen Anreizen verbundene Entscheidung zu treffen.*"[4]

Trotz der Möglichkeit einzelne Normen zu konkretisieren, bleibt in der Regel ein gewisser Auslegungsspielraum für berufsethische Normen bestehen, innerhalb dessen neue Deutungen Platz gewinnen können, ohne dass dadurch (zunächst) der Wortlaut der entsprechenden Norm eine Veränderung erfahren müsste.

2. Grundlegende Inhalte berufsethischer Normen

Bei den Ärzten, wie bei anderen freien Berufen auch, ist das Berufsethos der Berufsangehörigen auf das Wohl der Leistungsempfänger ausgerichtet, in diesem Falle auf das Wohl der Patienten. Insbesondere die finanziellen Interessen des Leistungserbringers, aber auch die Interessen Dritter haben hinter diesem Wohl im Konfliktfall zurückzustehen. Diese Zurückstellung der Interessen der Leistungserbringer hinter das Patientenwohl ist für den Inhalt berufsethischer Normen maßgeblich. In der ärztlichen Berufsordnung werden die Ärztinnen und Ärzte demgemäß darauf verpflichtet, dem Patienten zu nützen, Schaden zu vermeiden, die Patienten aufzuklären, ihre Selbstbestimmung grundsätzlich zu respektieren und Verschwiegen-

[4] Vgl. (Muster-)Berufsordnung für die in Deutschland tätigen Ärztinnen und Ärzte - MBO-Ä 1997 - in der Fassung der Beschlüsse des 114. Deutschen Ärztetages 2011 in Kiel, § 32.

heit zu wahren.[5] Die Verpflichtung auf das Wohl des individuellen Patienten findet sich ebenso im Berufsethos der Pflege. In der Präambel der Rahmen-Berufsordnung für professionell Pflegende heißt es beispielsweise:

> "Pflege heißt, den Menschen in seiner aktuellen Situation und Befindlichkeit wahrnehmen, vorhandene Ressourcen fördern und unterstützen, die Familie und das soziale, kulturelle und traditionelle Umfeld des Menschen berücksichtigen und in die Pflege einbeziehen sowie gegebenenfalls den Menschen auf seinem Weg zum Tod begleiten."[6]

Außerdem werden Schweigepflicht, Auskunftspflicht und Beratungspflicht ausdrücklich für die Angehörigen der Pflegeberufe festgeschrieben.[7] Den Patienten in seiner aktuellen Situation wahrzunehmen, bedeutet ihn in seiner Verletzlichkeit wahrzunehmen. Diese Verletzlichkeit resultiert zum einen aus dem Kranksein des Patienten selbst, zum anderen aber auch daraus, dass es notwendig werden kann, den Kranken aus seinem gewohnten Umfeld herauszunehmen und in einem Krankenhaus zu behandeln, wo er fremden Menschen Einblicke und sogar Eingriffe in seinen Intimbereich erlauben muss. Diese Umstände machen es dem Ethos der Pflege gemäß notwendig, sich dem Patienten zuzuwenden, auf seine Bedürfnisse zu achten, ihm zuzusprechen und seine vorhandenen Ressourcen soweit zu fördern, dass er trotz der bestehenden Einschränkungen eine gewisse Kontrolle über sich und seine Situation behält.[8] Diese Art der Pflege geht über ein Versorgen des Patienten hinaus und wird als "Fürsorge" bezeichnet. Im Laufe der Geschichte hat sich das Fürsorgegebot in der Pflege insofern gewandelt, als dass heute der Förderung der Selbstständigkeit des Patienten eine große Bedeutung zukommen und Pflege, wo möglich, stärker unterstützend als zuvorkommend wirken soll.[9]

---

[5] Vgl. Urban Wiesing (2000), S. 58.

[6] Vgl. Deutscher Pflegerat e.V. (2004), Rahmen-Berufsordnung für professionell Pflegende, S. 5.

[7] Vgl. a.a.O., S. 7, § 3.

[8] Vgl. z.B. Volker Badke (2007), S. 385.

[9] Zur Problematik des Begriffs "Care" im Bereich der Pflege siehe z. B. Daniel F. Chambliss (1996), S. 63 ff. Chambliss geht hier u. a. auf eine Dimension der

Des Weiteren regeln berufsethische Normen die kollegialen Beziehungen innerhalb eines Berufsstandes und ggf. zwischen den Angehörigen verschiedener Berufsstände. In unserem Kontext sind das z. B. die Kooperationsverhältnisse innerhalb der Ärzteschaft und innerhalb der Pflege, aber auch die Zusammenarbeit zwischen beiden Berufsgruppen. Darüber hinaus bestimmen berufsethische Normen das Verhältnis zwischen den Berufsangehörigen und der Gesellschaft, welche die Berufsstände mit einer spezifischen Aufgabe betraut hat. Für das medizinische Personal im Krankenhaus besteht diese Aufgabe in einer angemessenen, dem Erkenntnisstand der Pflegewissenschaft und der Medizin entsprechenden Versorgung der Bevölkerung. Sowohl für die Ärzte und Ärztinnen als auch für die Angehörigen der Pflegeberufe wird zudem das Prinzip der "sozialen Gerechtigkeit" formuliert. Das bedeutet, dass die Patienten unabhängig von ihrer ethnischen Herkunft, ihrem Geschlecht, ihrer Religion oder Kultur behandelt werden sollen (Diskriminierungsverbot). In der Charta zur ärztlichen Berufsethik heißt es dementsprechend:

> "Die Ärzteschaft ist dazu aufgerufen, Gerechtigkeit im Gesundheitswesen zu fördern. Dies schließt die faire Verteilung der zur Verfügung stehenden Mittel ein. Ärzte sollen sich aktiv daran beteiligen, Diskriminierungen im Gesundheitswesen auszumerzen. Dies bezieht sich auf die ethnische Herkunft, das Geschlecht, den Sozialstatus, die Religion oder auf jede andere gesellschaftliche Kategorie."[10]

Zu einer gerechten Mittelverteilung gehört nach dieser Charta aber auch die Verpflichtung, die vorhandenen Ressourcen "kosteneffektiv" einzusetzen. Dementsprechend heißt es:

> "Bei der Berücksichtigung der Bedürfnisse individueller Patienten müssen Ärzte eine Gesundheitsversorgung anbieten, die auf einem klugen und effektiven Einsatz der begrenzten Mittel beruht. Sie müssen mit anderen Ärzten, Krankenhäusern und Versicherungen zusammenarbeiten, um Leitlinien für eine kosteneffektive Versorgung zu entwickeln. [...]"[11]

Fürsorge für den Patienten ein, die die vergleichsweise *"open-ended nature"* der Pflegearbeit umfasst.

[10] Charta zur ärztlichen Berufsethik (2002), S. 698.

[11] A.a.O., S. 699.

Eine unter berufsethischen Gesichtspunkten "gute" Leistungserbringung verlangt somit auch einen kosteneffektiven Ressourceneinsatz und beinhaltet in diesem Sinne das Gebot "wirtschaftlich" zu arbeiten. Was genau es heißt, Ressourcen "kosteneffektiv" bzw. "wirtschaftlich" einzusetzen, ist allerdings auch in Anbetracht einiger neuer Formulierungen im Sozialgesetzbuch V mittlerweile strittig geworden. Darauf werden wir im zweiten Kapitel dieser Arbeit zurückkommen.
Schließlich findet sich zumindest im ICN-Ethikkodex für Pflegende unter der Überschrift "Pflegende und Berufsausübung" eine bereits erwähnte Formulierung, die für das Verhältnis der Berufsangehörigen zu sich selbst Folgendes fordert:

> "Die Pflegende achtet auf ihre Gesundheit, um ihre Fähigkeit zur Berufsausübung zu erhalten und nicht zu beeinträchtigen."[12]

Auf diese Norm werden wir im Laufe dieser Arbeit zurückkommen. Sie ist Bestandteil dessen, was wir später unter dem Begriff der "Selbstsorge" genau erfassen wollen.

3. Berufsethos und Vertrauen

Das Berufsethos von Ärzten und Ärztinnen, Krankenschwestern und Krankenpflegern wird in dieser Arbeit als eine Grundlage für das Vertrauen betrachtet, das Patienten und die Gesellschaft begründet in die Angehörigen dieser Berufsgruppen haben können. Vertrauen ist aus zwei Gründen Voraussetzung einer guten medizinischen Versorgung: Zum einen ist eine wirkungsvolle Leistungserbringung davon abhängig, dass sich der Patient auf den Mediziner einlässt. Dieses "Sich-Einlassen" ist die Bedingung dafür, dass der Patient persönliche Informationen an den Mediziner weitergibt, diesem einen Einblick in seine Intimsphäre gewährt, um Diagnose und Behandlung überhaupt zu ermöglichen, und dafür, dass der Patient die Anweisungen des

[12] Deutscher Berufsverband für Pflegeberufe: ICN-Ethikkodex für Pflegende.

medizinischen Personals befolgt.[13] Zum anderen können medizinische Leistungen von medizinischen Laien nur unzureichend kontrolliert werden. Selbst bei rechtlichen Prüfungen medizinischer Leistungen bezieht man sich auf den "medizinischen Standard". Deshalb ist es wichtig, auf eine gewisse Integrität der Berufsangehörigen vertrauen zu können, die es glaubhaft macht, dass diese ihr Fachwissen tatsächlich zum Wohle ihrer Patienten einsetzen werden.

Inwiefern das Berufsethos von Ärzten und Krankenpflegern das Vertrauen der Patienten in die im Krankenhaus tätigen Angehörigen dieser Berufe begründet, wollen wir durch eine Diskussion der begrifflichen Grundlagen dieses Themas untersuchen. In Kapitel IV dieser Arbeit werden wir uns deshalb mit zwei Vertrauenstheorien auseinandersetzen. Wir beginnen mit der spieltheoretischen Rekonstruktion des Vertrauensbegriffs durch Russell Hardin. Hardin definiert Vertrauen als eine rationale Erwartung, die sich bei einem Vertrauensgeber dann einstellt, wenn er "begründet" davon ausgehen kann, dass ein Vertrauensträger an einer fortgesetzten nutzenbringenden Kooperation mit ihm interessiert ist und sich deshalb "vertrauenswürdig" erweisen wird. Ein Vertrauensträger erweist sich in diesem Ansatz "vertrauenswürdig", wenn ihm "vertrauenswürdiges" Verhalten derart nützt, dass es ihm zusätzliche Kooperationsvorteile verschaffen wird. Hardins Theorie ziehen wir als eine Kontrastfolie heran, von der wir später unsere eigene Vertrauenskonzeption absetzen wollen. Wir gehen auch darauf ein, weil im Krankenhausbereich die Tendenz besteht, eine "gute" Leistungserbringung der Mitarbeiter und eine gute Qualität der medizinischen Versorgung zunehmend über äußere Anreize und Vorgaben sicherstellen zu wollen (siehe dazu Kapitel III). In einer solchen Umgebung liegt es nahe, auch die "Vertrauenswürdigkeit" der Mitarbeiter als das Ergebnis der bestehenden Steuerungs- und Kontrollmechanismen aufzufassen. Zudem erlaubt es uns die Beschäftigung mit Hardins Ansatz darauf einzugehen, inwiefern die Bevorzugung der ökonomischen Rationalität in Theorie und Praxis einschränkt, was es für Menschen heißen kann vernünftig, d. h. begrün-

[13] Und zwar auch dann noch, wenn sein Verhalten in der Klinik nicht mehr überwacht werden kann. Vgl. auch Harro Albrecht (2006), in: Die Zeit, 3. August 2006, S. 25 f.

det, zu entscheiden und zu handeln. Mithilfe eines Ansatzes von Bernd Lahno werden wir anschließend zeigen, warum Hardins spieltheoretische Lösung von "Vertrauensproblemen" zu kurz greift und wie man darüber hinausgehen muss, um zu einer angemessenen Vertrauenskonzeption zu gelangen. Insbesondere Lahnos Konzeption des "institutionellen Vertrauens" wird es uns erlauben, die Verpflichtung der Berufsangehörigen auf berufsethische Normen als einen wichtigen Faktor zu benennen, der die Ausbildung und Aufrechterhaltung von Vertrauen zwischen Patienten und medizinischem Personal im Krankenhaus unterstützt.

4. Ethoswandel durch Ökonomisierung

Betrachten wir das Berufsethos des medizinischen Personals im Krankenhaus wesentlich in Hinblick auf seine Vertrauen begründende Funktion, müssen wir ein Merkmal dieses Ethos im Auge behalten: Obschon das Berufsethos in Abhängigkeit von der Kernaufgabe des Personals, in unserem Fall der guten Versorgung kranker Menschen, eine gewisse Stabilität aufweist, ist es veränderlich. Veränderungen können aus dem Wandel der medizinischen Praxis und ihrer Rahmenbedingungen und aus den sich wandelnden Erwartungen der Patienten, der Gesellschaft und der Berufsangehörigen selbst an eine gute Versorgung im Krankenhaus resultieren.[14] Ein Wandel kann mehr oder weniger offen erfolgen. Die Anpassung der berufsethischen Orientierungen von Krankenpflegern und Ärzten an wirtschaftliche Erfordernisse wird in den bestehenden Ethikkodizes an einigen Stellen explizit gemacht, wenn etwa, wie schon zitiert, gefordert wird, dass sich Ärzte um den *"klugen und effizienten Einsatz der begrenzten Mittel"* bemühen müssen, und dass sie mit *"anderen Ärzten, Krankenhäusern*

[14] Vgl. Encyclopedia of Bioethics (2004), S. 2159: *"First, the content of the ethic of each profession - that is, the ethic that the committed professional is called to practice - is the content of an ongoing dialogue between the profession as a whole and the larger community within which it practices. Second, every professional's practice is necessarily practice in conjunction with someone served, frequently a capable, independent decision maker and always someone whose well-being is not fully defined by the values of the profession."* (Artikel "Profession and Professional Ethics" von David T. Ozar)

und Versicherungen zusammenarbeiten [müssen], *um Leitlinien für eine kosteneffektive Versorgung zu entwickeln".*[15] Dieses Mandat der "kosteneffektiven" Versorgung und der sparsamen Leistungserbringung wird zum Bestandteil einer guten Leistungserbringung erklärt und durch die schriftliche Festsetzung offen kommuniziert. Die Vertrauen begründende Funktion des derartig spezifizierten Ethos wird dadurch nicht gefährdet.

Im Gegensatz dazu wird ein über das Mandat der Sparsamkeit hinausgehender Wandel berufsethischer Orientierungen durch die zunehmende Handlungsrelevanz betriebswirtschaftlicher Faktoren im Krankenhaus bis hin zur Akzeptanz von Behandlungsentscheidungen, die nicht primär zum Wohl des einzelnen Patienten, sondern aus gewinnorientierten Erwägungen zum Wohle der Organisation heraus getroffen werden, bislang von den meisten Berufsangehörigen nur unter vorgehaltener Hand zugestanden. Oftmals gibt es allein anekdotische Hinweise, die auf einen derartigen graduellen "Ethoswandel" bzw. auf einen "Ethosabbau" hindeuten, nicht selten mit Verweis darauf, dass derartige Entwicklungen in anderen Häusern und in anderen Abteilungen stattfinden, nicht aber im eignen Umfeld. Ein solcher "Ethoswandel" wird dann nicht offen kommuniziert. Eine solche Situation ist für die Vertrauensgrundlage Berufsethos problematisch.

Tatsächlich ist es schwierig einen "Ethoswandel" einwandfrei festzustellen. Diese Schwierigkeit liegt zum Teil darin begründet, dass das Berufsethos ein komplexes Gebilde ist. Es besteht aus einer Vielzahl expliziter und impliziter Normen, die sich im Falle eines Wandels nicht alle, und schon gar nicht gleichmäßig, verändern können. Da die Anpassungsfähigkeit außerdem zum Wesen eines Berufsethos gehört, ist es schwer zu sagen, ab wann ein altes Ethos durch ein neues ersetzt wurde. Trotzdem lassen sich Tendenzen in der Entwicklung der berufsethischen Orientierungen der Berufsangehörigen erfassen, die Hinweise auf einen sich vollziehenden Wandel geben und Haltepunkte markieren, an denen eine Reflexion über die Entwicklung berufsethischer Normen und ihrer Bedeutung angestoßen werden kann und nach unserem Dafürhalten auch angestoßen werden sollte. In Kapitel V werden wir darüber hinaus versuchen in Anlehnung an das

---

[15] Charta zur ärztlichen Berufsethik (2002), S. 699

durch Immanuel Kant formulierte Prinzip der Publizität ein Kriterium für die Beurteilung der Legitimität eines wahrgenommenen Ethoswandels zu entwickeln.

5. Der Homo honestus und der Begriff der "Selbstsorge"

Die Verpflichtung des medizinischen Personals im Krankenhaus auf berufsethische Normen kann den Aufbau und den Erhalt von Vertrauensbeziehungen nur dann stützen, wenn die Befolgung dieser Normen von den Mitarbeitern auch wirklich erwartet werden kann. Nur wenn Bedingungen bestehen, unter denen eine Normbefolgung den Mitarbeitern tatsächlich "zumutbar" ist und sie nicht davon abhält ihre eigenen billigenswerten Interessen wahrzunehmen, ist es sowohl kognitiv als auch normativ zu erwarten, dass die Mitarbeiter den entsprechenden Normen langfristig folgen werden. Um diesen Punkt klarer zu machen, wollen wir in Kapitel V den Typus des "anständigen Mitarbeiters" entwickeln, der zur Bindung an berufsethische Normen fähig ist, in der Befolgung dieser Normen aber nachlassen darf, wenn das seine eigenen billigenswerten Interessen erheblich gefährdet.
Unsere Position entwickeln wir, indem wir sie von einem Ansatz Michael Baurmanns abgrenzen, den wir im ersten Teil von Kapitel V vorstellen. Nach Baurmann erhält sich eine "Disposition zur Normbefolgung" solange, wie sie dem Normbefolger einen zusätzlichen Vorteil verschafft. Sie wird durch ihre Nützlichkeit für den Normbefolger begründet. Der von Baurmann entwickelte "dispositionelle Nutzenmaximierer" soll sich durch seine Orientierung am eigenen Vorteil einerseits von einem kategorischen Pflichterfüller unterscheiden. Andererseits grenzt Baurmann ihn aufgrund seiner Fähigkeit zur "Normbindung" vom klassischen Homo oeconomicus ab. Wir werden zeigen, warum es Baurmann nicht gelingt, mit seinem dispositionellen Nutzenmaximierer eine abgrenzbare Position zwischen einem Homo oeconomicus und einem kategorischen Pflichterfüller zu formulieren. Sein Versuch scheitert daran, dass sich ein dispositioneller Nutzenmaximierer nicht glaubhaft an Normen binden kann. Sobald ihm die entsprechende Normbefolgung nicht mehr in dem Sinne nützt, dass

sie ihm "per saldo" größere Vorteile verschafft als er ohne sie verwirklichen könnte, hat er keinen Grund mehr seine Normbindung aufrecht zu erhalten. Sie löst sich nach einer gewissen Verzögerung auf. Für einen dispositionellen Nutzenmaximierer gibt es kein von Nützlichkeitserwägungen unabhängiges "richtig" oder "falsch", das ihn von dieser Auflösung abhalten könnte. Das zwingt ihn dazu, in die Position des klassischen Homo oeconomicus zurückzufallen, wenn seine "Normbindung" ihm über kurz oder lang nicht mehr nützt.
Wie Baurmann suchen auch wir nach einer mittleren Position zwischen einem rigorosen Normbefolger und einem klassischen Nutzenmaximierer. Uns geht es dabei darum, die legitimen Anforderungen an solche Berufsangehörige zu bestimmen, die ihr Berufsethos als richtig und verbindlich begreifen, den entsprechenden Normen aber aufgrund einer steigenden Belastung im Arbeitsalltag nicht mehr gerecht werden können, wenn sie nicht selbst daran Schaden nehmen wollen. Wir wollen zeigen, dass es unter bestimmten Umständen auch für einen "anständigen" Mitarbeiter gerechtfertigt ist, in der Befolgung berufsethischer Normen nachzulassen. Dabei handelt es sich nicht nur um Umstände, die einem Mitarbeiter eine Normbefolgung unmöglich machen. Unter solchen Umständen wäre eine Aussetzung der Normbefolgung auch für einen rigorosen Pflichterfüller moralisch unproblematisch. Auf der anderen Seite ist eine Aussetzung der Normbefolgung aber im Gegensatz zu dem, was Baurmann vorschlägt, nicht schon dann legitim, wenn dem Mitarbeiter die fragliche Normbefolgung über kurz oder lang keinen zusätzlichen Vorteil mehr verschafft. Die Aussetzung einer Normbefolgung ist vielmehr dann gerechtfertigt, wenn Bedingungen bestehen, unter denen eine fortgesetzte Normbefolgung den "Normbefolger" von der Wahrnehmung seiner eigenen billigenswerten Interessen abhalten und ihm in diesem Sinne schaden würde.
Um diesen Sachverhalt klarer zu machen, widmen wir uns im zweiten Teil von Kapitel V dem Konzept der "Selbstsorge" und grenzen es von einer egoistischen Orientierung am eigenen Vorteil im Sinne einer ökonomischen Rationalität ab. Als Ergebnis dieser Abgrenzung werden wir unseren eigenen Handlungstypus vorstellen: den Homo honestus. Er wird uns gestatten, die Lage des "anständigen" Mitarbei-

ters im Krankenhaus zu erfassen und zu zeigen, wann diesem die Befolgung berufsethischer Normen in der Praxis nicht mehr zumutbar ist, inwiefern er sich aber dennoch dafür einsetzen muss seine Arbeit "gut" machen zu können und an welcher Stelle die Verantwortung für eine gute Leistungserbringung an andere Verantwortungsebenen übergeht.

6. Individuelle und kollektive Verantwortung

Die Einsicht, dass die Sorge um sich selbst legitim und von einer einseitigen Orientierung am eigenen Vorteil verschieden ist, kann für berufsethisch motivierte Berufsangehörige eine Entlastung bedeuten. Tatsächlich zeigen viele Interviews mit dem medizinischen Personal im Krankenhaus einen Konflikt auf: Mitarbeiter wollen dem traditionellen Bild der guten Schwester und des guten Arztes entsprechen und sich bestmöglich am Wohle des Patienten orientieren. Sie merken aber, wie sie sich in diesem Bemühen aufreiben.[16] Oft erscheinen dann nur zwei Alternativen: "Dienst nach Vorschrift" oder der Ausstieg aus dem Beruf. Erkennen die Mitarbeiter aber an, dass die Sorge um das eigene Wohl nicht nur legitim, sondern auch eine Voraussetzung dafür ist, ihre Arbeit langfristig gut zu machen, können sie auch sich und anderen gegenüber eher eingestehen und begründen, dass ihnen die Umsetzung mancher berufsethischer Anforderungen unter den bestehenden Bedingungen nicht zumutbar ist. An diesem Punkt kann die Reflexion darüber einsetzen, was es unter den gegebenen Umständen überhaupt heißen kann, seine Arbeit gut zu machen, und welche Bedingungen einem guten Arbeiten entgegenstehen. Während wir zeigen werden, dass es im Verantwortungsbereich des Mitarbeiters liegt, für ebensolche Bedingungen aufmerksam zu sein und die zuständigen Stellen darauf aufmerksam zu machen, ist

[16] Diese Arbeit wurde unter anderem durch Material informiert, das ich im Sommer 2005 in drei deutschen Krankenhäusern unterschiedlicher Trägerschaft gesammelt habe. In meinen Praktika habe ich Krankenpfleger und Ärzte unterschiedlicher Hierarchiestufen in ihrem Stationsalltag beobachtet und mit je sechs Mitarbeitern pro Krankenhaus ein durch offene Fragen strukturiertes Gespräch geführt. Sechs der achtzehn Interviews sind zur Anschauung im Anhang dieser Arbeit abgedruckt.

es eine kollektive Aufgabe zu überlegen, welche medizinische Versorgung die Gesellschaft will und welche Veränderungen notwendig sind, um ggf. mehr Raum für die Umsetzung berufsethischer Normen zu schaffen. Es ist aber auch möglich, dass das Erstarken betriebswirtschaftlicher Kalküle als notwendig akzeptiert und daraus resultierende Änderungen des traditionellen Ethos von der Gesellschaft und dem medizinischen Personal als unvermeidlich angenommen werden - ggf. unter einer Umformung des Verständnisses davon, was eine gute Krankenversorgung im Krankenhaus bedeuten soll. Erweisen sich die Änderungen berufsethischer Normen als gut begründbar und allgemein zustimmungsfähig, kann das geänderte Ethos weiterhin als Grundlage von Vertrauensbeziehungen dienen. Ein Beharren auf der Existenz eines traditionellen Ethos, dessen Umsetzung den Berufsangehörigen jedoch nicht zumutbar ist und sich deshalb in der Praxis auch nur solange halten kann, bis sich der letzte rigorose Pflichterfüller daran aufgerieben hat, gefährdet hingegen nicht nur die psychische und physische Gesundheit der "anständigen" Mitarbeiter, sondern auch das Vertrauen der Menschen in die Krankenhausversorgung.

7. Der Homo honestus im Krankenhaus

Im letzten Kapitel dieser Arbeit beschäftigen wir uns mit der Organisationstypologie von Amitai Etzioni. Dabei gehen wir auf Etzionis Kategorisierung "professioneller Organisationen", wie z. B. dem Krankenhaus, als "normativer Organisationen" ein. Im Kontrast dazu wenden wir uns der aktuellen Managementliteratur für den Krankenhausbereich zu. Darin tritt das Krankenhaus zwar als normative Organisation in Erscheinung, insofern nämlich als die berufsethische Orientierung der Mitarbeiter am Wohl des Patienten weiterhin vorausgesetzt wird. Das Krankenhaus wird aber zunehmend als ein Unternehmen verstanden, dem es darum gehen muss im Wettbewerb zu bestehen. Der damit verbundene Druck wird an das Personal weitergegeben. Wir werden Beispiele dafür anführen, wie in der Managementliteratur mit dem Konflikt zwischen dem "Wohl des Hauses" und dem "Wohl des Patienten" umgegangen wird. Ferner wollen wir untersuchen, inwieweit die von uns aufgestellte Figur des anständigen, berufsethisch gebundenen Mitarbeiters als Homo honestus, der sich dauerhaft an berufsethische Normen binden kann, sich aber auch um sein eigenes Wohl sorgt, mit den in dieser Literatur propagierten Managementkonzepten kompatibel ist. Wir werden zeigen, dass die Grundlage für das Vertrauen der Patienten in das medizinische Personal und in die Krankenhausversorgung gefährdet wird, wenn der berufsethisch motivierte Mitarbeiter allein auf werbewirksamen Webseiten angepriesen, nicht aber als solcher gefördert wird. Das Vertrauen in das medizinische Personal und in die Krankenhausversorgung wird hingegen gestärkt, wenn das Berufsethos der Mitarbeiter von der Organisationsleitung ggf. auch in seiner Widerständigkeit gegen bestimmte Veränderungen als schützenswerte Ressource anerkannt und dementsprechend gestützt wird.

8. Anliegen dieser Arbeit

Wie eine gute medizinische Versorgung letztlich aussehen soll und welche Erwartungen an das Berufsethos des medizinischen Personals dementsprechend vernünftig sind, muss unter Einbeziehung der Stimmen des medizinischen Personals und der Patientenschaft in einem öffentlichen Diskurs unter Berücksichtigung der bestehenden Werte der Gesellschaft und der zur Verfügung stehenden Ressourcen erörtert werden. In einer solchen Debatte sollte nicht nur diskutiert werden, wie viel Ethos wir uns heute noch leisten wollen, sondern auch, was ggf. verloren ginge, wenn die Arbeit des medizinischen Personals im Krankenhaus immer weniger durch die Orientierung an berufsethischen Normen und immer mehr über kommerzielle Erwägungen, Anreizsysteme und Kontrollen gesteuert wird. In der vorliegenden Arbeit versuchen wir die Entwicklungen im Krankenhaussektor, die das Berufsethos des medizinischen Personals betreffen, in angemessenen Kategorien zu beschreiben und dadurch transparenter zu machen. Damit wollen wir einen Input für den eingeforderten öffentlichen Diskurs geben. Dieser Absicht entsprechend richtet sich dieses Buch nicht nur an ein wissenschaftliches Publikum, sondern auch an diejenigen, die im und für den Krankenhausbereich tätig sind: an das Pflegepersonal, die Ärzte, an Krankenhausmanager und Politiker.

II. Kurze Betrachtung der Berufsentwicklung von Pflege und Ärzteschaft

Die Auseinandersetzung mit dem Thema Berufsethos bedeutet in dieser Arbeit eine Auseinandersetzung mit dem Berufsethos von Ärztinnen, Ärzten, Pflegern und Krankenschwestern in einem speziellen institutionellen Gefüge: dem Krankenhaus. Um klarer zu machen, mit welchen Phänomenen wir es hier zu tun haben, empfiehlt sich auch ein Blick in die Geschichte dieser medizinischen Berufe. Dabei sollen ausgewählte Aspekte der Herausbildung des Arztberufs und der Krankenpflege betrachtet werden, einschließlich der berufsethischen Normen, auf die sich diese Berufsgruppen verpflichten. Es soll in Grundzügen gezeigt werden, wie sich das Selbst- und Fremdbild von Ärzteschaft und Pflege mit sich wandelnden gesellschaftlichen Bedingungen geformt hat. Dabei werden die Professionalisierungsbestrebungen beider Berufsgruppen, ihre Ausbildungswege, Organisation und ggf. die Wandlungen ihres Umgangs mit den Patienten thematisiert. Im Nachzeichnen der entsprechenden Entwicklungslinien werden auch Bezüge auf die Entstehungsbedingungen des modernen Krankenhauses hergestellt.

1. Die Entwicklung der Ärzteschaft zum Einheitsstand

1.1 Die Schutzfunktion des Hippokratischen Eides

Wir beginnen unseren Ausflug in die Historie mit der wohl berühmtesten Verlautbarung des ärztlichen Berufsethos: dem Hippokratischen Eid. Die hippokratischen Ärzte im 5. Jahrhundert v. Chr. grenzten sich mit ihrer Orientierung an der Lehre der vier Körpersäfte (Blut, gelbe Galle, Schleim und schwarze Galle) erstmals in der griechischen Heilkunst von traditionellen und religiösen Heilern ab. Sie waren Wanderärzte, die für ihre Dienste entlohnt wurden und sich allenfalls für eine gewisse Zeit an einem Ort niederließen. Sie durchliefen keine formalisierte Ausbildung. Stattdessen erfolgte die Ausbildung der Novizen individuell: in der Zusammenarbeit zwischen einem Schüler und seinem Lehrer. Um der starken Konkurrenz anderer Heiler entgegenzuwirken, legte sich die Ärzteschaft freiwillig auf bestimmte fachliche und ethische Verhaltensregeln fest. Das war nötig, um sich eine Vertrauensgrundlage für die Anwerbung und Aufrechterhaltung eines Kundenstammes zu schaffen. Aus dieser Perspektive lässt sich auch der Hippokratische Eid verstehen: Er ist eine identitätsstiftende, reputationsbildende und gleichzeitig von anderen Tätigkeitsbereichen abgrenzende Explikation dessen, was einen guten Arzt vor anderen (insbesondere vor anderen Heilern) auszeichnet. Obschon weder der Autor noch die Entstehungszeit des Eides eindeutig bestimmt werden können, hat er sich auf das Selbstverständnis aller Heilberufe bis heute ausgewirkt.[17] In diesem Eid wird die Exklusivität der ärztlichen Tätigkeit betont: Die Ausbildung in einem engen Lehrer-Schüler Verhältnis wird geregelt, es wird auf die notwendige Redlichkeit des Arztes sowohl bei der Behandlung seiner Patienten als auch in seinem Privatleben verwiesen und darauf, dass er keine mit der Heilkunst unvereinbaren oder niederen, d. h. chirurgischen Maßnahmen, durchführen darf. Der Eid verpflichtet den Arzt darauf, zum Wohl des Patienten zu wirken und Schaden zu vermeiden (primum non nocere). Wer den Eid leistete, legte sich also auf bestimmte Standards in der medizinischen Versorgung fest und definierte sich als Angehöriger eines ehrenhaften und vertrauenswürdigen Standes. Die im Hippokratischen Eid ausgewiesene Verpflichtung des Arztes auf das Wohl des Patienten, das Gebot der Schadensvermeidung, die Schweigepflicht und das Verbot, die Situation des Kranken auszunutzen, werden bis heute von der Ärzteschaft und anderen Heilberufen als verbindlich betrachtet. Das Genfer Gelöbnis des Weltärztebundes von 1948, formuliert unter dem Eindruck des Nürnberger Ärzteprozesses (1946/47), enthält diese berufsethischen Normen in der Tradition des Hippokratischen Eides.[18]

---

[17] Eduard Seidler, Karl-Heinz Leven (2003), S. 72.

[18] Vgl. Urban Wiesing (2004), (Hg.), S. 39 f. Wiesing weist auch darauf hin, dass der französische Untertitel zum Genfer Gelöbnis *Serment d'Hippocrate, formule de Genève* lautet. Die Formulierung des Genfer Gelöbnisses ist eine Reaktion der Ärzteschaft auf die Verbrechen gegen die Menschlichkeit im Dritten Reich. Daher steht dort auch das Gebot der Menschlichkeit an erster Stelle.

1.2 Was bedeutet Professionalisierung?

In der griechischen Antike hatte die Festlegung der Ärzte auf bestimmte fachliche und ethische Standards durch den Eid des Hippokrates eine doppelte Funktion inne: Sie schützte zum einen die Patienten, bewahrte aber durch die Schaffung einer geschlossenen "Ärztegilde" auch die Ärzte vor Konkurrenz und sicherte ihnen eine gewisse Unabhängigkeit zu. Hierin lässt sich in Grundzügen schon die Formierung eines eigenständigen Berufsstandes erkennen.[19]

Wir wollen uns nun mit dem Begriff der *Professionalisierung* beschäftigen, der sich, allgemein verstanden, auf die Verberuflichung bestimmter Tätigkeiten in einer Gesellschaft bezieht. In diesem sehr allgemeinen Sinne könnten wir sogar bei den hippokratischen Ärzten der griechischen Antike schon von einem Professionalisierungsprozess sprechen. In einem engeren Sinne geht es bei der Professionalisierung aber um eine wesentlich später einsetzende spezifische Entwicklung solcher Berufsgruppen, die man im englischen Sprachraum als "Professions" bezeichnet. Hinter dieser Bezeichnung verbirgt sich das, was wir im Deutschen unter dem Titel "freier Beruf", "Expertenberuf" oder "akademischer Beruf" fassen.

In der Professionstheorie waren im 20. Jahrhundert Autoren wie W. J. Goode, die eine funktionalistische Betrachtung der *Professions* vornahmen, sehr einflussreich.[20] Grundlage von Goodes Theorie ist die Annahme, dass durch das komplexe Fachwissen der Berufsangehörigen eine Kontrolle der von ihnen erbrachten Leistungen durch die Leistungsempfänger - die Klienten, Mandanten oder Patienten - wesentlich schwieriger ist als in anderen Berufen. Gerade bei diesen Leistungen besteht aber ein starkes Interesse der Gesellschaft daran, die Leistungskompetenz der Leistungserbringer zu kontrollieren, weil die erbrachten Güter von zentraler Wichtigkeit für die Gesellschaft und ihre Mitglieder sind.[21] Die Lösung dieses Problems liegt nach derartigen Ansätzen darin, dass die Gesellschaft den Berufsangehörigen unter bestimmten Bedingungen zugesteht, sich selbst zu kontrollie-

---

[19] So auch Roy Porter (2002), S. 50.

[20] Vgl. W. J. Goode (1957).

[21] Vgl. Claudia Huerkamp (1985), S.14.

ren. Dietrich Rüschemeyer beschreibt das funktionalistische Modell folgendermaßen:

> "Individuell und kollektiv durch ihre Verbände sichern sie [die Berufsangehörigen, c.s.] den Klienten und der Gesellschaft Fachkompetenz und Integrität zu und verweisen auf Ausbildung und sorgfältige Auswahl ihrer Mitglieder, auf formelle und informelle Beziehungen zwischen Kollegen und Berufskodizes und Ehrengerichte als Garanten der Selbstkontrolle. Im Gegenzug erwarten und erhalten sie das Vertrauen von Klienten und Gesellschaft, relative Freiheit von sozialer Kontrolle durch Laien, Schutz gegen unqualifizierten Wettbewerb und - last but not least - hohes Einkommen und ein entsprechendes gesellschaftliches Ansehen."[22]

Eliot Freidson setzt einen anderen wichtigen Akzent in der Professionstheorie, wenn er betont, dass zu den *Professions* in erster Linie diejenigen Berufe gehören, die sich Autonomie vor den Anordnungen anderer und ein Monopol auf bestimmte Dienstleistungen sichern können. Ihm zufolge verdankt sich die Autonomie der Professionen vorwiegend der Protektion der herrschenden Elite bzw. des Staates und weniger einem gesicherten Fachwissen der Professionsangehörigen oder einem speziellen Ethos.[23] Diese Aspekte müssen allerdings nicht als Alternative gesehen werden, auch wenn sie zu verschiedenen Zeiten von unterschiedlich starker Bedeutung für die Professionalisierungsprozesse verschiedener Berufsgruppen gewesen sein mögen. Die Betonung von Fachkompetenz und Integrität und das Bemühen um eine gesicherte Stellung auf dem Markt der zu erbringenden Leistungen können durchaus zusammengedacht und gerade in der

---

[22] Dietrich Rüschemeyer (1980), S. 316.

[23] Vgl. Eliot Freidson (1970), S. 187: *"The profession's position in society does not necessarily (though it may) reflect a distinctively and especially superior skill, theoretical learning, or ethical behavior on the part of all or most members of the occupation. There are always occupations with such characteristics that are not granted the status of profession, and there are occupations granted the status, which lack such characteristics. What the status reflects is society's belief that the occupation has such attributes and society's belief in the dignity and importance of its work. The conformity of the real characteristics of an occupation with all the beliefs about them is not presumed by my emphasis and is a matter of empirical determination. The emphasis of the definition is the status."*

Entwicklung der Ärzteschaft zu einer einheitlichen Profession auch nachvollzogen werden.

1.3 Situation und Ausbildung der deutschen Ärzte im 18. und 19. Jahrhundert

Im Folgenden wird die Genese einer berufsethischen Orientierung der Ärzteschaft in Abgrenzung zum Selbstverständnis als Gewerbetreibende auf der einen und als Staatsdiener auf der anderen Seite herausgearbeitet. Insbesondere nehmen wir dabei die Professionalisierungsbestrebungen der deutschen Ärzteschaft im 18. und 19. Jahrhundert bis hin zur Verkammerung in den Blick.

Auch wenn wir hier einen enormen Zeitsprung machen - von den hippokratischen Ärzten der Antike zu den universitär gebildeten deutschen Ärzten des 19. und 20. Jahrhunderts -, sind die Probleme der Berufsangehörigen im Grunde gar nicht so verschieden. Tatsächlich werden wir später auch bei der Beschreibung dieser Epoche auf antikes Gedankengut zurückkommen. So hatte sich aus dem starken Anwachsen der Ärzteschaft im 19. Jahrhundert im Vergleich zur Gesamtbevölkerung und der großen Konkurrenz für die akademisch gebildeten Ärzte durch Wundärzte und Laienheiler ein starker Wettbewerbsdruck auf dem eng begrenzten Markt für medizinische Leistungen ergeben. Der Verweis auf eine universitäre Ausbildung allein genügte nicht, um die Konkurrenten aus dem Feld zu schlagen, obschon die Zugehörigkeit zum Gelehrtenstand mit einem gewissen Sozialprestige einherging. Die gesellschaftlichen Bedingungen dieser Epoche werden wir im Folgenden hauptsächlich anhand der Erläuterungen von Claudia Huerkamp über die Entwicklung der Ärzteschaft in Preußen aufzeigen.[24]

Vor dem Einsetzen der Industrialisierung war die Ärzteschaft stark segmentiert. Auf der einen Seite standen die gelehrten Ärzte, die ein Studium an einer Universität absolviert hatten. Auf der anderen Seite

[24] Ich beziehe mich hauptsächlich auf das zweite Kapitel in Claudia Huerkamp (1985), das unter der Überschrift *"Vom 'Medicus purus' zum Allgemeinpraktiker: Die Herausbildung einer einheitlich vorgebildeten Ärzteschaft in der 1. Hälfte des 19. Jahrhunderts"* steht. Für einen Einblick in die Gegebenheiten in anderen deutschen Territorien zu dieser Zeit siehe z. B. Robert Jütte (1997).

fand sich eine bunte Mischung von Heilern: die Wundärzte, die Bader, Barbiere und Hebammen, die alle bestenfalls eine handwerkliche Ausbildung vorzuweisen hatten. Die akademisch ausgebildeten Ärzte konnten sich bis zur Mitte des 19. Jahrhundert keiner größeren praktischen Heilkompetenz rühmen als andere Heiler. Den meisten Krankheiten standen sowohl die einen als auch die anderen hilflos gegenüber.[25] In dieser Hinsicht gab es damals für die Bevölkerung also keinen Grund einen akademisch gebildeten Arzt einem anderen Heiler vorzuziehen. Hinzu kam, dass die Konsultation eines gelehrten Arztes für die meisten Menschen dieser Epoche ein utopisches Unterfangen bedeutet hätte: Einmal, weil diese Ärzte ein höheres Honorar verlangten als die Laienheiler, zum anderen, weil sie sich zumeist im städtischen Raum ansiedelten und so für die Landbevölkerung, die den "Gelehrten" zu misstrauen pflegte, schwer zu erreichen waren.[26] Die Hauptklientel der gelehrten Ärzte bestand in der begüterten aber kleinen gesellschaftlichen Oberschicht der Städte. Auch bei diesen Patienten fand sich allerdings nicht viel mehr Vertrauen in die ärztliche Kompetenz als es bei der Landbevölkerung der Fall war. Der Arzt musste oftmals fürchten durch einen anderen ersetzt zu werden, sobald seinem Dienstherrn die angewendeten Heilmethoden nicht zusagten. So kam es vor, dass sich mehrere Ärzte und manchmal auch andere Heiler am Bett des Kranken darüber stritten, worin nun die beste Therapie für den Patienten bestehen sollte.[27] Der Reputation ärztlicher Heilkunst war diese Praxis nicht eben förderlich. Die Entscheidungsfreiheit eines Arztes war unter derartigen Bedingungen beschränkt. Er war wirtschaftlich davon abhängig die Gunst seiner "Herrschaft" zu erhalten, auch wenn das in therapeutischer Hinsicht erhebliche Zugeständnisse an seinen Patienten bedeuten mochte, denn schon der Verlust einer einzigen Hausarztposition hätte für den Arzt aufgrund des üblicherweise kleinen Kundenstammes eine erhebliche finanzielle Einbuße bedeutet.[28]

---

[25] Claudia Huerkamp (1985), S. 22.
[26] A.a.O., S. 27.
[27] A.a.O., S. 24.
[28] A.a.O., S. 25.

Im Gegensatz zu den akademischen Ärzten, deren Prestige sich wesentlich aus ihrer Zugehörigkeit zum Gelehrtenstand und aus einer Lebensweise ergab, die sich in vielerlei Hinsicht an den Gepflogenheiten der gesellschaftlichen Oberschichten orientierte[29], rekrutierten sich die Wundärzte im 18. und zu Beginn des 19. Jahrhunderts eher aus der bäuerlichen und handwerklichen Bevölkerung.[30] Sie wurden in Preußen in verschieden ausgebildete und geprüfte Wundärzte unterteilt. Die Stadtwundärzte waren in der Regel höher qualifiziert als die Landwundärzte. Als Wundarzt konnte man in Preußen arbeiten, wenn man an der akademischen Chirurgenschule, dem "Collegium medico-chirurgicum", eine sowohl theoretisch, als auch praktisch ausgerichtete Ausbildung zum Chirurgen durchlaufen hatte. Man konnte aber auch Autodidakt sein und sich durch jahrelange Übung eine besondere Geschicklichkeit in bestimmten Operationen erworben haben. Diese Wundärzte, zu denen vor allem die Starstecher, die Bruch- und Steinschneider zählten, übten ihre Tätigkeit zumeist im Umherziehen aus. Oft erhielten sie auch ohne das Ablegen einer Prüfung, die für eine Approbation notwendig gewesen wäre, eigene behördliche Konzessionen.[31]
Ein Schritt zur Anhebung der Qualifikation der Ärzteschaft wurde mit der preußischen Prüfungsordnung von 1825 getan.[32] Auf Grundlage dieser Prüfungsordnung wurden die Prüfungen standardisiert und verstärkt praktisch relevantes Fachwissen abgefragt. Die Festsetzung dieser verschärften Anforderungen diente auch der Abgrenzung der Ärzte gegen die Laienheiler. Die Wundärzte wurden in dieser Zeit in zwei Klassen eingeteilt: Während die Wundärzte erster Klasse eine halbakademische Ausbildung durchliefen und in Chirurgie und innerer Medizin unterrichtet wurden, war den Wundärzten zweiter Klasse die Rolle von Hilfsärzten zugedacht, die vorzugsweise für die akademisch gebildeten Ärzte oder für die Wundärzte erster Klasse tätig werden sollten. Hinter dieser Einteilung stand das Bestreben des Staates auch der Landbevölkerung eine bessere medizinische Versorgung zu-

[29] A.a.O., S. 32.
[30] A.a.O., S. 35.
[31] A.a.O., S. 36.
[32] A.a.O., S. 45.

kommen zu lassen. Auch die Bürger in entlegenen Gebieten sollten zu einem "rationalen" und Aberglauben freien Gesundheitsverhalten erzogen werden.[33] Da sich die akademischen Ärzte aber vorwiegend im städtischen Bereich ansiedelten, hoffte man mit der Einführung der gut ausgebildeten Wundärzte erster Klasse die Versorgung auf dem Lande zu verbessern. Man nahm an, dass sich diese eher in stadtfernen Gebieten niederlassen würden als die Ärzte, die ein Studium an einer Universität absolviert hatten.[34]

1.4 Staat und Ärzteschaft

Am soeben geschilderten Beispiel zeigt sich die wachsende Tendenz des preußischen Staates sich für gesundheitspolitische Fragen einzusetzen und sein Hinwirken auf eine verstärkte Kontrolle und Reglementierung der Ärzteschaft. Das erklärt sich historisch daraus, dass mit dem aufgeklärten Absolutismus im preußischen Staat das Interesse an einer möglichst zahlreichen und gesunden Bevölkerung erwachte, nicht zuletzt aus der Überlegung heraus, dass in einer solchen Bürgerschaft wichtige Produktionsreserven für die Wirtschaft liegen könnten. Gesundheit entwickelte sich seit dem 18. Jahrhundert zum Gegenstand staatlicher Intervention. Damals kommt es auch zur Einführung des Begriffs der "Medizinischen Polizei". In der Enzyklopädie von Johann Georg Krünitz findet man folgende Definition:

> "Medicinal-Polizey, medicinische Polizey oder öffentliche Gesundheitspflege , ist diejenige Ordnung und Einrichtung, durch welche die Gesundheit aller in einem Staate beysammen lebenden Menschen, und zum Theil auch der Hausthiere, nach diätetischen und medicinischen Grundsätzen unter obrigkeitlicher Aufsicht gesichert, erhalten, und, wenn sie gelitten hat, die Wiederherstellung derselben gefördert wird."[35]

[33] A.a.O., S. 47.

[34] A.a.O., S. 48.

[35] Art. "Medicinal-Polizey", aus: Krünitz, Encyclopädie Bd. 86, hg. von Heinrich Gustav Flörke, Berlin 1802, S. 675f., zitiert in Fritz Dross (2004), S. 79. Stefan Bär stellt in seinen Ausführungen zur Entwicklung der Medizin im 18. und 19. Jh. heraus, dass Medizin in dieser Zeit weit weniger als "Individualmedizin" betrieben wurde. Im Mittelpunkt stand nicht die Gesundheit des Einzelnen, sondern die öffentliche Gesundheit. Vgl. Stefan Bär (2011), S. 93.

Zudem war der Staat zunehmend darauf bedacht seine Zentralgewalt mit gut ausgebildeten Staatsdienern zu stärken. Zu solchen Staatsdienern wurden schließlich auch die staatlich approbierten und kontrollierten Ärzte. Dank des staatlichen Interesses an einem guten Gesundheitszustand seiner Bürger und an einer funktionierenden medizinischen Infrastruktur kam den Ärzten in dieser Periode eine zuvor nicht gekannte Bedeutung im Staat zu. Sie konnten als Medizinalbeamte die öffentliche Diskussion über die staatliche Gesundheitspolitik im eigenen Sinne beeinflussen und so ihre Rolle als "Experten" stärken.
Die Verbindung der Ärzte mit der Politik führte so auf der einen Seite zu einer größeren Abhängigkeit der Ärzte vom Staat, sie förderte auf der anderen Seite aber auch die Durchsetzung berufsständischer Interessen.[36] So gelang es den Ärzten etwa in verschiedenen deutschen Staaten ab dem 18. Jahrhundert der Forderung Nachdruck zu verleihen, dass die institutionelle Krankenversorgung durch die Schaffung von Krankenhäusern verbessert werden müsste. Die Forderung korrespondierte zwar nicht mit einer real vorhandenen Nachfrage nach einer solchen Versorgung in der Bevölkerung. Umso mehr entsprach sie aber dem Bedarf der Ärzte nach verbesserten Möglichkeiten zur klinischen Ausbildung und Forschung, die an den Universitäten lange Zeit nur unzureichend gegeben waren. Durch das systematische Ansammeln von Erfahrungen in der Therapie von Kranken im Krankenhaus wollte man die Kluft zwischen Theorie und klinischer Praxis schließen. Das war entscheidend, um der noch jungen naturwissenschaftlich geprägte Medizin Anerkennung zu verschaffen und den Anspruch der Ärzteschaft auf eine größere professionelle Autonomie gegenüber der Öffentlichkeit vertreten zu können.[37]

---

[36] Vgl. Norbert Paul (1996), S. 114. Bei Paul heißt es zusammenfassend: *"Der Wille zur Durchsetzung einer professionellen Autonomie der akademischen Ärzteschaft führte auf ärztlicher Seite dazu, dass Argumente für eine kameralistisch verfasste Gesundheitsfürsorge mit Argumenten zur Förderung von medizinischer Forschung und Lehre amalgamiert wurden und so die aufgeklärte Diskussion um den Begriff der öffentlichen Gesundheit - zumindest in Teilen - bei Versuchen zur Durchsetzung professioneller Interessen instrumentalisiert wurde."*

[37] A.a.O., S. 108.

1.5 Einheitsstand, Markterweiterung und ein geändertes Arztbild

Auch nach 1825 wuchs die Ärzteschaft in den preußischen Städten weitaus stärker an als die übrige Bevölkerung. Der Typus des gelehrten Arztes, der vorwiegend theoretisch gebildet ist, wandelt sich. Er wird durch den theoretisch und praktisch ausgebildeten und promovierten Medikochirurgen ersetzt. Die Erwartung, dass sich die Wundärzte erster Klasse auf dem Land niederlassen würden, erfüllte sich nicht. Somit blieben für die Versorgung der Landbevölkerung vorwiegend die Wundärzte zweiter Klasse zuständig. Die geplante Verbesserung der Versorgungssituation wurde nicht erreicht.[38]

In den Städten verschärfte sich indes der Wettbewerb unter den Ärzten. Auch die erschwerte Approbationsprüfung konnte dieser Entwicklung keinen Einhalt gebieten.[39] Der Konkurrenzkampf ließ die Forderung der akademischen Ärzteschaft nach der Abschaffung der "niederen" Ärztekategorien immer lauter werden.[40] Man setzte innerhalb der sich zunehmend berufspolitisch engagierenden Ärzteverbände auf die eigene Expertise, die eigene Professionalität —und verband diese Eigenschaften mit einem Monopolanspruch auf dem Markt der medizinischen Versorgung.[41]

In der Medizinalreformbewegung der 1840-er Jahre tauchte die Forderung nach der Schaffung eines einheitlichen Ärztestandes immer häufiger auf. Bis zum Revolutionsjahr 1848 wurde ihr in einer Flut von Publikationen Nachdruck verliehen. In Denkschriften und Vereinsresolutionen setzen sich die Ärzte mit der medizinischen Ausbildung, der Stellung des Arztes im Staat und mit der bestmöglichen Organisation des Gesundheitswesens auseinander.[42] Man wollte eine grundlegende Reform durchsetzen. Unter anderem sollten Ärztevertreter in Medizinalangelegenheiten ein größeres Mitspracherecht erhalten; Standesvertretungen mit eigener Disziplinargewalt wurden

---

[38] Vgl. Claudia Huerkamp (1985), S. 53. Huerkamp gibt an dieser Stelle auch folgenden Ausspruch eines pommerschen Arztes zur Unfähigkeit der Wundärzte zweiter Klasse wieder: *"Die Chirurgen zweiter Klasse sind schädlicher als alle anderen Quacksalber zusammen."*

[39] A.a.O., S. 54.

[40] A.a.O., S. 55.

[41] A.a.O., S. 56.

[42] A.a.O., S. 57.

angestrebt. Wenn auch viele der gestellten Forderungen unerfüllt blieben, so gab der preußische Staat doch in der Frage der unterschiedlichen Ärztekategorien nach: Die Wundärzteausbildung wurde eingestellt. Am 8. Oktober 1852 wurde der Einheitsstand der Ärzteschaft gesetzlich verankert. Die Ärzte, die von diesem Zeitpunkt an zugelassen wurden, praktizierten unter dem Titel "Praktischer Arzt, Wundarzt und Geburtshelfer".[43] Die Wundärzte zweiter Klasse wurden durch den Beruf des Heildieners ersetzt, der in seiner Tätigkeit den Weisungen eines Arztes folgen sollte.

Mit der Vereinheitlichung der Ärzteschaft in Preußen und in anderen deutschen Staaten wurde eine wichtige Etappe der Professionalisierung abgeschlossen. An eine Selbstverwaltung der Ärzteschaft war allerdings noch nicht zu denken. Die Ärzte wurden weiterhin stark von staatlicher Seite kontrolliert und blieben von der Gunst ihrer zahlungskräftigen Klientel abhängig.[44] Von einer erstarkenden Autonomie der Ärzteschaft kann bis zur Mitte des 19. Jahrhunderts daher nur in Ansätzen die Rede sein.

Grundlegende Veränderungen ergaben sich erst durch die Erweiterung des medizinischen Marktes, die auf verschiedene gesellschaftliche und politische Einflüsse zurückzuführen war. Die traditionellen Strukturen der medizinischen Versorgung auf dem Land wurden durch die fortschreitende Urbanisierung aufgebrochen. Einem immer größeren Anteil der Bevölkerung war es möglich einen Arzt zu erreichen. Zudem erweiterten staatliche Maßnahmen wie die Einführung der Pockenschutzimpfung, der Aufbau einer armenärztlichen Versorgung in den Städten und die Einführung schulärztlicher Untersuchungen den Kompetenzbereich der Ärzte. Dadurch kamen erstmalig Bürger der weniger betuchten Gesellschaftsschichten in den Genuss einer ärztlichen Behandlung.[45] Ein Meilenstein für die Ausweitung des Marktes für medizinische Leistungen war die Einführung des Krankenversicherungsgesetzes unter Bismarck im Jahre 1883. Laut Huerkamp ergab sich aus der veränderten sozialen Zusammensetzung der Klientel der Ärzte, die aus der Einführung dieses Gesetzes folgte, auch eine tat-

[43] A.a.O., S. 58.
[44] A.a.O., S. 59.
[45] A.a.O., S. 304.

sächliche Änderung des Arzt-Patienten-Verhältnisses: Anstelle eines Abhängigkeitsverhältnisses, in dem der Arzt dem Dienstherren Patient untertänig ist, musste sich der Patient - so er denn zu einer der neuen Patientenschichten gehörte - nun in der Regel den Anordnungen des Arztes fügen. Damit wurde die Position des Arztes gegenüber der Position des Patienten gestärkt.[46] Die Umkehr im Arzt-Patienten-Verhältnis wurde dadurch begünstigt, dass sich die Medizin immer mehr zu einer experimentell fundierten Naturwissenschaft entwickelte. Dazu kam die schon erwähnte verstärkte Orientierung des Studiums an den Erfordernissen der Praxis. Gerade die Fähigkeit der Ärzte Krankheiten zutreffend zu diagnostizieren verbesserte sich und begründete so die fachliche Überlegenheit der Akademiker gegenüber anderen Heilern. Außerdem trug die zunehmende Spezialisierung in Wissenschaft und Praxis dazu bei, dass sich der Expertenstatus der Ärzte in der Bevölkerung festigte. So bildete sich etwa die Augenheilkunde als eigener Fachbereich heraus. Ende des 19. Jahrhunderts setzte sich die spezialisierte Behandlung von Hals-, Nasen- und Ohrenkrankheiten durch. Zudem gab es bald Frauenärzte für die Behandlung von Krankheiten der weiblichen Geschlechtsorgane und Kinderärzte, die sich auf die Behandlung typischer Kinderkrankheiten spezialisierten.[47]

---

[46] Um 1900 entwickelt sich allerdings zunehmend ein Konflikt zwischen den Ärzten und den Krankenkassen. Während die Einführung der Gesetzlichen Krankenversicherung im Jahr 1883 die Position der Ärzte gegenüber ihren Patienten stärkte, bedeutete sie auf längere Sicht eine zunehmende Abhängigkeit der Ärzte von der Zahlungswilligkeit der Kassen. Vgl. z. B. Marian Döhler (1997), S. 194 oder Robert Jütte (1997), S. 82 ff. Insbesondere von Döhler wird darauf hingewiesen, dass das Streben nach Einigkeit in der Ärzteschaft auch als Strategie zur Stärkung ihrer eigenen Position gegenüber den Kassen verstanden werden kann.

[47] Vgl. Claudia Huerkamp (1985), S. 178. Huerkamp weist darauf hin, dass die Ausbreitung des Spezialistentums in der Praxis hauptsächlich in größeren Städten vonstattenging, weil sich nur dort ein ausreichend großer Markt für die entsprechenden medizinischen Leistungen fand. Zeitgenössische Stimmen zur Spezialisierung in der Ärzteschaft bemängelten das Fehlen einer geregelten Ausbildung für das jeweilige Spezialgebiet eines Arztes (eine Facharztordnung, die die Ausbildung und Prüfung der Spezialärzte einheitlich regelte, wurde erst 1924 auf dem Bremer Ärztetag verabschiedet) und eine zunehmende Einseitigkeit in der Betrachtung und Behandlung des Patienten. Au-

1.6 Zwischen staatlicher Bindung und Gewerbe

Der Kampf um mehr Autonomie gegenüber dem Staat dauerte indes noch lange an, auch deswegen, weil er durch eine starke Ambivalenz innerhalb der Ärzteschaft geprägt war. Einerseits strebte man den Abbau von staatlicher Kontrolle und die Befreiung von hoheitlichen Bindungen an, andererseits wollte man sich aber des staatlichen Schutzes gegen etwaige Konkurrenten versichert wissen.[48]

Ein Grund für die Ablehnung ihrer beamtenähnlichen Stellung bestand für die Ärzte im 19. Jahrhundert darin, dass den Pflichten, die der Staat ihnen auferlegte, keine beamtenüblichen Privilegien korrespondierten. In disziplinarischen Fragen unterstanden sie direkt dem Staat und wie die Staatsbeamten mussten sie ihre politische Integrität nachweisen, bevor sie approbiert werden konnten. Außerdem konnte ihnen die Approbation durch den Staat wieder entzogen werden, wenn Zweifel an ihrer "Berufstüchtigkeit" und "Zuverlässigkeit" aufkamen.[49] Zu den Pflichten der Ärzte gehörte u. a. das Abfassen von Sanitätsberichten, v. a. aber auch die Auflage jeden Hilfsbedürftigen zu behandeln - und zwar ohne Berücksichtigung seiner Zahlungsfähigkeit (Kurierzwang). Für diese und andere Pflichten, die den Ärzten vom Staat auferlegt wurden, erhielten sie keine beamtentypische Entschädigung: Sie hatten keine gesicherte Stellung mit steigenden Gehaltsaussichten und Pensionsansprüchen wie die Staatsbeamten vorzuweisen, und auf dem Markt mussten sie sich im Konkurrenzkampf wie die Gewerbetreibenden behaupten.[50]

1869 wurde die Tätigkeit preußischer Ärzte auf Initiative der Berliner Medizinischen Gesellschaft (BMG)[51] vom Reichstag des Norddeutschen

ßerdem wurde befürchtet, dass die verbreitete Existenz von Spezialisten den Beruf des Allgemeinpraktikers abwerten und weniger vielseitig machen könnte, indem sie dazu führte, dass Allgemeinärzte komplizierte Krankheitsfälle frühzeitig an ihre spezialisierten Kollegen abgeben. Vgl. a.a.O., S. 181 ff.

[48] Vgl. Jochen Taupitz (1991), S. 110.

[49] Vgl. Claudia Huerkamp (1985), S. 242 f.

[50] A.a.O., S. 243.

[51] Dabei handelte es sich um einen Zusammenschluss zweier ärztlicher Vereine in Berlin. Die Vereinigung verfolgte vornehmlich wissenschaftliche Ziele, vertrat aber auch ärztliche Standesinteressen. Zur ihren Mitgliedern gehörten

Bundes zum Gewerbe erklärt, das jeder ausüben konnte. Nur der Titel "Arzt" blieb weiterhin geschützt, d. h. nicht approbierte Personen durften diese Bezeichnung nicht tragen. Mit der Neufassung der Gewerbeordnung entfielen der Diensteid und diejenigen Bestimmungen, die es den Medizinalbehörden bisher erlaubt hatten, Ärzten ihre Approbation zu entziehen. Der Kurierzwang wurde abgeschafft. Das Kurpfuschereiverbot, das im Strafgesetzbuch bis dahin festgesetzt war, wurde aufgehoben.[52] Der Status als Gewerbetreibende wurde allerdings schon in den 70-er Jahren von der preußischen Ärzteschaft kritisiert. So wurde etwa bezweifelt, dass die Aufhebung des Kurierzwangs tatsächlich nur durch die Aufgabe des ärztlichen Kurierprivilegs hatte ermöglicht werden können.[53] Bereits in den 40-er Jahren hatte es in den Ärztevereinen ohnehin zwei Strömungen gegeben: Die einen befürworteten im Geiste des Liberalismus eine zunehmende Loslösung von der staatlichen Inpflichtnahme. Die anderen votierten für eine verstärkte staatliche Einbindung der ärztlichen Tätigkeit. Die Gegner der rechtlichen Gleichstellung der Ärzte mit den Gewerbetreibenden von 1869 wiesen im Nachhinein v. a. auf den dadurch verursachten Zuwachs der Kurpfuscherei und einen Abfall im sozialen Ansehen der Ärzte hin. Ab 1878 forderten viele Ärzte deshalb eine Herausnahme der Ärzte aus der Gewerbeordnung und die rechtliche Fixierung ihrer besonderen Stellung in einer Ärzteordnung.[54] Entsprechend ihrer Forderungen sollte insbesondere das Recht zur Ausübung der Heilkunde wieder generell an den Nachweis einer Approbation gebunden und die Ausübung der Laienmedizin bestraft werden. Der ursprüngliche Wunsch nach einer völligen Emanzi-

---

namhafte Berliner Professoren wie etwa Rudolf Virchow. Vgl. Claudia Huerkamp (1980), S. 363.

[52] A.a.O., S. 364.

[53] A.a.O., S. 365. Ein Grund dafür, dass die BMG die Aufhebung des Kurpfuschereiverbots einforderte - in der Annahme nämlich, dass nur so eine Befreiung von der staatlichen Reglementierung erreicht werden könne - lag darin, dass ihre Mitglieder Großstadtärzte waren. Sie mussten sich weitaus weniger vor der Konkurrenz nicht-approbierter Praktiker fürchten als ihre Kollegen auf dem Land.

[54] Vgl. Claudia Huerkamp (1985), S. 258. Die Herausnahme der ärztlichen Tätigkeit aus der Gewerbeordnung erfolgte aber erst zum Ende der Weimarer Republik.

pation von jeder staatlichen Abhängigkeit nahm eine andere Form an: Zwar wollte man sich weiterhin vor staatlicher Bevormundung schützen, gleichzeitig aber unter staatlicher Protektion als selbstorganisierter Berufsstand agieren.

Die Durchsetzung der verschiedenen berufspolitischen Ziele der Ärzte verlangte nach einer einheitlichen berufsständischen Interessenvertretung. Nach dem Revolutionsjahr 1848 und einer vorübergehenden Stagnation im ärztlichen Vereinswesen[55] bemühte man sich in den 60-er Jahren vermehrt um eine solche einheitliche Organisation. Nach der Reichsgründung kam man diesem Ziel mit der Gründung des Ärztevereinsbundes auf dem ersten deutschen Ärztetag näher (1873). Zu den grundlegenden Anliegen der sich organisierenden Ärzteschaft gehörte es, den Staat davon zu überzeugen, dass die Selbstkontrolle der Ärzteschaft die staatliche Kontrolle überflüssig machen würde. Es sollten staatlich anerkannte Ärztekammern als Standesvertretungen eingerichtet werden. Das waren Körperschaften öffentlichen Rechts, deren Mitglieder aus der Ärzteschaft gewählt werden sollten. In Preußen dauerte es indes noch bis zu einer Verordnung im Jahr 1887 bis die Einrichtung von Ärztekammern stattfinden konnte. Ihre Aufgabe sollte

> "[...] die Erörterung aller Fragen und Angelegenheiten [sein], welche den ärztlichen Beruf oder das Interesse der öffentlichen Gesundheitspflege betreffen oder auf die Wahrnehmung und Vertretung der ärztlichen Standesinteressen gerichtet sind."[56]

Die Ausstattung der ärztlichen Standesvertretungen mit wirksamen Disziplinarrechten wurde innerhalb der Ärzteschaft zunächst kontrovers diskutiert. Dabei spielte insbesondere die Frage eine Rolle, in welchem Umfang das Verhalten eines Arztes Angelegenheit der Ehrengerichtsbarkeit[57] sein sollte, d. h. inwiefern etwa ärztliches Ver-

---

[55] Vgl. Robert Jütte (1997), S. 35.

[56] Verordnung abgedruckt bei Carl Kade (1906), Die Ehrengerichtsbarkeit der Ärzte in Preußen, Berlin, S. 86-90, zitiert in: Claudia Huerkamp (1985), S. 263.

[57] Die Ehrengerichtsbarkeit bestand aus zwei Instanzen: aus den Ehrengerichten und einem zentralen Ehrengerichtshof. Der Vorsitzende des Ehrengerichtshofs war ein Jurist, nämlich der Leiter der Medizinalabteilung des Ministeriums.

halten außerhalb des Berufs zur Debatte stehen sollte. Viele Ärzte befürchteten damals, dass durch die neue Disziplinargewalt ein zu großer Bereich des ärztlichen Lebens kontrolliert werden würde, z. B. politische oder religiöse Aktivitäten der einzelnen Ärzte. Einige Urteile des Ehrengerichtshofs, in dem der staatliche Einfluss größer war als in den Ehrengerichten, scheinen diese Befürchtungen auch nahe zu legen.[58] Insgesamt ist die Schaffung der Ehrengerichtsbarkeit aber ein weiterer Schritt im Professionalisierungsprozess der Ärzte dieser Epoche. Nicht mehr rein staatliche Behörden, sondern Instanzen, in denen die Ärzte selber verstärkt Einfluss nehmen konnten, wachten jetzt darüber, dass ihre Kollegen den beruflichen Ehrenkodex, insbesondere das Gebot der Kollegialität, einhielten. Dem Staat kam freilich weiterhin eine starke Kontrollfunktion über die ärztliche Tätigkeit zu. Die nahezu absolute Kontrolle, die er noch in der Mitte des 19. Jahrhunderts innehatte, war aber gebrochen.[59]

1.7 Die Betonung der Besonderheit der ärztlichen Tätigkeit

Um die Ablösung der Ärzteschaft vom Staat einerseits und die Abgrenzung von den Gewerbetreibenden andererseits zu rechtfertigen, nahmen die deutschen Ärzte im politischen Diskurs auf die Besonderheit ihrer Tätigkeit, einschließlich der dazu erforderlichen Standesmoral, Bezug. Nun hatte allerdings der Wettbewerbsdruck in der Ärzteschaft im 19. Jahrhundert zu einem massiven Gewinnstreben der Berufsangehörigen und zu einem Mangel an kollegialer Rücksicht-

---

Außerdem gehörten dem Gerichtshof vier vom Ärztekammerausschuss gewählte Ärzte und zwei vom König ernannte Ärzte an. Vgl. a.a.O., S. 268.

58 A.a.O., S. 270. Huerkamp berichtet hier über die Verurteilung eines homöopathisch arbeitenden Arztes und mehrere Urteile gegen sozialdemokratische Ärzte, kann aber nicht hinreichend belegen, dass diese Urteile tatsächlich aufgrund der jeweiligen wissenschaftlichen und politischen Überzeugungen der entsprechenden Ärzte gefällt wurden. Nach Einschätzung des Ehrengerichtshofs, so Huerkamp, richten sich die erhobenen Vorwürfe nicht gegen den Inhalt, sondern allein gegen die Form, in der politische, wissenschaftliche und religiöse Ansichten zum Ausdruck gebracht werden.

59 A.a.O., S. 273. Die angestrebte Ärzteordnung wird allerdings noch lange Zeit nicht durchgesetzt. Das ändert sich erst 1935 mit der Einführung der Reichsärzteordnung. Auch das Kurpfuschereiverbot wird trotz der massiven ärztlichen Forderungen nicht wieder eingeführt.

nahme geführt. Die Gewinnsucht der Ärzte wurde vielerorts angeprangert. Es musste also etwas geschehen, damit das Ansehen des ärztlichen Standes wieder gehoben werden konnte. Andernfalls war das Privileg der Selbstverwaltung weder vor dem Staat noch vor den Augen der Öffentlichkeit zu rechtfertigen. Dafür war es zum einen erforderlich, die schlechten materiellen Verhältnisse zu verbessern, die die gegenseitige Missgunst unter den Ärzten geschürt hatten. Zum anderen intensivierte sich die Reflexion darüber, was eine gute ärztliche Berufsausübung ausmacht und wie die Stellung der Ärzte in der Gesellschaft und zum Staat gestaltet sein sollte. Bei der Reflexion der Fundamente des Arztberufs stellte man - wie im 19. Jahrhundert nicht unüblich - rückschauende Betrachtungen an. Diese führten bis in die griechische und römische Antike zurück und sollten die höheren Zwecke und Pflichten, denen der ärztliche Stand in seiner Tätigkeit unterworfen war, historisch untermauern.[60] Wichtig wurde hier vor allem der antike Gedanke, dass die ärztliche Tätigkeit nicht in erster Linie aus einem Gewinninteresse folgen sollte, sondern wesentlich einem altruistischen Antrieb zu entspringen habe. Dabei berief man sich u. a. auf die antike Geringschätzung bezahlter Arbeit und auf die Hochschätzung unentgeltlicher und unabhängiger Arbeit. Man bezog sich in diesem Zusammenhang auch darauf, dass bestimmte ehrenhafte Leistungen, die "eines freien Mannes würdig" waren, in der Antike nicht *entlohnt* wurden. Solche Leistungen wurden in Form einer Ehrengabe beglichen, dem so genannten Honorarium.[61] Des Weiteren bezog man sich in der Debatte des 19. Jahrhunderts auf den antiken Begriff der "artes liberales". Darunter fielen diejenigen Tätigkeiten, denen eine Wissenschaft zugrunde lag. Dazu ist anzumerken, dass die Kenntnis einer Wissenschaft von römischen Schriftgelehrten wie Seneca als die Voraussetzung des Tugenderwerbs be-

[60] Vgl. Jochen Taupitz (1991), S. 138 f.

[61] A.a.O., S. 144. Ein Honorar durfte in Anlehnung an diese antike Praxis z. B. von den Anwälten in Frankreich lange Zeit nicht eingeklagt werden. Auch bei den deutschen Medizinern wurde im 19. Jahrhundert der Vorschlag gemacht, dass nur solche Ärzte in ärztliche Kollegien aufgenommen werden sollten, die keine Rechnungen schrieben und sich mit einem Honorar begnügten, *"welches ihnen dankbar entgegengebracht werden sollte"*.

griffen wurde[62] und nicht als Voraussetzung eines späteren Broterwerbs. So scharf konnte man die "geistige" Tätigkeit des Arztes im 19. Jahrhundert freilich nicht von ihrem erwerbsmäßigen Charakter trennen. Man konnte sich aber auf berufsethische Normen einigen, nach denen sich der Arzt in der Patientenversorgung zuvörderst am Wohl des Patienten orientieren sollte, und wonach das nicht gänzlich zu verleugnende Gewinnstreben der Ärzte gegenüber ihren Kollegen durch die Verpflichtung auf Kollegialität in angemessenen Bahnen zu halten war.

2. Die Entwicklung der Krankenpflege zu einem eigenständigen Beruf

2.1 Pflege im frühen Christentum und im Mittelalter

Die Pflege von Kranken wurde lange Zeit innerhalb der Familie geleistet. Meist waren es die Frauen, die diese Aufgabe im familiären Umfeld übernahmen. Dieser Aufgabenbereich der Frau wurde im frühen Christentum bestätigt. In der frühchristlichen Einrichtung der Diakonie leisteten insbesondere die Diakonissen die Pflege von Kranken und Hilfsbedürftigen in den Gemeinden. Diese Pflege wurde im Wesentlichen von allein stehenden Frauen übernommen, von Witwen und jungen Frauen, die (noch) keine eigenen Familien zu versorgen hatten. Nachdem den Christen durch das Toleranzedikt von Konstantin dem Großen im Jahre 313 Religionsfreiheit zugesichert worden war, wuchsen die Christengemeinden stark an. In ihnen wurden Hospitale eingerichtet, in denen Kranke, Schwache und Fremde aufgenommen und versorgt wurden. In diesen Einrichtungen arbeiteten Priester mit ärztlicher Funktion und ledige Pflegepersonen.[63]

Die christliche Heilkunde und Pflege setzte sich in der Klostermedizin des Mittelalters fort. Die entstehenden Ordensgemeinschaften widmeten sich mehr und mehr der Betreuung von Kranken. Die Behandlung im frühmittelalterlichen Hospital bestand hauptsächlich aus der

[62] Vgl. a.a.O., S. 145 f. Die hierfür erforderliche Geistesbildung galt es sich durch das Studium des "Trivium" (Grammatik, Logik, Rhetorik) und des Quadrivium (Arithmetik, Geometrie, Musik, Astronomie) anzueignen.

[63] Vgl. Ute Möller, Ulrike Hesselbarth (1998), S. 17.

Anwendung diätetischer Methoden. Ärztliche Eingriffe blieben beschränkt. Mit einem Krankenhaus im heutigen Sinne waren diese Hospitäler nicht zu vergleichen. Sie ähnelten eher "karitativen Sozialasylen"[64], in denen man sich um Hinfällige aller Art kümmerte.
In der Klostermedizin existierten Heilkunde und Krankenpflege weitgehend parallel.[65] Mit dem Edikt von Clermont von 1130 änderte sich dieser Zustand. Darin wurde bestimmt, dass sich die Mönche mehr auf ihre geistliche Bestimmung besinnen sollten. Deshalb wurde ihnen die medizinische Betätigung am Krankenbett untersagt. In der Folge wurde die Medizin aus den Klöstern ausgelagert und fand später ihren Platz an den Universitäten. Die Pflege verblieb, dem Ideal der christlichen Caritas entsprechend, in den Ordensgemeinschaften der klösterlichen Hospitäler. An dieser Stelle wird eine erste institutionelle Trennung zwischen Heilkunde und Pflege manifest.[66]

2.2 Der wachsende Bedarf nach Ausbildung in der Krankenpflege

Auch in den folgenden Jahrhunderten spielte die Pflege in christlichen Ordensgemeinschaften eine wichtige Rolle. Das Ideal der barmherzigen Pflege der Kranken und Schwachen prägt daher das pflegerische Berufsethos stark und wirkt bis heute nach.

---

64 Vgl. Eduard Seidler, Karl-Heinz Leven (2003), S. 92.

65 Nicht nur die Pflege, sondern die gesamte Heilkunde war bis etwa zum 13. Jahrhundert von Frauen geprägt. Gerade Frauen hatten von alters her Gelegenheit, sich in der Geburtshilfe und Frauenheilkunde ein enormes Wissen anzueignen. Frühzeitig waren ihnen Schmerzmittel bekannt, wussten sie um Abtreibungs- und Verhütungsmittel, konnten sie problematische Kindslagen im Mutterleib diagnostizieren und z. T. beheben. Sie praktizierten auch als Ärztinnen im Mittelalter, z. B. im frühmittelalterlichen Hospital. Auch das Studium an einer Ärzteschule war Frauen in dieser Epoche nicht verwehrt. So waren sie etwa an der im 9. Jh. in Salerno gegründeten Ärzteschule zugelassen. Und auch in der Klostermedizin gab es viele gelehrte Frauen. Männer - abgesehen von den Mönchen - spielten bis ins 13. Jahrhundert in der Heilkunde dagegen eine untergeordnete Rolle. Dies änderte sich erst mit der Gründung von Universitäten in Europa. Eine der ersten Maßnahmen dort war das Zulassungsverbot für Frauen in der Heilkunde. Vgl. Claudia Bischoff (1992), S. 33ff. Zur Rolle der Hexenverfolgung (14.-18. Jahrhundert) bei der Ausschaltung der weiblichen Heilkunde siehe a.a.O., S. 40 ff.

66 Vgl. Eduard Seidler, Karl-Heinz Leven (2003), S. 120.

Im 16. Jahrhundert ergaben sich allerdings gerade in den Ländern, die sich zur Reformation bekannten, grundlegende Veränderungen in der Organisation der Krankenpflege. In den protestantischen Ländern wurde die Krankenpflege nicht mehr in den Klöstern geleistet. Anstelle dessen wurde in den öffentlichen Hospitälern ein neues System eingeführt: das Lohnwartesystem. Die angestellten Wärter und Wärterinnen stammten meist aus den unteren Bevölkerungsschichten. Sie wurden für ihren Krankendienst entlohnt, in der Regel mit Naturalien und Unterkunft.[67] Diesem Wartpersonal ging es weniger um die Ausführung der dienenden Nächstenliebe und die Erwartung eines daraus folgenden "Gotteslohns". Sie mussten durch ihren Dienst ihren Lebensunterhalt verdienen. Dieser fiel aber so karg aus, dass eine liebevolle Aufopferung für die Kranken kaum erwartet werden konnte.
Das 17. Jahrhundert wurde durch den Dreißigjährigen Krieg und seine Folgen - Verwüstungen, Hungersnot und Massenelend - geprägt. Außerdem brachen verschiedene Epidemien in Europa aus, allen voran die Pest (1634/35), die einen dramatischen Rückgang der Bevölkerung mit sich brachte.[68] Die Lage der öffentlichen Hospitäler war in dieser Epoche denkbar schlecht. Sie wurden über den Armenetat der Städte und Gemeinden finanziert, deren finanzielle Lage aufgrund der beschriebenen Erschütterungen prekär war, und griffen deswegen auf möglichst billiges Personal zurück. In dieser Epoche entstanden allerdings auch Pflegegemeinschaften jenseits der traditionellen Ordenspflege, die die schlechte Lage in der Krankenpflege zumindest teilweise verbesserten. Eine dieser Gemeinschaften wurde in den 30-er Jahren des 17. Jahrhunderts von Vinzenz von Paul in Frankreich gegründet: der Orden der Barmherzigen Schwestern.[69] Die dort tätigen Frauen legten ein einjähriges Ordensgelübde ab, wurden aber nicht im traditionellen Sinne zur Ordensfrau geweiht. Wichtig ist, dass die Schwestern eine Ausbildung erhielten: Sie lernten lesen, schreiben und rechnen. Sie erlernten die Grundlagen der praktischen Pflege, durften zur Ader lassen und schröpfen. Vinzenz hielt seinen Schülerinnen zudem Vorträge über die ethischen Grundsätze der

[67] Vgl. Ute Möller, Ulrike Hesselbarth (1998), S. 49.
[68] Ebd.
[69] A.a.O., S. 51.

Krankenpflege. Die Barmherzigen Schwestern wurden aufgrund ihres guten Rufs bald auch von den Bischöfen von Gemeinden außerhalb von Paris angefordert.[70] Sie arbeiteten in Hospitälern, in denen sie Unterkunft und Verpflegung erhielten. In Verwaltungsfragen, disziplinarischen Fragen und religiösen Angelegenheiten unterstanden sie aber der Oberin ihres Mutterhauses in Paris.

Im 18. Jahrhundert traten im deutschsprachigen Raum erhebliche Wandlungsprozesse auf dem Gebiet der medizinischen Versorgung ein. Anstelle des alten Hospitals, in dem es hauptsächlich um die Versorgung von Kranken ging, trat mehr und mehr das moderne Krankenhaus. Das Krankenhaus wurde in dieser Zeit verstärkt durch die herausragende Position der Medizin geprägt. Kranke wurden zum Zweck der Heilung oder Forschung aufgenommen und therapiert.[71] Der Bedarf an einer Pflege, die über eine reine Krankenwartung hinausging, konnte nicht gedeckt werden. Oftmals waren die Krankenwärter, die man als Lohnarbeiter anstellte, schlecht oder gar nicht ausgebildet. Zudem war ihre Bezahlung so gering, dass die Wärter und Wärterinnen damit nicht einmal ihren Lebensunterhalt sichern konnten. Unter solchen Umständen eine kompetente und fürsorgliche Pflege zu verlangen, wäre unrealistisch gewesen. Das Personal konnte unter derartigen Bedingungen deshalb selbst für schwerwiegende Fehler nicht immer zur Verantwortung gezogen werden.[72] Auch konnte man bei den Wärtern und Wärterinnen nicht darauf setzen, dass sich ihre Gesinnung aus dem Geist der christlichen Nächstenliebe speisen würde. Man konnte sich daher nur auf eine möglichst gute Ausbildung des Pflegepersonals konzentrieren, um die Mängel in der Pflege zu beheben.

Die ersten Versuche dazu waren beschwerlich. Einer davon ging von dem Arzt Franz Anton Mai aus. Er gründete 1781 in Mannheim eine

---

[70] A.a.O., S. 52.

[71] Vgl. Eduard Seidler, Karl-Heinz Leven (2003), S. 167.

[72] Barbara Elkeles erwähnt einen Fall, bei dem ein neu eingestellter Wärter in einem Krankenhaus auf den falsch verstandenen Rat eines Kollegen hin einem Kranken ein mit der giftigen Substanz Lysol versetztes Klistier verabreicht und so den Tod des Kranken herbeiführt. Das Gericht sprach den Angeklagten in diesem Fall frei, weil er in "gutem Glauben" gehandelt hatte. Vgl. Barbara Elkeles (1996), S. 363.

Krankenwärterschule. Die Ausbildung dort dauerte drei Monate und wurde mit einer öffentlichen Prüfung abgeschlossen. Grundlage des Unterrichts war ein von Mai verfasstes Lehrwerk mit dem Titel *"Unterricht für Krankenwärter zum Gebrauch öffentlicher Vorlesungen"*. Mai plante außerdem die Einführung der Krankenwärterlehre an den Universitäten. Seine weit reichenden Pläne wurden aber von den Ärzten, die die Aufweichung der Grenze zwischen Arztberuf und Pflege fürchteten, boykottiert und seine Krankenwärterschule als "Pfuscherschule" diskreditiert.[73]

Während sich die katholischen Ordensgemeinschaften mit der für die damalige Zeit guten Schwesternausbildung und den vergleichsweise guten Lebensbedingungen für die Schwestern auch in deutschen Landen durchsetzen, entwickelte sich auf evangelischer Seite im 19. Jahrhundert eine neue Form der Pflege: die evangelische Diakonie. Der Pfarrer Theodor Fliedner gründete 1836 den "Evangelischen Verein für christliche Krankenpflege in der Rheinprovinz und Westfalen". In Kaiserswerth richtete er ein Krankenhaus ein und gliederte diesem eine "Pflegerinnenanstalt" an. Fliedner orientierte sich am Mutterhaus-Prinzip der Barmherzigen Schwestern, wobei das Mutterhaus in Kaiserswerth eine Lebensform für Frauen eröffnete, die nicht an einen Orden gebunden waren. Die theoretische und praktische Ausbildung der Diakonissen in der praktischen Krankenpflege stand unter der Anleitung eines Arztes. Im theoretischen Unterricht erwarben die Diakonissen anatomisches Wissen, sie lernten die wichtigsten Arzneimittel und deren Anwendung und die Grundlagen der pflegerischen Tätigkeit (Ernährung, Reinlichkeit, Ruhe, Bewegung, Ausscheidung) kennen. Die praktische Ausbildung erfolgte am Krankenbett.[74]

Bis die Krankenpflege in Deutschland sich zu einem eigenen Beruf außerhalb kirchlicher Organisationen etablierte und Frauen die Mög-

[73] Vgl. Claudia Bischoff (1992), S.77.

[74] Vgl. Ute Möller, Ulrike Hesselbarth (1998), S. 72. Auch Florence Nightingale, eine der berühmtesten Persönlichkeiten der Krankenpflege, hat sich einige Zeit in Kaiserswerth zu Ausbildungszwecken aufgehalten. Allerdings stand sie der Ausbildung dort später kritisch gegenüber. Nightingale machte sich in England um die Verbesserung des britischen Gesundheitswesens und speziell um die Entwicklung einer professionellen Ausbildung in der Krankenpflege verdient. Vgl. Eduard Seidler, Karl-Heinz Leven (2003), S. 218f.

lichkeit zur Ausübung einer eigenständigen, bezahlten[75] und anerkannten Tätigkeit gab, vergingen noch viele Jahre. Zwar kam es in der zweiten Hälfte des 19. Jahrhunderts vermehrt zu Diskussionen über die Entwicklung der freiberuflichen und weltlichen Krankenpflege, aber die konservative Haltung in der Zeit, mit der man weiterhin auf die "natürliche Rolle der Frau" pochte, erschwerte das Durchbrechen alter Strukturen. Insbesondere die Ärzte waren daran gewöhnt, die Pflegerin als Stütze ihrer eigenen Arbeit anzusehen, die ärztliche Weisungen still entgegennahm und befolgte. Zudem waren die Ärzte zu sehr mit der Professionalisierung ihres eigenen Standes beschäftigt als das sie ein Interesse an einer erstarkenden Autonomie der Pflege gehabt haben könnten.[76] Es gab aber auch Ausnahmen. So regte etwa Rudolf Virchow 1869 die berufsmäßige Ausbildung zur Krankenpflege auch jenseits der kirchlichen Organisationen an.[77]

2.3 Die Selbstorganisation der Schwesternschaft beginnt

Die Zahl der Pflegerinnen, die für weltliche Vereine[78] arbeiteten oder als so genannte "wilde", d. h. freiberufliche Schwestern, tätig wurden, stieg trotz schlechter Arbeitsbedingungen bis zum Ende des 19. Jahrhunderts stetig an. Bei Arbeitszeiten von fünfzehn Stunden pro Tag, bei einer 7-Tage Woche mit häufigen Nachtdiensten, ohne Erholungszeiten, ohne Absicherung bei Krankheit oder Berufsunfähigkeit[79]

---

[75] Die Diakonissen erhalten für ihre Arbeit ein geringfügiges Taschengeld. Die katholischen Schwestern bekommen überhaupt kein Geld. Ihr Mutterhaus kommt für das auf, was sie unbedingt brauchen. Vgl. Birgit Panke-Kochinke (2001), S. 146.

[76] Vgl. Gordon Uhlmann (1996), S. 415.

[77] Vgl. Rudolf Virchow (1869), Die berufsmäßige Ausbildung zur Krankenpflege auch außerhalb der bestehenden kirchlichen Organisationen, in: Die Berliner Frauen-Vereins-Conferenz am 5. und 6. November 1869, wiedergegeben in Birgit Panke-Kochinke (2001), S. 64 ff.

[78] Dazu gehörten die Schwesternschaften des Roten Kreuzes, die allerdings nach dem Vorbild des konfessionellen Mutterhauses organisiert wurden. Vgl. Eduard Seidler, Karl-Heinz Leven (2003), S. 222. Der Aufnahme in eine Schwesternschaft ging eine in der Regel einjährige Ausbildung voraus, die mit einer Prüfung abgeschlossen wurde. Vgl. Birgit Panke-Kochinke (2001), S. 100.

[79] Das Krankenpflegepersonal wurde erst sehr spät und dann auch ungenügend in die staatliche Versicherung mit einbezogen. Vgl. Claudia Bischoff (1992). S. 119 f.

und bei sehr geringer Bezahlung arbeiteten sich die meisten Pflegerinnen in den Krankenhäusern beizeiten in den psychischen und körperlichen Ruin. Bemerkenswert ist, dass zwar in einigen autobiographischen Dokumenten von Schwestern die Rede von ihrer Arbeitsüberlastung und von Konflikten mit anderen Schwestern oder Ärzten ist. Ihr Verhalten gegenüber den Patienten schildern sie aber in Einklang mit den herrschenden Verhaltenserwartungen.[80] Barbara Elkeles bemerkt dazu:

> "Es lässt sich kaum entscheiden, ob diese Selbstbeurteilung den tatsächlichen Bedingungen oder vielmehr der Internalisierung des Berufsbildes entsprach, die die Wahrnehmung eines vom Ideal abweichenden Verhaltens unmöglich machte."[81]

Erst durch die Aktivitäten von Agnes Karll, einer ehemaligen Krankenschwester beim Roten Kreuz, begann die Schwesternschaft in Deutschland damit, ihre eigenen Interessen zu formulieren und politisch zu verfolgen. Nach der Satzung von Karll wurde 1903 die "Berufsorganisation der Krankenpflegerinnen Deutschlands" gegründet. Dieser Fachverband unterstützte seine Mitglieder bei der Arbeitsplatzvermittlung, beriet sie in Arbeits- und Rechtsfragen und bot ihnen noch vor der Einführung der Angestelltenversicherung die Möglichkeit, sich günstig privat zu versichern.[82] Karll forderte außerdem eine gesetzlich verankerte sachgemäße dreijährige Ausbildung mit anschließender staatlicher Prüfung für alle Krankenschwestern. Ihre Forderungen wurden allerdings nur zum Teil erfüllt.[83] 1904 fand in Berlin der erste Kongress des Weltbundes für Krankenpflegerinnen statt. Dieser Weltbund hatte sich zum Ziel gesetzt, die Selbstverwaltung der Schwestern in Berufsverbänden zu unterstützen. Agnes Karll übernahm von 1909-1912 den Vorsitz dieses "International Council of Nurses" - der ersten internationalen Organisation von Heilberuflern überhaupt.

---

[80] Vgl. Barbara Elkeles (1996), S. 363.

[81] Ebd.

[82] Vgl. Eduard Seidler, Karl-Heinz Leven (2003), S. 227.

[83] Die dreijährige Ausbildung wird in Deutschland erst 1957 gesichert. Vgl. Eduard Seidler, Karl-Heinz Leven (2003), S. 227.

Der so angestoßene Professionalisierungsprozess der Pflege stagnierte allerdings in der Folgezeit. Ursächlich dafür war nicht zuletzt, dass entscheidende Fragen wie die Krankenpflegeausbildung auch innerhalb der Schwesternverbände noch lange Zeit äußerst kontrovers diskutiert wurden. Eine einheitliche staatliche Regelung der Krankenpflegeausbildung gab es bis 1921 nicht.[84] Gerade die religiösen Verbände sträubten sich vehement dagegen, weil sie darin einen "folgenschweren Eingriff in die freie Liebestätigkeit"[85] der Pflege sahen und, kaum weniger wichtig, einen Kontrollverlust befürchteten. Aber auch die institutionalisierte Unterordnung der Schwestern unter die Ärzte spielte eine Rolle und machte es den Pflegekräften schwer, eine eigene Identität zu entwickeln und eigene Interessen überhaupt zu formulieren.

Bis heute gibt es Kontroversen darüber, ob der Beruf der Krankenschwester bzw. des Pflegers tatsächlich eine Profession ist. Dabei wird insbesondere diskutiert, ob es so etwas wie eine eigenständige Pflegewissenschaft mit einem distinkten Spezialwissen, bestimmten Pflegetheorien und Forschungsprojekten überhaupt gibt.[86] Zudem gibt es gravierende länderspezifische Unterschiede in der Ausbildung von Pflegekräften. Während der Beruf der Krankenschwester in Deutschland traditionell ein Ausbildungsberuf ist, werden gerade im angelsächsischen Raum schon seit vielen Jahren Universitätsprogramme zum Studium der Pflegewissenschaft ("nursing") angeboten. Diese reichen von Bachelor- und Masterstudiengängen bis hin zu Pro-

---

[84] 1921 wird die Ausbildung auf zwei Jahre festgesetzt. Die Prüfung bleibt jedoch fakultativ. Vgl. Claudia Bischoff (1992), S. 109.

[85] A.a.O., S. 108.

[86] Zu einer eher despektierlichen Einschätzung aktueller Professionalisierungsbestrebungen der Pflege kommt ein Oberarzt einer inneren Station in einem Interview von Sebastian Klinke aus dem Jahr 2005: *"Es ist aber, sagen wir mal, aus meiner Beobachtung, was ich so mitbekomme, schon so, dass, glaube ich, die Pflege oder Pflegewissenschaft in den neunziger Jahren und auch jetzt zum Teil auch zu einer Überqualifizierung der Pflegekräfte geführt hat, die letztlich, ich sage das jetzt mal ein bisschen überspitzt, vielleicht -. Man muss nicht unbedingt an einer Fachhochschule sechs Semester studiert haben, um zu wissen, wie man Patienten aus der Scheiße zieht, jetzt mal platt gesprochen."* Vgl. Sebastian Klinke (2008), S. 151, Fußnote 147.

motionsstudiengängen.[87] Dieser Trend setzt sich in Deutschland erst langsam durch, wird aber innerhalb der Pflege intensiv diskutiert: zum einen, weil man davon ausgeht, dass das Fachwissen in der Pflege so komplex geworden ist, dass es zu dessen Erwerb tatsächlich eines Studiums bedarf, und zum anderen aus berufspolitischen Gründen: weil die Anerkennung als Profession traditionell eine universitäre Ausbildung voraussetzt.[88] Ein weiteres Indiz für den im Gegensatz zur Ärzteschaft unvollendeten Professionalisierungsprozess in der Pflege ist, dass die Pflege in Deutschland bis heute nicht verkammert ist. Nach Döhler hatte gerade die Bildung von Ärztekammern die Möglichkeiten der Ärzte *"zur autonomen Festlegung des beruflichen Handlungsfeldes"*, konkretisiert durch *"Kontrollmöglichkeiten über den Marktzutritt, Definitionskompetenzen über den Ausbildungsinhalt und die Festlegung sowie Überwachung einer Berufsordnung"* gestärkt.[89] Eine derartige Institutionalisierung von Selbstverwaltungsrechten bleibt in Deutschland wesentlich den Ärzten vorbehalten.[90] Dass insbesondere ein Teil der Ärzteschaft in Deutschland weiterhin Vorbehalte gegen eine größere Selbstständigkeit der Pflege hat, zeigt sich gegenwärtig in der Diskussion über die Übertragung heilkundlicher Tätigkeiten an die Pflege. Die Möglichkeit dazu geht auf das Pflegeerweiterungsgesetz aus dem Jahr 2008 zurück und wurde im Oktober 2011 von Gemeinsamen Bundesausschuss als Richtlinie beschlossen. Dadurch soll es künftig möglich werden, dass Ärzte Tätigkeiten an geeignete Pflegekräfte delegieren, die diese fachlich, wirtschaftlich und haftungsrechtlich selbst verantworten müssen. Die Ärzte stellen allerdings die Diagnose und den Therapieplan, an den sich die Pflegekräfte halten müssen. Dass viele Ärzte diesem Vorhaben mit großer Skepsis begegnen, zeigt sich zu Beginn des Jahres

---

[87] Vgl. Johann Keogh (1997), S. 302-308.

[88] Tatsächlich gibt es mittlerweile auch in Deutschland universitäre Studienprogramme der Pflegewissenschaften, z.B. an den Universitäten Witten/Herdecke, Bielefeld oder Wittenberg-Halle.

[89] Marian Döhler (1997), S. 89.

[90] Ebd. Ausnahme bildet jedoch mittlerweile das Bundesland Schleswig-Holstein. Dort hat der Sozialausschuss des Landtags Ende 2012 die Gründung einer Pflegekammer beschlossen. Vgl. Artikel des Deutschen Ärzteblattes vom 12.11.2012 mit dem Titel *"Schleswig-Holstein gründet Pflegekammer"*.

2012 in einigen kritischen Äußerungen von Kammervertretern, so etwa in einer Stellungnahme des Kammerpräsidenten der Ärztekammer Westfalen-Lippe Theodor Windhorst. Er begründet seine Ablehnung der Richtlinie damit, dass die Patienten sich darauf verlassen können müssten, dass sie *"nach den Gesetzen der ärztlichen Kunst und Facharztstandard"* behandelt werden. Außerdem bezeichnet er die Richtlinie als Folge einer *"unheilvollen Allianz"* gegen die Ärzteschaft.[91]

2.4 Die zwiespältige Rolle des Berufsethos in der Pflege

Die Ausbildung in der Krankenpflege hatte im 19. Jahrhundert wesentlich etwas mit der "Charakterschulung" der Pflegekräfte zu tun.[92] Dazu gehörte in jener Zeit vor allen Dingen, dass die Krankenpflegerin lernte, sich selbstlos der Pflege des Kranken hinzugeben, demütig zu sein, die eigenen Bedürfnisse zu verleugnen bzw. diese unter die Bedürfnisse des Patienten zu stellen und dem Arzt eine untertänige, widerspruchsfreie und zuverlässige Stütze zu sein. Das galt für die christliche Krankenpflege genauso wie für die weltliche. In der Tat gründete sich die vielerorts geschätzte "bessere Ausbildung" der christlichen Ordenspflegerinnen auch weniger auf ein höheres pflegerisches Fachwissen der Schwestern, und mehr auf ihre barmherzige Fürsorglichkeit und ihre religiös motivierte Haltung der Selbstaufopferung für andere. Auch in Theodor Fliedners Satzung zu den *"Pflichten der Diakonissen in Bezug auf die Krankenpflege"* werden die stillschweigende Unterordnung unter den Arzt, der bedingungslose Liebesdienst am Kranken und die Hintanstellung der eigenen Bedürfnisse angemahnt. Die letzten beiden Forderungen werden religiös begründet. So heißt es im § 26 der Satzung:

> "Sie [die Diakonissen, c.s.] müssen bedenken, dass sie in diesem Dienst des Herren nicht bloß seine Mägde, sondern auch Mägde des Kranken sind, um Jesu willen nach des Paulus Wort und Vorbild 2. Kor. 4, 5; 1. Kor. 9, 19. Es kann daher keine Arbeit in ihrer Pflege so beschwerlich, so

[91] Vgl. Artikel des Deutschen Ärzteblattes vom 21.02.2012 mit dem Titel: *"Kammer Westfalen-Lippe warnt vor Substitution ärztlicher Tätigkeiten"*.

[92] Im Folgenden beziehe ich mich im Wesentlichen auf die Darstellungen von Claudia Bischoff (1992), S. 87 ff.

scheinbar erniedrigend und so ekelhaft sein, der sie nicht von der Liebe Christi durchdrungen sich unterziehen sollte."[93]

Auch außerhalb der christlichen Krankenpflege galt im 19. Jahrhundert, dass selbst dann, wenn die Pflegerin ihre Arbeit gut gemacht hatte, sie nicht stolz darauf sein durfte. Dieser Zwang zur Demut stand ganz im Gegensatz zur stolzen Haltung der Ärzte. Um ihre Rolle besser einzuüben, mussten die Schwestern neben der Pflege des Patienten die niedrigsten Arbeiten in den Krankenhäusern selbst verrichten. Im Scheuern von Treppen und Toiletten bestand in der Regel auch ein bedeutender Teil ihrer Ausbildungszeit. Ob dieses Demutstraining dem Kranken nützte, ist fraglich. Vermutlich diente es eher den Krankenhausverwaltungen und Ärzten. Erstere sparten durch die vielseitige Verwendbarkeit der Pflegekräfte Arbeitskräfte ein und die letzteren konnten sich - wie zuhause auf ihre Ehefrau - auf die Hilfeleistungen der allseits verfügbaren Schwestern verlassen.[94]

Dass man versuchte so billig wie möglich zu arbeiten, erklärt sich vor allem daraus, dass die Krankenhäuser mit sehr geringen finanziellen Mitteln auskommen mussten. Sie wurden hauptsächlich aus den Armenetats der Städte und Gemeinden finanziert. Staatliche Zuschüsse waren gering. Eine Entlastung der Städte und Gemeinden erfolgte erst sehr allmählich durch die Einführung der Versicherungspflicht. Also war man gezwungen zu sparen - und das tat man zuallererst am Pflegepersonal. So sparte man etwa an dessen Ausbildung oder entließ erfahrene Pflegekräfte, die Anspruch auf mehr Lohn hatten, zugunsten jüngerer und billigerer Pflegerinnen.[95] Auch die Verdrängung von Männern aus der Pflege ist teilweise durch eine solche Sparpolitik zu erklären, denn diese bekamen generell einen höheren Lohn als die Pflegerinnen und waren zudem weniger zu Untertänigkeit und Anspruchslosigkeit erzogen worden als Frauen.

In Bezug auf den Patienten kam es für die Pflegerinnen nach damaligem Verständnis darauf an, sich vollkommen auf ihn und seine Be-

---

[93] Zitiert in Ute Möller, Ulrike Hesselbarth (1998), S. 70.

[94] Vgl. Claudia Bischoff (1992), S. 89. Die Schwestern durften im Übrigen auch nicht heiraten. Heirateten sie dennoch, mussten sie aus dem Beruf ausscheiden.

[95] Vgl. Claudia Bischoff (1992), S. 105 f.

dürfnisse einzustellen und ihm so viel wie möglich abzunehmen. So heißt es etwa bei Paul Jacobsohn:

> "Die Pflegerin muss für ihren Pflegling und mit ihm denken; am besten ist es, wenn sie ihm die Mühe des Denkens ganz abnimmt, indem sie stets bemüht ist, seine Gedanken, insbesondere seine Wünsche vorher zu erraten und ihrer Äußerung zuvorzukommen. Ihr Gesichtsausdruck, ihre Hand, ihr Lächeln kann schon für seine Genesung von Bedeutung sein. Sie muss schon im voraus wissen, wie es für ihn am behaglichsten sein, wie er am ehesten Ruhe finden wird, und er wird dann ihr untrügliches Ahnungsvermögen bewundern. Die Pflegerin muss den Kranken dahin legen, wo er am liebsten liegen möchte, ohne dass er ein Verlangen danach kundgegeben hätte. Sie wird ihm schmeicheln, ihn mit sanfter Freundlichkeit liebkosen, ihm Ermutigung zulachen."[96]

Dass diese Ansprüche an die Fürsorglichkeit der Pflegerinnen unter den damals bestehenden Arbeitsbedingungen nicht erfüllt werden konnten, verwundert nicht. Es musste Massenpflege geleistet werden. Wer wollte da die fürsorgliche Zuwendung zum Patienten in der gerade beschriebenen Qualität leisten? Selbst die Grundvoraussetzung für eine gute Pflege, nämlich die Aufmerksamkeit auf den Zustand des einzelnen Patienten, konnte kaum erfüllt werden. Außerdem erscheint es heute unverständlich, wie jemand, der gegen sich selbst und seine eigenen Bedürfnisse so hart sein muss, überhaupt eine liebevolle Pflege leisten kann. Konnte die Schwester die hochgesteckten Ansprüche nicht erfüllen, wurde das als persönliches Versagen gewertet: Dann hatte sie sich nicht genug angestrengt. So konnte man das Idealbild als moralisches Druckmittel verwenden, mit dem man immer mehr einforderte als eigentlich leistbar war, ohne dabei die Rahmenbedingungen der pflegerischen Tätigkeit kritisieren zu müssen. Die ständige Überforderung der Schwestern wurde darin sichtbar, dass eine Krankenschwester selten länger als acht Jahre im Dienst verblieb. Danach war ihre Gesundheit in der Regel so weit heruntergewirtschaftet, dass sie im Krankenhaus nicht mehr einsetzbar war und eine neue Pflegekraft eingestellt werden musste. Bischoff erwähnt auch, dass aus schwerer Überlastung resultierende

[96] Zitiert nach Claudia Bischoff (1992), S. 89.

Depressionen zu Beginn des 20. Jh. zu zahlreichen Suizidfällen unter Pflegekräften führten.[97]
Nichtsdestotrotz blieb das Bemühen um eine liebevolle und aufmerksame Pflege, auch wenn es oftmals die Grenzen der eigenen Belastbarkeit überschritt, für das Selbstverständnis der Pflege prägend. Die Ärzteschaft hingegen schien mit der Wandlung der Medizin hin zu einer experimentell arbeitenden Naturwissenschaft von Anforderungen wie "Einfühlungsvermögen" und "Fürsorglichkeit" befreit. Mit zunehmendem Fachwissen verschwand das Ideal der Ganzheitlichkeit aus ihrem Tätigkeitsfeld, insbesondere im Krankenhaus. Der menschliche Körper wurde in medizinischen Betrachtungen in seine verschiedenen Teile zerlegt, die getrennt voneinander untersucht werden konnten.[98] Die Konzentration auf den "ganzen Menschen" und auf seine wiederkehrenden Bedürfnisse nach Nahrung, Schlaf, Kommunikation und persönlicher Anteilnahme wurde dagegen an die Krankenpflege delegiert. Aus diesen Leistungen durfte die Pflege aber keine spezifische Kompetenz für sich ableiten. Bis in heutige Diskussionen hinein zeigt sich, dass die "weichen Faktoren" der Krankenpflege zwar als wesentlich für den Heilerfolg betrachtet, aber nur zögerlich als zu honorierende Leistungen anerkannt werden.

3. Fazit

Aus der vorausgegangenen Darstellung der Entwicklung von Ärzteschaft und Krankenpflege lassen sich erste Anhaltspunkte für unsere Arbeit gewinnen: Zum einen wird deutlich, dass sich die heilberufliche Tätigkeit im Laufe der Jahrhunderte mit sich verändernden gesellschaftlichen Bedingungen, mit sich ändernden berufsinternen Interessen der Ärzte und Pflegekräfte und mit neuen medizinischen und pflegerischen Erkenntnissen gewandelt hat. Trotz dieser Wandlungsprozesse besteht aber auch eine gewisse Stabilität in der medizinischen Praxis und den Normen, die sie leiten. Diese ist dem "Kerngeschäft" der Heilberufler geschuldet und ergibt sich aus dem Bemühen der Heilkundigen um eine gute Krankenbehandlung und Kran-

[97] Vgl. Claudia Bischoff (1992), S. 119.
[98] A.a.O., S. 96 f.

kenversorgung. Die dafür notwendigen Tätigkeiten spielen sich im Rahmen einer persönlichen Beziehung zwischen dem Heilberufler und dem Kranken ab. Sie erfordern von ärztlicher und pflegerischer Seite Aufmerksamkeit auf den Zustand des Patienten und die Anwendung bestimmter Diagnose-, Pflege- und Behandlungstechniken und vom Kranken ein bestimmtes Maß an Offenheit und Kooperationsbereitschaft.

Diese Kooperationsbereitschaft wird erhöht, wenn der Kranke sowohl der fachlichen Kompetenz als auch der moralischen Integrität der Heilkundigen vertraut. Die Verbesserung der theoretischen und praktischen Ausbildung der Ärzte und Pflegekräfte im 19. Jahrhundert und der Verweis auf ein durch Altruismus und Nächstenliebe geprägtes Berufsethos sollten das Vertrauen von Gesellschaft und Staat in die medizinische Versorgung stärken. Der Stärkung eines entsprechenden Ethos auf Seiten der Ärzte ging in einer Zeit, in der sich diese in ihrer Arbeit sehr durch die bestehenden Gewinnaussichten leiten ließen, eine Reflexion dessen voraus, was denn nun das Besondere, das Wesentliche der heilkundlichen Tätigkeit ausmachte. Bei den entsprechenden berufsethischen Überlegungen der Ärzteschaft haben berufspolitische Erwägungen der Berufsangehörigen zur Hebung ihres gesellschaftlichen Ansehens eine große Rolle gespielt. Im Vergleich zur Pflege wird auch deutlich, dass ihr Ethos wesentlich stärker als Mittel zur Sicherung der eigenen Autonomie verstanden wird. Dennoch erscheint es zu einseitig die ärztliche Verpflichtung auf ein Berufsethos und dessen Reflexion allein als politische Strategie zur Sicherung eigener Vorteile verstehen zu wollen. Gerade die Absicht, der starken Gewinnausrichtung innerhalb der Ärzteschaft angesichts großer Konkurrenz entgegen zu wirken, zielte vermutlich nicht nur auf eine Statussicherung ab, sondern auch darauf, Bedingungen zu schaffen, unter denen auch im Sinne des Patienten gute Arbeit geleistet werden konnte. Zudem kann der Verweis auf ein Berufsethos nur dann einen Spielraum für eine im Sinne berufsethischer Normen gute Patientenversorgung eröffnen und so das Vertrauen der Menschen in die Berufsangehörigen wirklich begründen, wenn dieses Ethos nicht nur proklamiert, sondern auch erkennbar gelebt wird.

Aus der historischen Betrachtung der Entwicklung der Heilberufe wird außerdem ersichtlich, dass sich das Berufsethos einer Berufsgruppe, wie im Falle der Krankenpflege, aus Verhaltenserwartungen speisen kann, die lange Zeit von außen an einen Berufsstand herangetragen wurden. Dazu gehören die erwähnten Pflichten zur Untertänigkeit, Anspruchslosigkeit und Aufopferungsbereitschaft, die aus den verschiedensten Gründen - religiösen, machtpolitischen, ökonomischen - an die Pflegekräfte herangetragen wurden. Hier muss man genauer differenzieren, welche dieser "Ethosbestandteile" tatsächlich wesentlich für die Patientenpflege waren bzw. noch sind - und welche sich plausibler aus anderen Interessen ableiten lassen. Mit dieser Differenzierung ist die Pflege im Prinzip bis heute beschäftigt. Die Berufsangehörigen haben viele der besprochenen Erwartungen über Jahrhunderte hinweg verinnerlicht und in ihr Selbstverständnis übernommen. Selbst zu formulieren, welche Pflichten ihr Berufsethos genau beinhaltet und welche nicht, fällt ihnen dagegen schwer. Für viele Pflegende ist es nicht leicht zu unterscheiden, was ihr Berufsethos von ihnen verlangt, wann sie es erfüllen, nicht erfüllen oder übererfüllen.[99] Diese Unsicherheit resultiert auch daraus, dass das, was eine gute, d. h. fürsorgliche Pflege im Einzelfall bedeutet, kaum in Form eines Standards vorgegeben werden kann. Das begünstigt die bis heute in den Pflegeberufen bestehende Schwierigkeit, eine Überschreitung der eigenen Belastungsgrenzen zur Sprache zu bringen und zu reflektieren.

[99] Dieser Umstand erlaubt es Arbeitgebern im Krankenhaussektor bis heute, von ihren Angestellten tendenziell mehr zu verlangen als diesen tatsächlich zumutbar ist. Bemerkenswert hierzu sind die Ausführungen von Manzeschke und Brink zur Figur der "pervertierten Supererogation". Mit diesem Begriff bezeichnen die Autoren den *"Bereich von Arbeits- und Handlungsbeziehungen, in denen Menschen über das rechtlich vereinbarte sowie moralisch forderbare Maß hinaus zu Mehrleistungen angehalten werden"*. Vgl. Arne Manzeschke, Alexander Brink (2010), S. 135.

III. Zur Entwicklung der aktuellen Rahmenbedingungen im Krankenhaus[100]

Im diesem Kapitel soll ein Überblick über die Aufgaben und Strukturen von allgemeinen Krankenhäusern in Deutschland gegeben werden. Im Zuge dessen wird die Wirkung bestimmter, von der Politik in den letzten Jahren geänderter Rahmenbedingungen auf den Arbeitsalltag von Ärzten und Pflegekräften im Krankenhaus erörtert. Dazu gehören die politisch intendierte Stärkung des Wettbewerbs und des Wirtschaftlichkeitsprinzips im Krankenhaussektor durch die Umstellung des Entgeltsystems auf DRG[101] und die verstärkte Einforderung von Qualitätsmanagementmaßnahmen. Durch die Darstellung dieser Strukturen und der von ihnen gesetzten Anreize soll - pars pro toto - gezeigt werden, unter welchen Bedingungen das medizinische Personal im Krankenhaus gegenwärtig tätig ist. In den nachfolgenden Kapiteln wollen wir auf dieser Grundlage herausarbeiten, ob und ggf. wie die bestehenden Bedingungen im Krankenhaus das Berufsethos der Mitarbeiter beeinflussen. Darüber hinaus soll gezeigt werden, welche Rolle das ärztliche und das pflegerische Ethos in einer zunehmend durch wirtschaftliche und administrative Faktoren geprägten medizinischen Praxis spielen kann.

1. Grundlegende Strukturen im Krankenhaus

Nach dem Krankenhausfinanzierungsgesetz versteht man unter Krankenhäusern Einrichtungen, "in denen durch ärztliche und pflegerische Hilfeleistung Krankheiten, Leiden oder Körperschäden festgestellt, geheilt oder gelindert werden sollen oder Geburtshilfe geleistet wird und in denen die zu versorgenden Personen untergebracht und verpflegt werden können." (§ 2 KHG). § 107 SGB V bestimmt für Krankenhäuser, die für die Versorgung von gesetzlich Krankenversicherten

[100] In der vorliegenden Arbeit werden die für den stationären Sektor grundlegenden Entwicklungen bis Ende 2011 berücksichtigt.

[101] Genauer: G-DRG (German Diagnosis Related Groups).

zugelassen sind weiterhin, dass diese Krankenhäuser "fachlich-medizinisch unter ständiger ärztlicher Leitung stehen, über ausreichende, ihrem Versorgungsauftrag entsprechende diagnostische und therapeutische Möglichkeiten verfügen und nach wissenschaftlich anerkannten Methoden arbeiten". Es wird präzisiert, dass Krankenhäuser darauf eingerichtet sein müssen "mit Hilfe von jederzeit verfügbarem ärztlichen, Pflege-, Funktions- und medizinisch-technischem Personal, vorwiegend durch ärztliche und pflegerische Hilfeleistung Krankheiten der Patienten zu erkennen, zu heilen, ihre Verschlimmerung zu verhüten, Krankheitsbeschwerden zu lindern oder Geburtshilfe zu leisten". Der Kernzweck eines Krankenhauses besteht also in der ausreichenden und dem Stand der medizinischen Wissenschaft entsprechenden medizinischen und pflegerischen Versorgung von Patienten.

1.1 Einteilung von Krankenhäusern

In Deutschland unterscheiden wir zwischen "allgemeinen" und "sonstigen" Krankenhäusern. Unter allgemeinen Krankenhäusern fasst man die Krankenhäuser, *"die nicht ausschließlich psychiatrische und / oder neurologische Betten vorhalten"*. Unter sonstigen Krankenhäusern versteht man demgegenüber *"Krankenhäuser mit ausschließlich psychiatrischen und / oder neurologischen Betten sowie reine Tages- und Nachtkliniken, in denen Patienten teilstationär versorgt werden"*.[102]

Krankenhäuser werden weiterhin nach ihrer Trägerschaft unterschieden. Es gibt öffentliche, freigemeinnützige und private Krankenhausträger. Öffentliche Krankenhäuser sind *"Krankenhäuser kommunaler Gebietskörperschaften [...], der Länder und des Bundes und die Kliniken von Körperschaften des öffentlichen Rechts."*[103] Freigemeinnützige Krankenhausträger verbinden mit dem Betrieb ihrer Krankenhäuser stärker als andere Träger religiöse, humanitäre oder soziale Zwecke. Zu ihnen gehören in Deutschland die evangelische und die katholische Kirche mit ihren Wohlfahrtsverbänden und die Verbände der freien Wohlfahrtspflege (z.B. das Deutsche Rote Kreuz). Private

[102] Michael Simon (2008a), S. 246.
[103] Ebd.

Krankenhausträger verfolgen mit ihrem Krankenhausbetrieb stärker als andere Trägergruppen erwerbswirtschaftliche Ziele. Sie müssen nicht nur kostendeckend arbeiten, sondern auch eine Rendite erwirtschaften. Ein Teil der erwirtschafteten Gewinne wird an die Anteilseigner überführt. Seit Beginn der 90-er Jahre des letzten Jahrhunderts nimmt der Anteil öffentlicher und freigemeinnütziger Krankenhäuser ab, während der Anteil privater Krankenhäuser steigt.[104] Während sich beispielsweise 2008 noch 665 der 2083 allgemeinen Krankenhäuser in öffentlicher Trägerschaft befanden, sind es 2009 nur noch 649 von 2080. Dem gegenüber steht ein Anstieg der privat geführten Häuser von 637 auf 663 Krankenhäuser.[105] Bei der Bettenzahl bleiben indes die öffentlichen Krankenhäuser führend.[106]Augenfällig ist ein Trend bezüglich der Rechtsform öffentlicher Häuser: Diese werden zunehmend privatrechtlich und nicht mehr öffentlichrechtlich geführt. Insgesamt gehen sowohl die Anzahl der allgemeinen Krankenhäuser als auch die Bettenzahlen in Deutschland zurück. So gab es 1991 in Deutschland 2411 allgemeine Krankenhäuser. 2009 sind es noch 2080.[107] Der zahlenmäßige Rückgang von Krankenhäusern hat sich dabei vorwiegend aus Krankenhausfusionen ergeben.[108]

Allgemeine Krankenhäuser werden weiter nach ihrer Größe und ihrer Versorgungsstufe unterschieden. In den meisten Bundesländern gibt es vier verschiedene Versorgungsstufen. Diese Stufen geben die Stellung eines Krankenhauses im Krankenhausbedarfsplan des Landes an. Es handelt sich um die Stufen der Grundversorgung, der Regelversorgung, der Schwerpunktversorgung und der Zentral- bzw. Maximalver-

---

104 Vgl. Stefan Bär (2011), S. 127.

105 Vgl. Falk Osterloh (2010), in: Deutsches Ärzteblatt 2010; 107(34-35): A-1601 / B-1425 / C-1405.

106 Nach Angaben des Rheinisch-Westfälischen Instituts für Wirtschaftsforschung hat sich der Marktanteil von Krankenhäusern in privater Trägerschaft im Zeitraum von 2005 bis 2009 von 20,5 Prozent auf 24,8 Prozent erhöht. Der Marktanteil öffentlicher Krankenhäuser ist im selben Zeitraum von 36,5 Prozent auf 33,0 Prozent gesunken, während der Marktanteil freigemeinnütziger Häuser trotz eines leichtem Rückgangs relativ unverändert geblieben ist (von 43,0 Prozent auf 42,2 Prozent). Vgl. Boris Augurzky et al. (2012), S.20.

107 Ebd. und Stefan Bär (2011), S. 112.

108 Vgl. Jürgen Klauber et al. (2011), S. 64.

sorgung. Die Hauptlast der stationären Versorgung tragen in Deutschland Krankenhäuser einer mittleren Größe (200-500 Betten), die eine Regelversorgung oder Schwerpunktversorgung vorhalten müssen. Krankenhäuser der Regelversorgung halten über die Grundversorgung in Innerer Medizin und Allgemeiner Chirurgie hinaus weitere Fachabteilungen vor, darunter in der Regel eine Abteilung für Gynäkologie und Geburtshilfe, eine Abteilung für Hals-, Nasen-, Ohrenheilkunde, für Augenheilkunde und Orthopädie. Krankenhäuser der Schwerpunktversorgung nehmen überregionale Aufgaben wahr und bieten ein breites Spektrum an Fachbereichen an. Dazu zählen unter anderem die Bereiche Pädiatrie, Neurologie und Mund-, Kiefer- und Gesichtschirurgie. Mit Aufgaben der Maximalversorgung sind Krankenhäuser mit mehr als 500 Betten beauftragt. Dazu gehören die Universitätskliniken. Sie halten das weiteste Spektrum an Diagnose- und Therapiemöglichkeiten für schwere und seltene Erkrankungen vor.[109]

1.2 Staatliche Krankenhausplanung und duale Finanzierung

Seit dem Inkrafttreten des Krankenhausfinanzierungsgesetzes (KHG) im Jahr 1972 sind alle Bundesländer der BRD dazu verpflichtet eine staatliche Krankenhausplanung durchzuführen und regelmäßig fortzuschreiben. Diese Verpflichtung leitet sich aus dem Sicherstellungsauftrag der Länder ab, welcher wiederum auf dem durch die Verfassung festgelegten Sozialstaatgebot gründet (Art. 20 und 28 GG). Der Staat ist demnach zur Daseinsvorsorge für seine Bürger verpflichtet. Diese Daseinsvorsorge beinhaltet die Sicherstellung einer ausreichenden und bedarfsgerechten Krankenhausversorgung für die Bevölkerung.[110] Die Krankenhausplanung liegt in den Händen der Bundesländer.[111] Sie besteht aus dem Krankenhausplan und dem Investitionsprogramm. In den Krankenhausplan sind nach Durchführung einer Bedarfs- und

[109] Vgl. Michael Simon (2008a), S. 277.

[110] Vgl. a.a.O., S. 274.

[111] Genauer gesagt liegt sie in den Händen der Sozial- oder Gesundheitsministerien der Bundesländer. Diese arbeiten mit den an der Krankenhausversorgung im jeweiligen Land beteiligten Instanzen zusammen. Zu diesen Instanzen zählen die Landesverbände der Gesetzlichen Krankenversicherung und der Privaten Krankenversicherung und die Landeskrankenhausgesellschaft. Vgl. a.a.O., S. 275.

Krankenhausanalyse alle für eine bedarfsgerechte Versorgung notwendigen und geeigneten Krankenhäuser aufzunehmen. In das Investitionsprogramm werden die vom Land zu fördernden größeren Investitionsmaßnahmen aufgenommen. Der Krankenhausplan eines Bundeslandes beinhaltet für definierte Versorgungsregionen die als bedarfsgerecht in den Plan aufgenommenen Krankenhäuser und die entsprechenden Betten nach Fachabteilungen. Den Krankenhäusern werden dabei Versorgungsstufen zugeordnet, die Unterschiede in Leistungsanforderungen und der Leistungsfähigkeit ausdrücken. Mit der Aufnahme in den Krankenhausplan übernimmt das Krankenhaus seinen Versorgungsauftrag. Art und Umfang dieses Auftrages ergeben sich aus den Festlegungen des Krankenhausplans und dem Feststellungsbescheid, in welchem dem Krankenhaus mitgeteilt wird, ob es als Plankrankenhaus in den Krankenhausplan des Landes aufgenommen wurde oder nicht.[112] Im Gegenzug erhält das Krankenhaus Zugang zur öffentlichen Investitionsförderung durch das Land. Mit der Aufnahme eines Krankenhauses in den Krankenhausplan gilt zudem ein Versorgungsvertrag mit den Krankenkassen als abgeschlossen. Damit ist das Krankenhaus für die Versorgung der Versicherten der Gesetzlichen Krankenkassen zugelassen. Es ist verpflichtet diese Versicherten zu versorgen und es hat einen Anspruch darauf, dass die Leistungen, die es für die Versicherten erbringt, durch die Kassen vergütet werden.

Durch das KHG von 1972 wird die bis heute geltende "duale Finanzierung" eingeführt. Danach werden die laufenden Betriebskosten eines Krankenhauses von den Patienten bzw. den Kostenträgern über Benutzerentgelte wie Pflegesätze und Fallpauschalen finanziert. Die Investitionskosten werden demgegenüber über eine öffentliche Investitionsförderung aus Steuermitteln bezahlt. Die Investitionsförderung der Plankrankenhäuser erfolgt bei kleineren und mittleren Investitionen im Rahmen einer jährlichen Pauschalförderung. Davon zu unter-

---

112 Vgl. Michael Simon (2008a), S. 277. Im Jahr 2004 hat das Bundesverfassungsgericht die Planungskompetenz der Bundesländer bezüglich der Entscheidung über die Aufnahme von Krankenhäusern in den Krankenhausplan allerdings eingeschränkt. Siehe dazu den Beitrag von Jürgen Malzahn und Christian Wehner in Jürgen Klauber et al. (2010), S. 112.

scheiden ist die Antragsförderung. Diese kann bei großen Investitionen wie Umbauten und Neubauten gewährt werden und muss beim Land beantragt werden. Es besteht aber kein Anspruch auf eine Förderung. Eine Förderung ist abhängig von Haushaltslage des Landes. Die Aufwendungen der Bundesländer für die durch das KHG vorgeschriebene Investitionsförderung sind seit Jahren rückläufig. Augurzky geht beispielsweise für das Jahr 2008 von einem kumulativen Investitionsstau von 12,5 Mrd. Euro aus.[113] Krankenhäuser aller Trägergruppen müssen ihre Investitionen zunehmend aus eigenen Mitteln und damit auch aus Pflegesätzen und Vergütungen der Krankenkassen finanzieren.[114] Durch das Krankenhausfinanzierungsgesetz von 2009 besteht seit dem 1. Januar 2012 die Möglichkeit für die Bundesländer, die Vergabe von Investitionsmitteln über Investitionspauschalen zu regeln.[115] Das Institut für das Entgeltsystem im Gesundheitswesen (InEK GmbH) entwickelt zu diesem Zweck analog zum DRG-System Investitionsbewertungsrelationen und Investitionsfallwerte. Die Investitionsbewertungsrelationen messen den relativen Investitionsbedarf einer DRG im Verhältnis zu einem Normwert, dem Investitionsfallwert. Aus dem Produkt von Investitionsfallwert und Investitionsbewertungsrelationen ergibt sich die Investitionspauschale, die ein Krankenhaus pro DRG erhält. Die Bewertungsrelationen sind bundesweit einheitlich; die Investitionsfallwerte können von Land zu Land variieren.[116] Da die Investitionsmittel auch nach diesem Modell von den Bundesländern zur Verfügung gestellt werden, bleibt das System der dualen Finanzierung prinzipiell erhalten.

1.3 Die Aufbauorganisation im Krankenhaus

Der Krankenhausbetrieb ruht traditionell auf drei Säulen: dem ärztlichen Dienst, dem Pflegedienst und dem Wirtschafts- und Verwaltungsdienst. Jede einzelne Berufsgruppe weist ihre eigene Ordnung auf. Im Pflegebereich etwa steht den Krankenschwestern und Pflegern auf der einzelnen Station eine Stationsschwester vor, über dieser steht die Pflegedienstleitung und darüber ggf. die Pflegedirekti-

[113] Vgl. Jürgen Klauber et al. (2011), S. 163.
[114] Vgl. Jürgen Klauber et al. (2010), S. 113.
[115] KHG § 10 Abs. 1
[116] Vgl. Jürgen Klauber et al. (2011), S. 166.

on. Die Führungen der drei Bereiche laufen in der Krankenhausleitung zusammen. Diese besteht traditionell aus einem ärztlichen Direktor, der Pflegedirektorin und dem kaufmännischen Direktor. Seit Anfang der 1990-er Jahre ist allerdings ein Trend dahingehend zu beobachten, dass zunehmend betriebswirtschaftlich ausgebildete Geschäftsführer in der Leitung von Krankenhäusern eingesetzt werden. Die traditionell "verrichtungsorientierte" bzw. "funktionale" Organisation[117] des Krankenhauses über Berufstätigkeiten und Funktionen wird gegenwärtig zugunsten der Bildung fachbezogener Sparten aufgebrochen, bei denen Entscheidungen auf der Ebene von Abteilungen getroffen werden.[118] Damit versucht man dem Bereichsdenken, den unterschiedlichen Bereichssprachen und den z. T. konkurrierenden "Bereichslogiken" der einzelnen Berufsgruppen entgegenzuwirken, um eine effektivere und effizientere Zusammenarbeit zum Wohle des Patienten und der Organisation zu fördern. Während sich die Krankenhausorganisation in Deutschland beispielsweise lange nach den in einem Krankenhaus vorgehaltenen medizinischen Fachgebieten richtete, stellten - auch im Zuge der DRG-Einführung - vor allem größere Häuser in den letzten Jahren auf so genannte "Departments" und "Zentren" (z. B. Brustzentrum, Gefäßzentrum) um. Diese sollen sich weniger an den medizinischen Fachgebieten und berufsgruppenspezifischen Hierarchien und stärker an spezifischen Erkrankungen oder Organsystemen orientieren.[119] Allerdings kann auch eine solche Organisation zu Problemen führen, dann etwa, wenn es zwar nicht mehr zu einer Konkurrenz der verschiedenen Berufsgruppen, aber zu einer Konkurrenz von Spartenzielen und den Zielen der gesamten Organisation kommt und die Abteilungsergebnisse zulasten der Gesamtorganisation optimiert werden.[120]

---

[117] Vgl. Karl. W. Lauterbach et al. (2010), S. 230.

[118] Vgl. Karl. W. Lauterbach et al. (2010), S. 223.

[119] Vgl. Michael Simon (2008a), S. 249.

[120] Vgl. Karl. W. Lauterbach et al. (2010), S. 223. Bei Schrappe heißt es prägnant: *"'Gewinne werden privatisiert, Risiken werden sozialisiert'. Im Extremfall werden Patienten zur Operation in ein anderes Krankenhaus überwiesen, nur um interne Verrechnungspreise zu umgehen oder anderweitig das Abteilungsbudget vorteilhaft zu entwickeln."* Vgl. a.a.O., S. 228.

1.4 Reformen zur Kostendämpfung im Krankenhaus

Mit dem **Krankenhausfinanzierungsgesetz** von 1972 und der darauf gründenden Bundespflegesatzverordnung von 1973 wird den deutschen Krankenhäusern die Deckung ihrer Selbstkosten garantiert. In Deutschland endet die Phase dieser Kostendeckung im Krankenhausbereich mit dem Inkrafttreten des mehrstufigen **Gesundheitsstrukturgesetzes** (GSG) im Jahr 1993. Die Selbstkostendeckungsgarantie wird darin schrittweise aufgehoben. Die Kostendämpfungspolitik für das Gesundheitswesen in der BRD beginnt allerdings schon wesentlich früher und zwar mit der Verabschiedung verschiedener Kostendämpfungsgesetze in der Zeit von 1977 bis 1989. Bereits durch das Krankenhaus-Neuordnungsgesetz von 1984 wird beispielsweise der Grundsatz der rückwirkenden Selbstkostenerstattung aufgehoben und eine Budgetierung eingeführt, die nachträgliche Erhöhungen der Krankenhausbudgets verhindert.[121] Das Gesundheitsstrukturgesetz führt schließlich eine konsequente Ausgabenbegrenzung in allen Leistungsbereichen ein und schreibt strukturelle Veränderungen zum Abbau von Überkapazitäten im ambulanten und stationären Sektor vor. Die Krankenhausbudgets orientierten sich nicht mehr an den tatsächlichen Kosten der Krankenhäuser, sondern werden entsprechend der Forderung nach Beitragsstabilität[122] begrenzt. 1995 wird infolge des Gesundheitsstrukturgesetzes die Krankenhausfinanzierung über einen allgemeinen tagesgleichen Pflegesatz im operativen Bereich erstmals durchbrochen. Für diesen Bereich wird ein Preissystem etabliert, das über 73 Fallpauschalen, 34 Krankheitsarten und 147 Sonderentgelte eine bundesweit einheitliche Vergütung ermöglicht.[123]

Durch das **Gesetz zur Stabilisierung der Krankenhausausgaben** (StabG) von 1996 wird, anders als vom GSG intendiert, eine verschärfte Budgetdeckelung vorgeschrieben. Es wird für 1996 ein Gesamtbetrag der Krankenhauserlöse vereinbart, der dem Stand des Vorjahres plus der Steigerung des Bundesangestelltentarifs ent-

---

[121] Vgl. Michael Simon (2008a), S. 40 ff.

[122] Danach wird eine Budgetsteigerung an die beitragspflichtigen Einnahmen der gesetzlich Versicherten gekoppelt.

[123] Vgl. Sebastian Kline (2003), S. 44.

spricht.[124] Im Rahmen des **Beitragsentlastungsgesetzes** von 1996 wird zudem eine pauschale Kürzung der Krankenhausbudgets um ein Prozent für 1997, 1998 und 1999 beschlossen. Mit dem **2. GKV-Neuordnungsgesetz** vom 1997 kehrt man im Wesentlichen zu einer leistungsbezogenen Vergütung auf Grundlage der Bundespflegesatzverordnung zurück.[125] Eine Budgeterhöhung der Krankenhäuser kann allerdings bei gleich bleibender Leistung maximal um die Grundlohnrate, d. h. um die Veränderung des Einkommens der GKV, erfolgen.
Mit dem **GKV-Gesundheitsreformgesetz** (GKVRefG) wird im Jahr 2000 von der Bundesregierung die Umstellung auf ein Fallpauschalensystem nach dem Vorbild der australischen AR-DRG veranlasst. Genauer gesagt wird durch §17b des Krankenhausfinanzierungsgesetzes die Einführung eines durchgehenden, leistungsorientierten und pauschalierenden Vergütungssystems vorgeschrieben. Die Ausgestaltung des DRG-Systems bleibt weitgehend der gemeinsamen Selbstverwaltung bestehend aus der Deutschen Krankenhausgesellschaft, den Spitzenverbänden der Krankenkassen und dem Verband der privaten Krankenversicherung überlassen. Für die Umstellung auf ein umfassendes DRG-System ist zunächst der Zeitraum vom 1. Januar 2003 bis zum 31. Dezember 2008 vorgesehen. Diese Phase wird als Konvergenzphase bezeichnet. An ihrem Ende sollen alle Krankenhäuser in einem Bundesland für ihre Leistungen einheitliche Preise erhalten. Infolge des GKV-Gesundheitsreformgesetzes werden die Krankenhäuser außerdem zur Einführung und Weiterentwicklung eines einrichtungsinternen Qualitätsmanagements und zur Beteiligung an einrichtungsexternen Maßnahmen der Qualitätssicherung verpflichtet (§ 137 SGB V). Schließlich ermöglicht § 140 SGB V die Einführung integrierter und somit sektorenübergreifender Versorgungsformen.[126] Die konkreten gesetzlichen Regelungen zur Einführung des DRG-Systems und zur Umsetzung verschiedener Qualitätsmanagement- bzw. Qualitätssicherungsmaßnahmen finden sich im **Fallpauschalengesetz** (FPG) von 2002 und im **Fallpauschalenänderungsgesetz** (FPÄndG) von

[124] Vgl. Friedrich Keun, Roswitha Prott (2008), S. 13.
[125] Vgl. a.a.O., S. 15.
[126] Vgl. Friedrich Keun, Roswitha Prott (2008), S. 16 f.

2003.[127] Unter den Punkten 3 und 4 dieses Kapitels werden wir genauer auf das DRG-System und die Maßnahmen des Qualitätsmanagements in allgemeinen Krankenhäusern in Deutschland eingehen.

Am 1. Januar 2004 eröffnet das **GKV-Modernisierungsgesetz** (GKV-GMG) den Krankenhäusern neue Optionen für die ambulante Versorgung. Krankenhäuser können sich nun an der Versorgung von Patienten in so genannten Disease-Management-Programmen beteiligen. Als neue Organisationsform werden Medizinische Versorgungszentren (MVZ) eingeführt. Dabei handelt es sich um interdisziplinär arbeitende, ärztlich geleitete Einrichtungen.[128] Die Selbstverwaltung der GKV wird durch das GMG zu einer stärker evidenzbasierten Entscheidungsfindung verpflichtet. Für die Einschätzung der Wirksamkeit einer medizinischen Methode und der Leistungspflicht der Krankenkassen werden die Gutachten des Instituts für Qualität und Wirtschaftlichkeit im Gesundheitswesen (IQWiG) bedeutsam, auf deren Grundlage der Gemeinsame Bundesausschuss (G-BA) seine Beschlüsse fasst.[129]

Mit dem Inkrafttreten des **GKV-Wettbewerbsstärkungsgesetzes** (GKV-WSG) am 1. April 2007 werden weitere Voraussetzungen für eine Ausweitung der Integrierten Versorgung geschaffen. Außerdem wird die Einführung eines Gesundheitsfonds ab 2009 beschlossen.[130] Darüber hinaus werden Veränderungen am bestehenden Risikostrukturausgleich vorgenommen, um einer Risikoselektion der Versicherten durch die Kassen entgegenzuwirken. Schließlich wird das IQWiG vom Gemeinsamen Bundesausschuss über die Bewertung des Nutzens von Medikamenten und anderen Gesundheitstechnologien für die Patienten hinaus auch mit der Bewertung der Kosten-Nutzen Verhältnisses von Therapieformen beauftragt (§ 139a (3) Satz 5 SGB V, § 35b).

Durch das im Jahr 2009 in Kraft tretende **Krankenhausfinanzierungsreformgesetz** (KHRG) wird die Konvergenzphase bis 2010 ver-

---

127 Für eine detaillierte Auflistung der Inhalte dieser Gesetze siehe a.a.O., S. 28 ff.

128 Vgl. Michael Simon (2008a), S. 270.

129 Vgl. Manfred Georg Krukemeyer et al. (2005), S. 58.

130 Ab diesem Zeitpunkt legt das Bundesministerium für Gesundheit den Beitragssatz für alle gesetzlichen Krankenkassen einheitlich fest. Die Beiträge von Arbeitgebern und Arbeitnehmern und die Steuern für die kostenlose Mitversicherung von Kindern fließen in den Gesundheitsfonds.

längert. Die schrittweise Anpassung der unterschiedlichen Landesbasisfallwerte an einen Basisfallwertkorridor wird für den Zeitraum von 2010 bis 2014 angestrebt. Außerdem wird die Einführung einer Investitionsfinanzierung der Krankenhäuser durch leistungsorientierte Investitionspauschalen ab dem 1. Januar 2012 geplant. Für den Vergütungsbereich wird eine anteilige Finanzierung der durch die Tarifabschlüsse des öffentlichen Dienstes und des Marburger Bundes in den Jahren 2008 und 2009 zu erwartenden Lohnerhöhungen durch die Krankenkassen beschlossen. Außerdem werden die Krankenhausbudgets von der Entwicklung der Grundlohnsumme insoweit abgekoppelt als die Budgets künftig mit einem vom Statistischen Bundesamt zu berechnenden Index anwachsen sollen, der die tatsächliche Kostenentwicklung berücksichtigt.[131] Zudem wird ein Förderprogramm zur Verbesserung der Stellensituation in Pflege verabschiedet.[132]

Diese Abkehr von der Budgetdeckelung wird bereits mit der 2010 verabschiedeten Gesundheitsreform, dem **GKV-Finanzierungsgesetz** (GKV-FinG), von der Regierung zurückgenommen. Die Preise für Krankenhausleistungen dürfen nur noch um die Hälfte der Grundlohnrate steigen. 2011 dürfen die Preise demnach nur um 0,9 % ansteigen, d. h. um die um 0,25 % verminderte Grundlohnrate, und 2012 um die um 0,5 % verminderte Grundlohnrate. Mit dieser Vorgabe wird die vor dem KHRG bestehende Budgetdeckelung sogar noch verschärft. Außerdem wird für Leistungen, die Krankenhäuser im Vergleich zum Vorjahr zusätzlich mit den Krankenkassen vereinbaren

131 Vgl. Ferdinand Rau (2009), S. 198f.

132 Gefördert wird die Neueinstellung oder Aufstockung umfassend ausgebildeter Pflegekräfte. Die Krankenkassen tragen 90 Prozent der Kosten für die Schaffung der zusätzlichen Stellen (ca. 17.000 Stellen im Zeitraum von drei Jahren), die Krankenhäuser 10 Prozent. Die Abrechnung der Fördergelder erfolgt über krankenhausindividuelle Zuschläge. Fördermittel, die nicht für die Schaffung oder Aufstockung von Pflegestellen verwendet werden, müssen an die Krankenkassen zurückgezahlt werden. Ab 2012 sollen die Fördermittel in Höhe der im Jahr 2011 abgerechneten Zuschläge zur Stellenfinanzierung in den Landesbasisfallwert eingerechnet werden. Das Institut für das Entgeltsystem im Krankenhaus (InEK) soll zudem Kriterien entwickeln, die es erlauben, die zusätzlichen Mittel des Förderprogramms ab 2012 im DRG-System den Bereichen zuzuweisen, in denen ein erhöhter Pflegeaufwand zu erwarten ist. Vgl. Ferdinand Rau a.a.O., S. 201.

("Mehrleistungen"), ein Abschlag festgelegt, dessen Höhe 2011 bei 30 Prozent liegt und der ab 2012 vertraglich zu vereinbaren ist.
Durch das ebenfalls 2011 in Kraft getretene **Arzneimittel-Neuordnungsgesetz** (AMNOG) wird das bis dahin bestehende Preisregulierungssystem in der GKV derart geändert, dass die Festsetzung eines Höchstbetrages für Arzneimittel auf Grundlage von Empfehlungen des IQWiG durch einen so genannten Erstattungsbeitrag ersetzt wird. Dieser Erstattungsbeitrag wird zwischen dem Hersteller des fraglichen Medikaments und dem Spitzenverbund der Krankenkassen als Rabatt auf den Abgabepreis des jeweiligen Pharmaunternehmens ausgehandelt. Die entsprechende Vereinbarung soll nicht mehr wie gehabt auf Grundlage einer Kosten-Nutzen-Bewertung, sondern aufgrund einer "frühen Nutzenbewertung" (siehe SGB §§ 35a und 130b SGB V) erfolgen.[133] Die vormals bestehende Kompetenz des G-BA Arzneimittel wegen eines fehlenden Nutzennachweises von der erstattungsfähigen medizinischen Versorgung ganz auszuschließen und die Bedeutung des IQWiG werden durch das AMNOG (insbesondere durch die Änderung von § 92 SGB V) geschwächt.[134] Die 2007 vom Gesetzgeber geschaffene Möglichkeit die Erstattung von Arzneimittelkosten im Falle einer nicht nachweisbaren Nützlichkeit einzuschränken und so die im Gesundheitswesen anfallenden Kosten insgesamt zu reduzieren, wird durch das neue Gesetz relativiert.
Das im Jahr 2012 in Kraft getretene **Versorgungsstrukturgesetz** (GKV-VStG) sieht u. a. die schrittweise Schaffung einer Schnittstelle zwischen der ambulanten und der stationären Versorgung vor: die ambulante spezialfachärztliche Versorgung (§ 116 b SGB V). Diese soll bei der Diagnose und Behandlung besonders komplexer und schwer therapierbarer Krankheiten zur Anwendung kommen. Außerdem sieht das Gesetz eine Erweiterung der Befugnisse der Bundesländer vor, auf die Berücksichtigung regionaler Versorgungsbesonderheiten einzuwirken. Dazu gehört, dass ihnen ein Mitspracherecht bei den Beratungen des G-BA in Fragen der Bedarfsplanung eingeräumt wird. Zudem werden einige Strukturen des Gemeinsamen Bundesausschusses

133 Vgl. Stefan Huster (2011), S. 76.

134 Für eine detaillierte Einschätzung des AMNOG, auch unter gesetzessystematischer Perspektive, siehe a.a.O., S. 79 ff.

weiterentwickelt und die Zulassungsregelungen für Medizinische Versorgungszentren verändert. Die Budgetkürzungen des GKV Finanzierungsgesetzes werden indes - trotz konsolidierter Finanzlage der Krankenkassen und des Gesundheitsfonds und dem Druck der Bundesländer - zunächst nicht zurückgenommen.[135]

2. Kostenbegrenzung und Qualitätssicherung im Krankenhaus

In den letzten Jahrzehnten hat sich, wie vorstehend gezeigt, in der deutschen Politik die Ansicht durchgesetzt, dass die Ausgaben im öffentlichen Gesundheitswesen begrenzt werden müssen. Die Ursachen für die einzudämmende "Kostenexplosion" werden in der politischen Diskussion vorwiegend in zwei Punkten verortet: Einmal wird darauf verwiesen, dass der medizinisch-technische Fortschritt immer neue und häufig kostspielige Optionen für Diagnose und Therapie eröffnet. Die damit verbundene Ausweitung des Leistungsspektrums und des Leistungsvolumens im Gesundheitswesen führt zu steigenden Gesundheitsausgaben. Zum anderen wird argumentiert, dass die sinkenden Geburtenraten und die steigende Lebenserwartung der Bevölkerung zu einer "Überalterung" der Bevölkerung führe. Alte Menschen leiden häufig an mehreren Krankheiten gleichzeitig. Die Behandlung solcher multimorbiden Patienten ist aber besonders kostenaufwendig. Zudem gibt es Studien, die nahe legen, dass die Gesundheitsausgaben für einen Patienten mit der Nähe zu seinem Tod korrelieren, d. h. dass gerade die Leistungen, die kurz vor dem Tod des Patienten durchgeführt werden, am teuersten sind.[136] Diese Ursachen sind allerdings, auch wenn man sie unhinterfragt lässt, noch nicht hinreichend um eine Kostenreduktion im Gesundheitswesen als unumgäng-

---

135 Im Frühling 2012 einigt sich die Bundesregierung allerdings auf verschiedene Maßnahmen, die die prekäre Finanzierung der Krankenhäuser wieder verbessern sollen. So wird den Krankenhäusern etwa noch rückwirkend für das Jahr 2012 mehr Geld zur Finanzierung von Tarifkostensteigerungen zur Verfügung gestellt. Vgl. z. B. Deutsches Ärzteblatt vom 3. Mai 2012.

136 Vgl. Urban Wiesing, Georg Marckmann (2009), S. 55. Marckmann und Wiesing verweisen hier auf Studien von Zweifel et al. 1999 und Felder et al. 2000.

lich einzufordern. Prinzipiell lassen sich die Ausgaben für das öffentliche Gesundheitswesen durchaus weiter erhöhen. Dagegen spricht aber, dass das Gesundheitswesen mit anderen Bereichen um begrenzte öffentliche Mittel konkurriert: mit dem Bildungssektor etwa, dem Umweltschutz oder Maßnahmen zur Bekämpfung von Arbeitslosigkeit. Ein gutes Bildungssystem und eine gesunde Umwelt sind jedoch nicht nur an sich erstrebenswert. Sie wirken sich auch positiv auf den Gesundheitszustand der Menschen und ihre Lebenserwartung aus.[137] Insoweit wäre es unvernünftig, Ressourcen aus diesen Bereichen abzuziehen. Das trifft auch deswegen zu, weil viele medizinische Diagnose- und Therapieinnovationen einen abnehmenden Grenznutzen aufweisen, d. h. dass den zusätzlichen Ausgaben für diese Verfahren oft ein nur geringer zusätzlicher Nutzen für die Patienten gegenübersteht.

Verknüpft mit dem Bemühen um Kostensenkungen im Gesundheitswesen zeigt sich in den Reformen der letzten Jahre aber auch eine zweite Tendenz: nämlich das Bemühen um die Sicherung von Qualitätsstandards in der medizinischen Versorgung. Die verstärkte Betonung von "Qualitätssicherung" und "Qualitätsmanagement" kann als eine Korrektur der Sparanreize im Gesundheitswesen verstanden werden. Andererseits können und sollen qualitätssichernde Maßnahmen auch selber zu einer Kosteneinsparung beitragen, etwa indem sie eine medizinische Über- und Fehlversorgung zu vermeiden helfen. Wir wollen im Folgenden beiden Tendenzen nachgehen. Wir gehen unter Punkt 2.1 zunächst auf die Begriffsunterscheidung von Rationalisierung, Rationierung und Priorisierung ein. Danach geben wir unter Punkt 2.2 einen Einblick darin, welche Maßstäbe der Gesetzgeber an die Erbringung der medizinischen Versorgung seiner Bürger anlegt. Unter Punkt 3 stellen wir exemplarisch für das Bemühen um Kostendämpfung und Wettbewerbsstärkung im stationären Sektor das Entgeltsystem der diagnosebezogenen Fallpauschalen und die darin wir-

---

[137] Vgl. Urban Wiesing, Georg Marckmann (2009), S. 56. Siehe hierzu auch George Khushf (2001), S. 511: *"Intertwined with the issues of cost are issues of access and tradeoffs with non-health related services, which themselves have an impact on health outcomes. Several studies have shown that factors such as education, diet, and socioeconomic status have a greater impact on health outcomes than health services."*

kenden Anreize vor. Unter Punkt 4 geben wir schließlich einen Überblick über die Funktionsweise des Qualitätsmanagements im Krankenhaus und fragen, inwieweit das Qualitätsmanagement als ein Gegengewicht zu den Anreizen des DRG-Systems verstanden werden kann.

2.1 Rationalisierung, Rationierung und Priorisierung

Um die Ausgaben im Gesundheitswesen zu begrenzen, gibt es grundsätzlich zwei Möglichkeiten: Man kann Gesundheitsleistungen auf den verschiedenen Ebenen des Gesundheitswesens *rationalisieren* und man kann sie *rationieren.* Rationalisierungen können über eine zweckmäßigere Gestaltung von Arbeits- und Organisationsabläufen und den Einsatz neuer Technologien erfolgen. Derartige Maßnahmen wirken im Sinne einer Pareto-Verbesserung entweder leistungssteigernd (mit den gleichen Ressourcen wird eine bessere Leistung erzielt) und/ oder kostensenkend (mit weniger Ressourcen wird die gleiche Leistung erzielt).[138]

Von Rationierung spricht man hingegen, "wenn aus medizinischer Sicht notwendige oder zweckmäßige Maßnahmen aus finanziellen Gründen offen oder verborgen vorenthalten werden".[139] Rationierung kann implizit oder explizit erfolgen. Im Fall einer impliziten Rationierung liegt es im Ermessen der Leistungserbringer darüber zu entscheiden, wie der Anspruch der Versicherten auf die im SGB V festgeschriebene "umfassende medizinische Versorgung" und das begrenzte Budget miteinander zu vereinbaren sind. Es werden entweder keine oder keine allgemeingültigen Verteilungskriterien dafür herangezogen, wer welche Leistungen bekommt oder nicht bekommt, oder diese Kriterien werden nicht offen kommuniziert. Eine implizite Rationierung läge dann vor, wenn die Behandlung von Patienten aus Kostenerwägungen heraus verzögert wird (z. B. wenn die Überschreitung von mit der Krankenkasse vereinbarten Fallzahlen zu wirtschaftlichen

---

[138] Werden allerdings Ressourcen in einem Leistungsbereich abgezogen, um sie in einem anderen Leistungsbereich nutzbringender, d. h. mit einem besseren Kosten-Nutzen-Verhältnis, einzusetzen, überschreitet man bereits die Schwelle zur Rationierung.

[139] So lautet die Definition von Rationierung durch die Zentrale Ethikkommission bei der Bundesärztekammer aus dem Jahr 2000.

Verlusten für das Haus führen würde und deshalb Patienten erst im nächsten Budgetzeitraum behandelt werden[140]), die Aufnahme kostenbedingt ganz verweigert oder Patienten aus Kostengründen an andere Institutionen weiter verwiesen werden, ohne dass die betroffenen Patienten und deren Angehörige darüber aufgeklärt werden, dass ihnen eine nützliche Leistung aus Kostenerwägungen vorenthalten wird.[141]

Explizit ist Rationierung dann, wenn die Verfügbarkeit bestimmter Leistungen aus Kostengründen durch direkte administrative Entscheidungen eingeschränkt wird. Das geschieht, wenn gewissen Personengruppen nach bestimmten Kriterien eine Leistung verweigert wird (z. B. ab einem bestimmten Alter) oder wenn bestimmte medizinische Leistungen aus Kostengründen generell aus dem Katalog der gesetzlichen Krankenkassen gestrichen werden.[142]

Rationierungsentscheidungen gehen mit Entscheidungen über die Zuteilung bzw. die "Allokation" der begrenzten Ressourcen bzw. Leistungen einher. Man kann zwischen drei Allokationsebenen unterscheiden: der Makroallokation (Zuteilungsentscheidungen über Ressourcen für das ganze Gesundheitssystem), der Mesoallokation (Entscheidungen über die Ressourcenverteilung zwischen Sektoren und Institutionen, z. B. zwischen ambulantem und stationärem Sektor) und der Mikroallokation (Zuteilung von Ressourcen durch die Leistungserbringer für individuelle Patienten, "bedside rationing").[143] Oft wird gefordert, dass die wesentlichen Rationierungs- und Allokationsentscheidungen auf einer möglichst hohen Entscheidungsebene und mit einer klaren Verantwortungszuweisung für etwaige Folgen

---

140 Vgl. Karl H. Wehkamp (2004), S. 7.

141 In der Online-Ausgabe des Deutschen Ärzteblatts vom 6. Dezember 2010 heißt es diesbezüglich, dass nach Aussage des damaligen Vizepräsidenten der Bundesärztekammer, Frank Ulrich Montgomery, den Patienten zwar keine lebensnotwendigen oder Notfallbehandlungen vorenthalten würden, wegen der strikten Budgetierung der Kosten aber immer wieder Vorsorge- oder Routineuntersuchungen ins nächste Quartal verschoben werden müssten.

142 Vgl. Manfred Georg Krukemeyer et al., (2005), S. 65.

143 Manche Autoren unterscheiden nur zwischen einer Makro- und einer Mikroebene (z.B. Karl-Heinz Wehkamp) oder aber zwei Stufen der Makroallokation und zwei Stufen der Mikroallokation (z.B. Jochen Taupitz in Anlehnung an Engelhardt).

dieser Entscheidungen getroffen werden sollen. Damit sollen insbesondere Ärzte und Ärztinnen von Rationierungsentscheidungen bei der Behandlung individueller Patienten entlastet werden (siehe dazu auch 2.2).

Der Begriff der Rationierung wird in Deutschland nach wie vor ungern verwendet, weil er sich offen auf Leistungsbegrenzungen im Gesundheitswesen bezieht. Von Politikern und Standesvertretern der Ärzteschaft wird der Begriff der *Priorisierung* bevorzugt.[144] Die Zentrale Ethikkommission der Bundesärztekammer hat bereits im Jahr 2000 den Begriff der Priorisierung in der medizinischen Versorgung als die *"ausdrückliche Feststellung einer Vorrangigkeit bestimmter Indikationen, Patientengruppen oder Verfahren vor anderen"* definiert.[145] Priorisierung lenkt das Augenmerk zunächst darauf, dass ein Teil der medizinisch sinnvollen Leistungen entsprechend konkreter Kriterien wichtiger bzw. nützlicher ist als andere und daher von den Krankenkassen auch eher erstattet werden soll. Das heißt aber auch, dass die als weniger wichtig bzw. nützlich eingestuften Leistungen nicht mehr oder nicht mehr in voller Höhe erstattet werden sollen, wenn die Mittel knapp sind oder werden.

Für administrative Entscheidungen über die Priorisierung und die Posteriorisierung medizinischer Leistungen käme in Deutschland der Gemeinsame Bundesausschuss (G-BA) in Frage, der zum Teil auf Grundlage von Berichten resp. Empfehlungen des Instituts für Qualität und Wirtschaftlichkeit im Gesundheitswesen (IQWiG) seine Entscheidungen trifft. Seit 2007 bewertet das Institut im Auftrag des G-BA den medizinischen Nutzen, die Qualität und die Wirtschaftlichkeit von Leistungen der gesetzlichen Krankenkassen. Es bewertet auch die Qualität medizinischer Leitlinien, die in die Erstellung strukturierter Behandlungsprogramme einfließen. Das IQWiG arbeitet auf der Basis

---

144 Vgl. die Rede des mittlerweile verstorbenen Präsidenten der Bundesärztekammer und des Deutschen Ärztetages, Jörg-Dietrich Hoppe, zur Eröffnung des 112. Deutschen Ärztetages am 19. Mai 2009 mit dem Thema *Verteilungsgerechtigkeit durch Priorisierung - Patientenwohl in Zeiten der Mangelverwaltung.*

145 Vgl. Zentrale Kommission zur Wahrung ethischer Grundsätze in der Medizin und ihren Grenzgebieten (Zentrale Ethikkommission) (2000), in: Deutsches Ärzteblatt 2000; 97(15): A 1017-23.

der evidenzbasierten Medizin und vom Institut konkretisierter "gesundheitsökonomischer" Methoden zur Kosten-Nutzen-Bewertung. Es bestimmt Kosten und Nutzenverhältnisse aber jeweils nur innerhalb einer Indikation und nicht indikationsübergreifend. Einer indikationsübergreifenden Kosten-Nutzen-Bewertung hat es sich bislang verweigert. Dem Institut geht es damit nicht um eine Priorisierung von Leistungen, sondern darum, dass etwa im Fall von Arzneimittelinnovationen *"nicht immer geringere Nutzenzuwächse zu immer höheren Preisen erstattet werden müssen"*.[146] Durch das 2011 in Kraft getretene Arzneimittel-Neuordnungsgesetz (AMNOG) ist zudem die Kompetenz des G-BA zum Ausschluss bestimmter medizinischer Leistungen aus dem Leistungskatalog der GKV aufgrund eines fehlenden Nutzennachweises begrenzt worden.

2.2 Medizinischer Behandlungsstandard vs. Wirtschaftlichkeitsgebot

Verdeutlichen wir uns nun, welche Ansprüche das deutsche Sozialrecht an die Versorgung der gesetzlich Versicherten stellt. In § 27 Abs. 1 SGB V heißt es, dass Versicherte

> "Anspruch auf Krankenbehandlung [haben], wenn sie notwendig ist, um eine Krankheit zu erkennen, zu heilen, ihre Verschlimmerung zu verhüten oder Krankheitsbeschwerden zu lindern."

In § 70 Abs. 1 SGB V heißt es:

> "Die Krankenkassen und die Leistungserbringer haben eine bedarfsgerechte und gleichmäßige, dem allgemein anerkannten Stand der medizinischen Erkenntnisse entsprechende Versorgung der Versicherten zu gewährleisten. Die Versorgung der Versicherten muss ausreichend und zweckmäßig sein, darf das Maß des Notwendigen nicht überschreiten und muss in der fachlich gebotenen Qualität sowie wirtschaftlich erbracht werden."

In § 12 Abs. 1 SGB V wird das Wirtschaftlichkeitsgebot noch einmal besonders gestärkt:

> "Die Leistungen müssen ausreichend, zweckmäßig und wirtschaftlich sein; sie dürfen das Maß des Notwendigen nicht überschreiten. Leistungen, die nicht notwendig oder unwirtschaftlich sind, können Versicherte

146 Weyma Lübbe (2010), S. 204.

> nicht beanspruchen, dürfen die Leistungserbringer nicht bewirken und die Krankenkassen nicht bewilligen."

Übereinstimmend damit heißt es in § 92 Abs. 1 SGB V in den Richtlinien des Gemeinsamen Bundesausschusses:

> "Der Gemeinsame Bundesausschuss beschließt die zur Sicherung der ärztlichen Versorgung erforderlichen Richtlinien über die Gewährung für eine ausreichende, zweckmäßige und wirtschaftliche Versorgung der Versicherten; [...]; er kann dabei die Erbringung und Verordnung von Leistungen oder Maßnahmen einschränken oder ausschließen, wenn nach allgemein anerkanntem Stand der medizinischen Erkenntnisse der diagnostische oder therapeutische Nutzen, die medizinische Notwendigkeit oder die Wirtschaftlichkeit nicht nachgewiesen sind; er kann die Verordnung von Arzneimitteln einschränken oder ausschließen, wenn die Unzweckmäßigkeit erwiesen oder eine andere, wirtschaftlichere Behandlungsmöglichkeit mit vergleichbarem diagnostischen oder therapeutischen Nutzen verfügbar ist. [...]."

Das Wirtschaftlichkeitsgebot aus dem SGB V ist dann unproblematisch, wenn es verlangt aus mehreren Maßnahmen mit gleichem Nutzen die günstigere auszuwählen. Das in den § 12 Abs. 1 und § 92 Abs. 1 festgeschriebene Wirtschaftlichkeitsgebot wird in der Regel in diesem Sinne ausgelegt, nämlich so *"dass bei mehreren vergleichbar zweckmäßigen Behandlungsalternativen die kostengünstigere Alternative zu erbringen ist und diese vom Versicherten nur beansprucht werden kann"*.[147] Gibt es keine vergleichbar zweckmäßige und kostengünstigere Therapie, hat der Versicherte entsprechend Anspruch auf eine zweckmäßige Therapie unabhängig von den Kosten.[148]

Dass das Wirtschaftlichkeitsgebot im Sozialgesetzbuch nur so zu verstehen ist, ist aber mittlerweile strittig geworden. Eine wirtschaftliche Leistungserbringung kann auch heißen, die zur Verfügung stehenden Mittel dort einzusetzen, wo sie voraussichtlich den größten Nutzen erzielen werden. Diese Deutung erscheint nach der durch das GKV-Wettbewerbsstärkungsgesetz im Jahr 2007 eingeführten Kosten-Nutzen-Bewertung in das SGB V zumindest möglich, denn nach dieser Bestimmung können auch Arzneimittel mit einem zumindest etwas höheren nachgewiesenen Nutzen als die etablierten Alternativen von

[147] Vgl. Arend Becker (2010), S. 218.

[148] Ebd.

der Kostenerstattung ausgeschlossen werden, nämlich dann, wenn die Kostenübernahme der Versichertengemeinschaft nicht zumutbar ist. In § 35 b SGB V heißt es:

> "Beim Patienten-Nutzen sollen insbesondere die Verbesserung des Gesundheitszustandes, eine Verkürzung der Krankheitsdauer, eine Verlängerung der Lebensdauer, eine Verringerung der Nebenwirkungen sowie eine Verbesserung der Lebensqualität, bei der wirtschaftlichen Bewertung auch die Angemessenheit und Zumutbarkeit einer Kostenübernahme durch die Versichertengemeinschaft, angemessen berücksichtigt werden."

In einer Stellungnahme des Deutschen Ethikrates von 2011 zur Kosten-Nutzen-Bewertung wird herausgestellt, dass die Einbeziehung der Aspekte "Angemessenheit" und "Zumutbarkeit" der Kostenübernahme durch die Versichertengemeinschaft für das Verständnis des Wirtschaftlichkeitsgebots im SGB V neu sind und zu Unklarheiten bezüglich seiner Auslegung führen.[149] In der Stellungnahme wird auch darauf verwiesen, dass das Bundessozialgericht im "Clopidogrel-Urteil" vom 31.5.2006 (Az. B 6 KA 13/05 R, BSGE 96, 261 ff.) ausführt, *"dass nicht jeder noch so geringe Nutzungsvorteil bei hohen Kostendifferenzen wirtschaftlich ist [...]."*[150] Es dürfen demnach prinzipiell nicht nur diejenigen Mittel ganz oder teilweise von einer Erstattung ausgeschlossen werden, die bei gleichem Nutzen höhere Kosten verursachen als alternative Arzneimittel, sondern auch solche, die einen nur geringfügig größeren Nutzenzuwachs für den Patienten aufweisen, aber erheblich teurer sind als alternative Therapieformen.
Diese Bestimmungen deuten auf einen Wandel in der Auslegung des Wirtschaftlichkeitsgebots hin. Demnach könnte es prinzipiell möglich werden Ressourcen dort abzuziehen, wo sie einen vergleichsweise geringeren Nutzen bewirken. An solchen Stellen käme es dann zu einer Rationierung. Aus berufsethischen, aber auch aus vertragsrechtlichen und haftungsrechtlichen Gründen wäre eine solche Auslegung indes hoch problematisch, denn die Ärzte sind nach wie vor dazu verpflichtet, jeden ihrer Patienten nach dem Grundsatz der *erfor-*

149 Vgl. Deutscher Ethikrat (2011), S. 57.
150 Ebd., Fußnote 64. In der Fußnote wird auf Arend Becker (2010) Bezug genommen.

derlichen Sorgfalt zu behandeln.[151] Der Begriff der "erforderlichen Sorgfalt" bezieht sich nach Taupitz zwar nicht auf die Maßstäbe eines übermäßig gewissenhaften Berufsangehörigen, aber doch auf *"Anforderungen an die Redlichkeit und Sorgfalt"* aus der Perspektive eines *"ordentlichen Berufsangehörigen"*.[152] Alfred Künschner definiert in diesem Sinne auch den Begriff des Behandlungsstandards folgendermaßen:

> "Behandlungsstandard ist das, was der Patient von seinem Arzt bzw. in einem Krankenhaus an Können und Sorgfalt und an sächlichen Mitteln zur Behandlung und Pflege erwarten darf. Er ist nicht im Sinne eines Behandlungsminimums oder als unterste Kategorie verschiedener Qualitätsstufen zu verstehen."[153]

Halten sich Mediziner nicht an diesen Maßstab, können sie dafür prinzipiell haftbar gemacht werden. Das gilt auch, wenn Leistungen, die für eine sorgfältige, dem allgemeinen medizinischen Standard entsprechende Behandlung erforderlich sind, nicht oder nur teilweise mit den Kassen abgerechnet werden können. Diese Situation empfinden viele Ärzte als unzumutbar, weil dabei ihr gerechtfertigtes Interesse an einer angemessenen Vergütung erbrachter Leistungen beeinträchtigt wird. Die Zulässigkeit einer Behandlungseinschränkung wird unter solchen Umständen von einigen Rechtswissenschaftlern als "nicht ausgeschlossen" betrachtet.[154] Dennoch wird eine Anpassung des medizinischen Behandlungsstandards an den ökonomischen Druck auch als problematisch eingeschätzt, weil das Haftungsrecht gegenüber gravierenden Einschnitten in der Gesundheitsversorgung eine

---

151 Siehe § 276 Abs. 2 BGB und Erwin Deutsch, Andreas Spickhoff (2008), S. 76: *"Da Gegenstand des ärztlichen Vertragsangebots nicht eine Erfolgsgarantie ist, enthält es wenigstens eine Zusage des Standards: Der Arzt hat den Patienten nach dem aktuellen Stand der medizinischen Wissenschaft zu untersuchen und zu behandeln. Weicht er davon ab, so tut er dies auf sein Risiko."*

152 Vgl. den Beitrag von Jochen Taupitz in: Frank Dietrich et al. (Hg.) (2004), S. 269. Ähnlich auch Christian Katzenmeier: *"Der Arzt muss [...] diejenigen Maßnahmen ergreifen, die von einem gewissenhaften und aufmerksamen Arzt aus berufsfachlicher Sicht vorausgesetzt und erwartet werden."* Vgl. Walter A. Wohlgemuth, Michael H. Freitag (2009), S. 168.

153 Alfred Künschner (1992), S. 212.

154 Vgl. z. B. Lothar Kuhlen in: Frank Dietrich et al. (Hrsg.) (2004), S. 17.

Schutzfunktion innehat.[155] Dabei wird auch darauf verwiesen, dass sich die Sorgfaltsmaßstäbe der Medizin ohnehin mit der Zeit den Möglichkeiten in der Praxis anpassen werden.[156]

3. Die Vergütung mit G-DRG

Mit dem Übergang zu einer prospektiven und pauschalierenden Finanzierung durch DRG wird die Ablösung der Krankenhausfinanzierung vom "Selbstkostendeckungsprinzip" endgültig vollzogen. Das bedeutet, dass nicht mehr alle erbrachten Leistungen im Krankenhaus von den Krankenkassen vergütet werden. Die Krankenhäuser sind gezwungen mit einer vorher festgelegten Pauschale pro Fall zu haushalten.

Die Abkürzung DRG steht für "Diagnosis Related Group". Übersetzt heißt das "diagnosebezogene Fallgruppe". Im Deutschen spricht man gewöhnlich von Fallpauschalen. Unter einem DRG-System ist zunächst ein Klassifikationssystem zu verstehen, in dem eine systematische Zuordnung aufwandsähnlicher Patientenfälle zu möglichst kostenhomogenen Fallgruppen erfolgt. Das deutsche DRG-System (G-DRG) wurde auf Grundlage des australischen AR-DRG Systems entwickelt (Australian Refined DRG). Das DRG-System gilt bislang für alle stationären Krankenhausleistungen mit Ausnahme des Bereichs der Psychiatrie.[157] Die Krankenhäuser werden in diesem System für die Versorgung von Behandlungsfällen vergütet. Ein Behandlungsfall umfasst den Zeitraum von der stationären Aufnahme eines Patienten bis zu seiner Entlassung. Jeder Behandlungsfall wird einer bestimmten DRG zugeordnet. Für jede DRG erstattet der Kostenträger dem Krankenhaus einen festen Geldbetrag. Dieser ist unabhängig vom Umfang der tatsächlich erbrachten Leistungen. Für das Funktionieren des DRG-Systems ist es deshalb wichtig, Fallgruppen zu entwickeln, die

155 Vgl. z. B. Alfred Künschner (1992), S. 215.

156 Vgl. a.a.O., S. 247 f.

157 Nach dem Inkrafttreten des Krankenhausfinanzierungsgesetzes wird entsprechend § 17d KHG die Einführung eines pauschalierenden Entgeltsystems für psychiatrische und psychosomatische Einrichtungen vorgeschrieben. Ab 2013 soll in solchen Einrichtungen nach den neuen Psychiatrischen Fallpauschalen abgerechnet werden.

sowohl medizinisch als auch bezüglich der Kosten, die sie verursachen, möglichst homogen sind. Hierbei versucht man zwei Anforderungen gerecht zu werden: Zum einen sollen die Fallgruppen medizinisch hinreichend ausdifferenziert sein. Zum anderen sollte die Anzahl der Fallgruppen aber auch überschaubar bleiben.

Die Umstellung von einem Pflegesatzsystem auf das Fallpauschalensystem erfolgte in Deutschland schrittweise. Die Jahre 2003 und 2004 werden als "budgetneutrale Phase" bezeichnet. In dieser Zeit wurden die Krankenhausbudgets um die übliche Veränderungsrate fortgeschrieben, die Leistungen aber nicht mehr über tagesbezogene Pflegesätze, sondern bereits über DRG abgerechnet. Die Kalkulation der Fallpauschalen erfolgte aufgrund der Ist-Kosten des jeweiligen Hauses.[158] Die zweite Phase der Umstellung wird als Konvergenzphase bezeichnet. Sie setzte mit dem 1. Januar 2005 ein. Die bis dahin krankenhausspezifisch kalkulierten DRG wurden schrittweise an landesweit einheitliche Durchschnittswerte angeglichen, die Landesbasisfallwerte (LBFW). Damit sollte erreicht werden, dass die Krankenhäuser mit überdurchschnittlichen Kosten ihre Preise senken und die mit unterdurchschnittlichen Kosten mit höheren Vergütungen entlohnt werden. Weiterhin sollen sich von 2010 bis 2014 die Landesbasisfallwerte einem bundeseinheitlichen Wert annähern, der sich aus dem gewichteten Durchschnitt der Landesbasisfallwerte ergibt.

3.1 Fallgruppenzuordnung

Für die Bildung der DRG-Fallgruppen werden folgende Kriterien herangezogen: die Hauptdiagnose eines Falles, die Nebendiagnose und die angewendeten diagnostischen und therapeutischen Prozeduren. Unter einer Hauptdiagnose versteht man die "*Diagnose, die nach Analyse als diejenige festgestellt wurde, die hauptsächlich für die Veranlassung des stationären Krankenhausaufenthalts des Patienten verantwortlich ist*".[159] Dabei muss es sich nicht um die Aufnahmedi-

---

158 Vgl. Michael Simon (2008a), S. 285.

159 Vgl. Markus Lüngen, Karl W. Lauterbach (2003), S. 31. Diese und folgende Definitionen in diesem Abschnitt wurden von den Autoren den deutschen Kodierrichtlinien der Deutschen Krankenhausgesellschaft, der Spitzenverbände der Krankenkassen und des Verbands der privaten Krankenkassen aus dem Jahr 2001 entnommen. Sie lassen sich auch in der Version von 2010

agnose handeln. Unter einer Nebendiagnose versteht man *"die Krankheit oder Beschwerde, die entweder gleichzeitig mit der Hauptdiagnose besteht oder sich während des Krankenhausaufenthaltes entwickelt"*. Das sind die so genannten Komplikationen und Komorbiditäten (engl.: complications and comorbidities = "CC"). Unter den Begriff "Prozeduren" fallen die Operationen bzw. Eingriffe, die im Zuge der Behandlung eines Falles vorgenommen werden. Auch hier wird eine Hauptprozedur definiert. Das ist die *"signifikanteste Prozedur, die zur Behandlung der Hauptdiagnose durchgeführt wurde"*. Bei einem Teil der DRG werden auch andere Kriterien herangezogen. Dazu gehören z. B. Alter, Geschlecht, Geburtsgewicht, Beatmungsstunden und die Verweildauer im Bereich des Schlaganfalls.[160] Die Zuordnung eines Patientenfalls zu einer bestimmten Fallgruppe erfolgt mithilfe einer Gruppierungssoftware. Die Software filtert zunächst besonders schwere Fälle heraus (Pre-MDC). Im nächsten Schritt werden die Daten des Falls einer Hauptdiagnose (MDC = Major Diagnostic Category) zugeordnet. Die Hauptdiagnose richtet sich in den meisten Fällen nach einem bestimmten Organsystem. Sie umfasst alle DRG, die für die Behandlung der Erkrankungen dieses Organsystems gebildet werden.[161] Je nach Art der zur Behandlung erbrachten Hauptleistung werden die Fälle jeder Hauptdiagnosegruppe einer Behandlungsform zugeordnet. Ergebnis dieser ersten Zuordnungen sind die Basis-DRG. Sie bilden den Kernbestand der Fallgruppen. Im letzten Gruppierungsschritt werden diese Basis-DRG entsprechend der übrigen eingegebenen Daten nach dem Schweregrad der vorliegenden Krankheit unterteilt. Die Einteilung erfolgt mithilfe der eingegebenen Nebendiagnosen und Nebenleistungen und zum Teil auch anhand von Angaben über das Alter und das Geschlecht des Patienten.[162] Für die Zuordnung eines Falles zu einer Schweregradstufe ist

---

nachlesen. Siehe Institut für das Entgeltsystem im Krankenhaus (2010), Deutsche Kodierrichtlinien. Allgemeine und spezielle Kodierrichtlinien für die Verschlüsselung von Krankheiten und Prozeduren, Version 2010.

160 Vgl. Markus Lüngen, Karl W. Lauterbach (2003), S. 31 f. und Michael Simon (2008a), S. 291.

161 Michael Simon (2008a), S. 293.

162 Vgl. a.a.O., S. 294. Nach Simon gab es 2004 bis zu fünf Schweregradstufen, 2007 waren es bereits sieben Stufen. Für 2012 sind neun verschiedene

entscheidend, ob die Nebendiagnosen, Nebenleistungen oder andere Merkmale eine signifikante Veränderung der durchschnittlichen Behandlungskosten bewirken. Ergebnis dieses Kodiervorganges ist ein kombinierter Code aus Buchstaben und Zahlen.

3.2 Preisbildung bei DRG

Für alle DRG werden bundesweit einheitliche Relativgewichte gebildet. Diese Relativgewichte drücken die ermittelte durchschnittliche Kostenintensität einer bestimmten DRG im Verhältnis zu einer anderen DRG aus.[163] Eine DRG mit einem Relativgewicht von 2,0 wird also doppelt so hoch vergütet wie eine DRG mit dem Relativgewicht 1,0. Die zweite erlösrelevante Größe ist der Basisfallwert. Er entspricht dem in Euro bewerteten Relativgewicht 1,0. Der Basisfallwert ist in der Konvergenzphase für alle DRG eines Krankenhauses gleich hoch, anschließend für alle DRG in allen Krankenhäusern innerhalb eines Bundeslandes und schließlich - im Rahmen eines bestimmten Korridors - für alle DRG in allen Krankenhäusern der BRD. Multipliziert mit dem Relativgewicht einer DRG ergibt der Basisfallwert die grundlegende patientenbezogene Vergütungshöhe eines Falles.[164] Der Basisfallwert ist ein Indikator für die durchschnittlichen Fallkosten eines Krankenhauses. Er ist damit aber nicht gleichzusetzen, weil er keine rein rechnerische Größe ist, sondern auch auf Verhandlungen beruht. Während der krankenhausindividuelle Basisfallwert zwischen jedem Krankenhaus und den Krankenkassen vereinbart wurde, ergibt sich der Landesbasisfallwert aus Verhandlungen zwischen der Landeskrankenhausgesellschaft und den Landesverbänden der gesetzlichen und privaten Krankenkassen.[165]

Sowohl der Basisfallwert als auch die Relativgewichte werden regelmäßig angepasst. Eine Anpassung des Basisfallwertes erfolgt, wenn

---

Schweregrade vorgesehen. Vgl. Guido Brändle et al. (2012), in: Das Krankenhaus 12/2011, S. 1249.

163 Die Berechnung der Relativgewichte erfolgt auf Grundlage von Kalkulationen in Modellkrankenhäusern. Eine Kalkulation der Relativgewichte erfolgte in Deutschland erstmals im Jahr 2001.

164 Vgl. Markus Lüngen, Karl W. Lauterbach (2003), S. 69 sowie Michael Simon (2008a), S. 297.

165 Ebd.

sich solche Rahmenbedingungen im Krankenhausbereich ändern, die sich auf die Kosten aller Krankenhausleistungen auswirken. Dazu gehören z. B. Lohnerhöhungen des Personals oder Gesetzesänderungen mit Kostenauswirkungen. Gibt es nur Auswirkungen auf eine oder einige wenige DRG, erfolgt die Anpassung der Vergütung über eine Änderung der entsprechenden Relativgewichte.

Für die endgültige Vergütungshöhe eines Behandlungsfalls sind zudem Zuschläge bzw. Abschläge, die entweder auf die Fallpauschalen berechnet oder unabhängig von ihnen erhoben werden, zu berücksichtigen. Zuschläge werden in Deutschland z. B. im Bereich der Ausbildung des medizinischen Personals gezahlt. Mit Abschlägen auf die DRG haben Krankenhäuser zu rechnen, die bei einem Patientenfall eine vorgeschriebene Mindestverweildauer unterschreiten. Außerdem werden generell Abschläge erhoben, wenn ein Krankenhaus nicht an der Notfallversorgung teilnimmt.

3.3 Anpassungen des DRG-Systems

Das DRG-System ist als ein lernendes System konzipiert worden. Es verändert sich kontinuierlich. Für die "Pflege" des DRG Systems ist in Deutschland das Institut für das Entgeltsystem im Krankenhaus, die InEK gGmbH, zuständig. Das InEK definiert die DRG-Fallgruppen und passt sie ggf. an, pflegt das Schweregradsystem, kalkuliert die Relativgewichte, die Zusatzentgelte[166] und Abschläge, prüft und zertifiziert die Gruppierungssoftware. Grundlage für den Anpassungsprozess ist unter anderem ein Vorschlagsverfahren, nach dem medizinisch-wissenschaftliche Fachgesellschaften, Verbände und Krankenhäuser Anpassungsvorschläge machen können. Im Vergleich zum ersten Fallpauschalenkatalog für das Jahr 2003 hat sich die Anzahl der DRG bis 2007 von 664 DRG auf 1.082 erhöht. Nach 2007 lässt sich kein so rapider Anstieg mehr verzeichnen. Im Jahr 2012 gibt es 1.193

---

[166] Zusatzentgelte sollen das DRG-System leistungsgerechter gestalten. Durch sie kommt es zu einer Finanzierung bestimmter Leistungskomplexe, teurer Arzneimittel oder medizinischer Sachgüter (z. B. Implantate), wenn diese als besondere Kostentreiber erkannt wurden oder in Verbindung mit einer Fallpauschale oder Fallpauschalen variabel oder mengenvariabel auftreten. Zusatzentgelte werden jährlich durch das InEK als Anlage zur Fallpauschalenvereinbarung aufgelistet. Vgl. J. F. Debatin et al. (2010), S. 210.

DRG. Mittlerweile gehen in die Bildung der DRG weitaus mehr Merkmale ein als 2003. So können insbesondere komplexe Leistungen besser abgebildet werden und so Aufwandsunterschiede besser dargestellt werden.[167] Der zunehmende Differenzierungsgrad des DRG-Systems hat seine Komplexität stark erhöht.
Der Auftrag für die nach § 17 b Abs. 8 KHG geforderten Begleitforschung zur Einführung der DRG wurde durch das InEK im Jahr 2009 an das IGES-Institut vergeben. Nach dem Gesetz hätte mit der Begleitforschung allerdings spätestens Ende 2005 begonnen werden müssen. Das IGES-Institut hat 2010 seine erste Studie über die Auswirkungen der Einführungsphase der DRG von 2004 bis 2006 auf die Qualität und die Struktur der Krankenhausversorgung in Deutschland vorgelegt.[168] Der Endbericht über den zweiten Forschungszyklus von 2006 bis 2008 wurde im Juni 2011 vorgelegt.[169]

3.4 Das Krankenhausbudget unter DRG-Bedingungen

Das Jahresbudget für ein Krankenhaus wird zwischen dem Krankenhausträger und den relevanten Krankenkassen ausgehandelt. Für die Budgetverhandlungen ist die Vereinbarung eines Gesamtbetrags entscheidend. Dieser Betrag setzt sich aus allen für den folgenden Budgetzeitraum vereinbarten Erlösen zusammen. Es gibt zwei Budgetbereiche: das Erlösbudget, das der Summe aller Erlöse aus DRG, Zusatzentgelten und ergänzenden Entgelten entspricht, und den Bereich für die nicht durch das Fallpauschalensystem erfassten Leistungen.
Auch nach Einführung der DRG in Deutschland bleiben der Grundsatz der Beitragsstabilität und damit die Budgetdeckelung erhalten (§71 Abs. 1 SGB V). Für die Berechnung des Krankenhausbudgets gibt das

---

167 Es ist z. B. möglich so genannte "Mehrfachleistungen" abzubilden. Solche liegen vor, wenn mehrere Eingriffe in einer Sitzung vorgenommen werden. Auch Kombinationsleistungen aus operativen Eingriffen und Diagnostik können abgebildet werden. Diese Verbesserung wirkt dem so genannten "Fallsplitting" entgegen, bei dem Patienten, die nicht nur wegen einer Diagnose behandelt werden mussten, mehrfach aufgenommen wurden, um alle Behandlungen abrechnen zu können. Vgl. auch Jürgen Klauber et al. (2008), S. 31.

168 IGES Institut (2010).

169 IGES Institut (2011).

Gesundheitsministerium vor den Budgetverhandlungen eine "Veränderungsrate" der beitragspflichtigen Einnahmen bekannt. Diese Veränderungsrate gilt bis 2009 als Obergrenze für die Erhöhung der Krankenhausbudgets des folgenden Jahres. Das Krankenhausfinanzierungsgesetz von 2009 sah - in partieller Abwendung von der bestehenden Budgetdeckelung - vor, dass die Lohn- und Gehaltssteigerungen, die über diese Veränderungsrate hinaus gehen, zu 50 Prozent bezogen auf die Personalkosten über eine Erhöhungsrate von den Krankenkassen refinanziert werden sollen. Mit dem GKV-Finanzierungsgesetz von 2010 wurde aber für 2011 und 2012 bereits wieder eine Trendwende eingeleitet: Die Krankenhausbudgets sollen lediglich um die Hälfte der Grundlohnrate anwachsen dürfen. Die vor dem Krankenhausfinanzierungsgesetz von 2009 bestehende Budgetdeckelung wird damit sogar verschärft.

Mit der Umstellung vom Pflegesatzsystem auf das DRG-System ist die Bedeutung von Kennzahlen, die Aussagen über die Fallstruktur, den durchschnittlichen Fallschweregrad und die bereinigten Fallkosten erlauben, auf die Budgetverhandlungen gestiegen.[170] Diesbezüglich sind drei Größen relevant: der Basisfallwert, der Auskunft über die von der Fallstruktur bereinigten durchschnittlichen Fallkosten gibt, der Case-Mix (CM) und der Case-Mix-Index (CMI). Der Case-Mix bezieht sich auf die nach bestimmten Merkmalen gegliederte Zusammensetzung der Patientenfälle eines Leistungserbringers für einen bestimmten Zeitraum. Er ergibt sich aus der Summe der Relativgewichte aller Behandlungsfälle einer bestimmten Periode in einer bestimmten Einrichtung.

Case-Mix = Summe der Relativgewichte aller Behandlungsfälle
(d.h. die Summe der gewichteten Behandlungsfälle, also (Relativgewicht 1 × Anzahl der Fälle mit Relativgewicht 1) + (Relativgewicht 2 × Anzahl der Fälle mit Relativgewicht 2) + (Relativgewicht 3 × Anzahl der Fälle mit Relativgewicht 3) + ...)

Der Case-Mix-Index ergibt sich aus dem Mittel der Relativgewichte aller erbrachten DRG eines Krankenhauses (oder einer Abteilung). Er

[170] Vgl. Michael Simon (2008a), S. 300.

ist ein Indikator für die durchschnittliche Schwere eines Behandlungsfalles in Euro[171] und dafür, ob eine Einrichtung überwiegend leichte oder schwere Fälle behandelt. Je höher der CMI einer Einrichtung ist, desto höher ist im Durchschnitt auch die Kostenaufwendigkeit der behandelten Fälle.

CMI = CM ÷ Anzahl der Behandlungsfälle

Grundlegend errechnet sich das Krankenhausbudget aus einer Multiplikation des vereinbarten Case-Mix-Index mit der vereinbarten Fallzahl und dem jeweils gültigen Basisfallwert.[172] Hinzu kommen sowohl bundeseinheitliche als auch krankenhausindividuell auszuhandelnde Zusatzentgelte, Entgelte für Neue Untersuchungs- und Behandlungsmethoden (NUB) und sonstige Zu- bzw. Abschläge. Am Jahresende erfolgt eine Budgetendabrechnung, bei der Mehr- und Minderleistungen im Vergleich zum ursprünglich ausgehandelten Budget nach diversen Regeln mehr oder weniger ausgeglichen werden.[173] Während für die Budgetverhandlungen die tatsächlich erbrachten Leistungen des Vorjahres eine große Rolle spielen, müssen insbesondere auch geplante Leistungsveränderungen für den neuen Budgetzeitraum gegenüber den Kostenträgern möglichst plausibel gemacht werden. So gilt es etwa aufzuzeigen, in welchen Bereichen und aus welchen Gründen ein Anstieg der Fallzahlen erwartet wird.[174]

3.5 Welche Anreize setzt das DRG-System?

Die Umstellung auf DRG ist Teil jahrelanger Bemühungen um Kostendämpfung und Effizienzsteigerung im Gesundheitswesen der BRD. Deshalb ist es schwierig, die direkten Auswirkungen der DRG auf die medizinische Versorgung im Krankenhaus von den Auswirkungen der Budgetierung im stationären Sektor und einer bereits vor der DRG-Einführung häufig angespannten Personalsituation in den Krankenhäusern zu trennen. Allerdings haben sich bereits vor der DRG-

171 Vgl. Markus Lüngen, Karl W. Lauterbach (2003), S. 35.
172 Vgl. IGES Institut (2011), S. 20.
173 Vgl. J. Debatin et al. (2010), S. 213.
174 A.a.O., S. 255.

Einführung sichtbare Tendenzen im stationären Sektor durch die Einführung des neuen Abrechnungssystems noch verstärkt.
Wie gezeigt, ist das DRG-System ein prospektives Vergütungssystem. Die Vergütungshöhe für jeden Fall ist von vornherein festgelegt. Die Krankenhäuser können zwar einen internen Mittelausgleich zwischen Patientenfällen mit hohem und mit niedrigem Kostenaufwand vornehmen, die Gesamtmittel, die einem Haus zur Verfügung stehen, sind aber begrenzt. So ergibt sich im DRG-System der grundlegende Anreiz den Ressourcenverbrauch pro Patientenfall zu minimieren. Das kann durch Rationalisierungen oder durch Rationierung geschehen. Im Gegensatz zu einem Vergütungssystem über tagesgleiche Pflegesätze besteht unter DRG-Bedingungen der Anreiz die Verweildauer der Patienten im Krankenhaus unter Einhaltung einer bestimmten Mindestverweildauer so kurz wie möglich zu halten, die Anzahl der behandelten Fälle aber zu maximieren. Es hat sich aber gezeigt, dass die durchschnittliche Verweildauer im Krankenhaus langsamer gesunken ist als man es allein durch die Einführung der DRG hätte erwarten können. Das liegt vor allem daran, dass leichtere Fälle zunehmend aus dem stationären in den ambulanten Bereich ausgelagert werden. Dadurch verbleiben auf den Stationen tendenziell die schwereren Patientenfälle mit relativ längeren Verweildauern.[175]

3.5.1 Risikoselektion und Spezialisierung

Für ein Krankenhaus ist es aus betriebswirtschaftlicher Sicht günstig Patienten v. a. dann zu behandeln, wenn sie lukrativen Fallgruppen zugeordnet werden können, also solchen Fallgruppen, bei denen die tatsächlichen Versorgungskosten unter der DRG-Vergütung liegen. Ein Krankenhaus kann sich in diesem Sinne auf solche Leistungen spezialisieren, die besonders hohe Erlöse versprechen.[176] Folgendes Zitat eines Chefarztes der Chirurgie belegt das Vorkommen derartiger Bemühungen:

---

[175] Vgl. Jürgen Klauber et al. (2008), S. 7.

[176] Wird festgestellt, dass Krankenhäuser systematisch überdurchschnittliche Gewinne mit einigen DRG erwirtschaften, kann eine Absenkung der Relativgewichte vorgenommen werden. Eine solche Absenkung der Relativgewichte greift aber nicht, wenn innerhalb einer DRG besonders lukrative Fälle bevorzugt behandelt werden.

"Ich kenne Beispiele aus meinem Fachbereich, die nach einem Prinzip funktionieren, das auch für andere medizinische Therapien anwendbar ist. Dazu gehören Schmerzkatheter, wie zum Beispiel der so genannte Racz-Katheter für Rückenschmerzpatienten. Den Betroffenen wird ein Rundum-sorglos-Paket angeboten, dazu gehört der erwähnte Katheter. Sie liegen zwei bis drei Tage in der Klinik und erhalten zusätzlich Physiotherapie und psychologische Beratung. Diese Therapie bringt der Klinik je nach Abrechnungsmodus rund 2.500 Euro. Das Legen des Katheters dauert in der Regel weniger als zehn Minuten. Wenn sie 30 solcher Patienten drei Tage betreuen, haben Sie wenig Aufwand und am Ende 75.000 Euro eingenommen."[177]

Im Zuge derartiger Entwicklungen kann es zu einer gezielten Förderung von Abteilungen im Krankenhaus kommen, in denen diese "lukrativen Fälle" behandelt werden. Andere, weniger Gewinn versprechender Strukturen, werden dann tendenziell weniger unterstützt. Unter ökonomischen Gesichtspunkten hat die Spezialisierung auf bestimmte Fallgruppen Vorteile ("economics of scale"). Auch die so genannte Mindestmengenregelung, die als Teil von verstärkten Qualitätssicherungsmaßnahmen im stationären Sektor eingeführt wurde, stützt sich auf den positiven Zusammenhang zwischen der Anzahl eines bestimmten Krankheitsfalles pro Krankenhaus bzw. Arzt und der Ergebnisqualität der Behandlung.[178] Die ökonomischen Anreize des DRG-Systems könnten aber auch so wirken, dass Krankenhausärzte die Behandlung von schwer kranken Patienten nicht oder nur unzureichend unternehmen, weil der zu erwartende Ressourcenverbrauch über den zu erwartenden Erlösen für das Krankenhaus liegt. In solchen Fällen werden Patienten möglicherweise in ein Krankenhaus einer höheren Versorgungsstufe weiterverlegt. Die Aussage eines Ärztlichen Direktors aus einem Interview mit der Forschergruppe von Arne Manzeschke aus dem Jahr 2005 bringt diese Befürchtung zum Ausdruck:

---

177 Vgl. Ulrike Bartholomäus (2010), S. 76. Hinzu kommt bei diesem Beispiel, dass der medizinische Nutzen der Therapie nicht wissenschaftlich belegt ist.

178 Allerdings kann die Mindestmengenregelung auch bewirken, dass Kliniken die Anzahl bestimmter Operationen künstlich, d. h. ohne hinreichende Indikationen, bis hin zur Erreichung der erforderlichen Mindestmenge erhöhen, wenn sich solche Operationen "rechnen". Auf solche Entwicklungen wird beispielsweise bei der Implantation künstlicher Kniegelenke hingewiesen. Vgl. a.a.O., S. 77.

"Insofern ist die Tendenz schon da, dass Patienten abgeschoben werden von meist kleineren Krankenhäusern zu uns. Da sehe ich eines der größten Risiken des DRG-Systems, dass sozusagen bestimmte Patienten, das sind dann eben die Schwerverletzten und die chronisch Kranken, die sowieso schon keine Lobby haben, dass die dann in diesem DRG-System hinten runter fallen. ... Auch die Therapie ist nicht nur nach Bedarf; so wie die Patienten kommen, so bekommen sie dann auch ihre Termine, sondern es ist, und man kann das auch so formulieren, man ertappt sich selber dabei, dass man beginnt, auf Grund der Erlössituation Behandlungen zu steuern."[179]

Trotz derartiger Aussagen lässt sich bislang kein genereller DRG-induzierter Trend in Richtung Patientenselektion nachweisen. Auch in den Befragungen des medizinischen Personals im Rahmen des WAMP Projekts (Wandel von Medizin und Pflege im DRG-System) verwiesen die Mitarbeiter eher darauf, dass eine solche Selektion in anderen Häusern betrieben würde. Es wird aber deutlich, dass die Geschäftsführungen der in die Studie aufgenommen Häuser für die Zukunft ein gewisses Portfoliomanagement ihrer Leistungen anstreben und es wird eingeräumt, dass man sich nur eine begrenzte Anzahl von Fällen leisten könne, die sich für das Haus bzw. die Abteilung nicht rechnen.[180]

3.5.2 Auswirkungen der DRG auf die Pflege

An dieser Stelle soll zunächst auf die Personalentwicklung der Pflege seit den 1990-er Jahren hingewiesen werden. Von 1993-1995 bildet die Pflege-Personalregelung (PPR) die Grundlage für die Berechnung der notwendigen Anzahl von Krankenpflegern und Krankenschwestern im stationären Sektor.[181] Die PPR führte innerhalb von drei Jahren zu

---

179 Arne Manzeschke und Andreas Langer (2009), S. 164 f.

180 Bernard Braun et al. (2010a), S. 232. Im Rahmen des Projekts "Wandel von Medizin und Pflege im DRG-System" wurde eine repräsentative Längsschnittstudie über die mit den DRG assoziierten Auswirkungen auf die Arbeitsbedingungen und die Versorgungsqualität im Krankenhaus durchgeführt. Zum methodischen Design der Studie siehe a.a.O., S. 268-281.

181 Die Patienten werden dabei entsprechend des verursachten Pflegeaufwands in verschiedene Pflegekategorien eingeordnet. Diesen Pflegekategorien entspricht eine bestimmte Anzahl von Minuten, die die Pflege für den einzelnen Patienten pro Tag aufwenden kann. Zusätzlich wird ein Pflegegrundwert von 30 Minuten pro Patient und Tag und für jede Krankenhausaufnah-

einer Stellenausweitung in der Pflege um 20 Prozent. 1996 wird sie ausgesetzt und 1997 aufgehoben. Mit Einführung der verschärften Budgetdeckelung 1996 setzt ein Abbau von Vollzeitkräften in der Pflege ein, der nur teilweise durch die Schaffung von Teilzeitstellen kompensiert wird.[182] Der Trend zur Einsparung von Personalkosten setzt sich zwischen 2000 und 2006 fort: Pflegestellen werden abgebaut, Vollzeit- in Teilzeitstellen umgewandelt, offene Stellen werden zeitweise nicht besetzt und Arbeitsverträge befristet. Letzteres erlaubt es den Krankenhäusern bei wirtschaftlichen Problemen - oder deren Antizipation - relativ zügig Personal abzubauen.[183] Nach Simon erreicht der Stellen- und Personalabbau 2003 und 2004 seinen Höhepunkt. Grund dafür war, dass die im Zuge der DRG-Einführung gesammelten Daten über Basisfallwerte, Fallkosten und zu erwartende Budgetabrechnungen das Krankenhausmanagement zu frühzeitigen Personaleinsparungen veranlassten, um künftige Budgetabsenkungen abfedern zu können. Die Ende 2004 beschlossene Kappungsgrenze für Budgetabsenkungen lässt den starken Personalabbau im Vorfeld der "Scharfstellung" des DRG-Systems im Nachhinein allerdings als übertrieben erscheinen. Der Stellenabbau in der Pflege in diesem Zeitraum ist aber nicht nur durch die Budgetsituation der Krankenhäuser und das DRG-System zu erklären. Nach Simon ist ein großer Anteil der Einsparungen im Pflegebereich auf eine Umverteilung der Mittel zugunsten des ärztlichen Dienstes zurückzuführen.[184] Die Bundesregierung reagiert 2009 auf die kritische Personalsituation in der Pflege mit einem Förderprogramm im Rahmen des Krankenhausreformgesetzes.[185] Danach sollen von 2009 bis 2011 17.000 neue Stellen für voll

me ein Fallwert von 70 Minuten veranschlagt. Aus der Gesamtzahl der Pflegeminuten wird schließlich die Anzahl der benötigten Pflegekräfte ermittelt. Vgl. Friedrich Keun, Roswitha Prott (2008), S. 12. Kritische Anmerkungen zur PPR als Maß für den Pflegebedarf finden sich bei Sabine Bartholomeyczik in Jürgen Klauber et al. (2010), S. 213 f.

182 Vgl. Michael Simon (2008 b), S. 51.

183 Vgl. a.a.O., S. 54.

184 Vgl. a.a.O., S. 114 f.

185 Für eine länderübergreifende Studie von Linda H. Aiken et al. (2012) wurden Befragungen von Patienten und Krankenschwestern aus zwölf europäischen Ländern aus den Jahren 2009 und 2010 ausgewertet. Der Studie zufolge war in dieser Zeit in Deutschland durchschnittlich eine Kranken-

ausgebildete Pflegekräfte geschaffen werden.[186] Während das ursprüngliche Ziel des Pflegeförderprogramms darin bestand, dem im gesamten Pflegebereich bestehenden Personalmangel und der damit einhergehenden Überlastung des Personals entgegenzuwirken, wird mit der Einrechnung der zusätzlichen Finanzmittel in das DRG-System ab 2012 eine Entwicklung in Gang gesetzt, bei der vorwiegend den Krankenhäusern und Bereichen die entsprechenden Mittel zukommen sollen, die einen erhöhten pflegerischen Aufwand geltend machen können. Die Abrechnung dieser so genannten "hochaufwendigen Pflege" erfolgt über zwei Zusatzentgelte für die hochaufwendige Pflege bei Erwachsenen und die hochaufwendige Pflege bei Kindern und Jugendlichen. Die ursprünglich geplante Förderung der gesamten Pflege im Krankenhausbereich wird damit auf den Bereich der hochaufwendigen Pflege verlagert. Das kann dazu führen, dass in Pflegebereichen, in denen eine solche hochaufwendige Pflege nicht nachgewiesen werden kann, die durch das Förderprogramm zunächst geschaffenen Stellen wieder abgebaut werden müssen, weil diesen künftig deutlich weniger Mittel aus dem Pflegeförderprogramm zur Verfügung stehen.[187] Diesbezüglich ist auch beachtenswert, dass die durch das GKV-Finanzierungsgesetz verschärfte Budgetdeckelung dazu führen könnte, dass die Krankenhäuser in Anbetracht der bestehenden Finanzierungslücke den zu erwartenden Tarifsteigerungen im Jahr 2012 mit einem erneuten Stellenabbau begegnen werden.

Seit der Umstellung der Finanzierungslogik auf DRG ist immer wieder auf problematische Auswirkungen des DRG-Systems auf die Pflege im Krankenhaus hingewiesen worden. Bartholomeyczik weist in diesem Zusammenhang darauf hin, dass die Logik der DRG vornehmlich auf

---

schwester für dreizehn Krankenhauspatienten zuständig. Im europäischen Vergleich bildete Deutschland damit das Schlusslicht. In Norwegen wurden im gleichen Zeitraum z. B. nur 5.4 Patienten von einer Pflegekraft betreut. Siehe a.a.O., Tabelle 3.

186 Ausführlicher dazu Ferdinand Rau (2009), S.200 f.

187 Eine solche Argumentation findet sich z. B. in einer Stellungnahme des Katholischen Krankenhausverbands Deutschlands und des Deutschen Evangelischen Krankenhausverbandes zu drei Aspekten des Entwurfs eines Gesetzes zur Verbesserung der Versorgungsstrukturen in der gesetzlichen Krankenversicherung. Siehe auch Guido Brändle et al. (2011), S. 1250 f.

Krankheiten bzw. Diagnosen ausgerichtet ist, die einen ähnlichen Umfang an medizinischer Intervention erfordern und deshalb pauschal entgolten werden.[188] Obschon das Fallpauschalensystem Raum für eine gewisse Variationsbreite im Versorgungsaufwand für verschiedene Patientenfälle lässt, ist diese nach Bartholomeyczik unzureichend. Darüber hinaus gäbe es Krankheiten, bei denen der pflegerische Aufwand generell erheblich mehr streut als der ärztliche.[189] Daten aus einer bereits 2003 durchgeführten Pilotstudie von Eberl et al. über den Pflegeaufwand bei Patienten mit Myokardinfarkt gaben schon frühzeitig Hinweise darauf, dass der Pflegeaufwand bei Patienten mit einer bestimmten medizinischen Diagnose stark variieren kann.[190] Braun et al. bestätigen mit ihrer Längsschnittstudie im Rahmen des WAMP Projekts, dass der Pflegeaufwand gerade auf internistischen Stationen oft nur unzureichend über DRG erfasst und finanziert wird. Im Gegensatz zur Pflege in der Chirurgie steht dort die tendenziell zeitaufwendigere Betreuung von Patienten mit teilweise sehr komplexen Krankheitsbildern im Vordergrund, während bei der Pflege im chirurgischen Bereich in erster Linie eine technische Wundversorgung geleistet werden muss.[191] Dort, wo Pflege aber über die technisch korrekte Versorgung der Patienten hinausreichen soll, müssen die individuell verschiedenen Bedürfnisse der Patienten berücksichtigt und teilweise - wie im Fall von Demenzkranken - sogar erspürt werden. Auch die Förderung der Selbstständigkeit der Patienten, etwa dadurch, dass man sie dazu anleitet selber zu essen oder sich selbst zu waschen, kann bei verschiedenen Patienten im Aufwand stark variieren. Manche Patienten brauchen mehr Unterstützung bei der Verrichtung bestimmter Tätigkeiten als andere; manche können ihre Bedürfnisse schlechter artikulieren oder brauchen mehr persönliche Zuwendung.

188 Vgl. Sabine Bartholomeyczik (2009), S. 81.

189 Vgl. Jürgen Klauber et al. (2010), S. 212.

190 Der Pflegeaufwand bei Myokardinfarkt ist nach den Autoren der Studie insbesondere vom Alter des Patienten abhängig, vom Vorhandensein und der Schwere von Begleiterkrankungen, aber auch von den individuellen Bewältigungsstrategien der jeweiligen Patienten. Vgl. Inge Eberl et al. (2005), S.368 ff.

191 Bernard Braun et al. (2010a), S. 187.

Bei der Weiterentwicklung des DRG-Systems hat man versucht insbesondere die hochaufwendige Pflege von Patienten besser zu erfassen. Dabei kamen ab 2010 zunächst so genannte Pflegekomplexmaßnahmen-Scores zum Einsatz. Ab 2012 erfolgt die Abbildung hochaufwendiger Pflege durch die bereits erwähnten Zusatzentgelte für die "hochaufwendige Pflege bei Erwachsenen" und die "hochaufwendige Pflege bei Kindern und Jugendlichen".[192] Inwieweit dadurch eine generelle Verbesserung in der Erfassung des Pflegeaufwands im Krankenhaus gewährleistet wird, bleibt noch abzuwarten.

Braun et al. stellen in Bezug auf die Situation der Pflege im Krankenhaus fest, dass die DRG-Vergütung dazu beiträgt, Patienten früher in nachsorgende Einrichtungen zu verlegen oder leichtere Fälle ambulant zu behandeln. Tendenziell verbleiben deshalb die schwereren Fälle (chronisch kranke und multimorbide Patienten), deren Behandlung vergleichsweise aufwendig ist, im Krankenhaus. Ergebnis dieser Entwicklung ist eine Arbeitsverdichtung in der Pflege. Dafür spricht auch ein Ergebnis von Braun et al., nach dem 75 Prozent der Pflegekräfte im Jahr 2008 einen andauernd hohen Zeitdruck als Arbeitsbelastung erleben (im Jahr 2003 waren es 67 Prozent).[193] Nach Beobachtungen von Bartholomeyczik, Vogd, Klinke, Manzeschke und meinen eigenen Erfahrungen bei Praktika in verschiedenen Krankenhäusern fallen der Arbeitsverdichtung und dem daraus resultierenden Zeitdruck insbesondere Zeiten für die Pflege mitmenschlicher Kontakte, für Zuwendung und Erklärungen für die Patienten zum Opfer.

---

192 Vgl. Guido Brändle et al. (2012), in: Das Krankenhaus 12/2011, S. 1250 ff.

193 Vgl. Bernard Braun et al. (2010b), S. 11. Nach Braun et al. überwiegen in der Pflege die Arbeitsbelastungen (z. B. körperliche Belastungen, Fremdbestimmung, mangelhafte personelle und technische Ausstattung oder organisatorische Mängel, Zeitdruck, unregelmäßige Arbeitszeiten, das Miterleben von Leiden und Krankheit, zu hoch empfundener Anteil administrativer Arbeit) gegenüber den als positiv wahrgenommenen Arbeitsbedingungen (Ressourcen) mit 43 zu 34 Prozentpunkten. Im ärztlichen Dienst überwiegen dagegen die als positiv wahrgenommenen Arbeitsbedingungen. Zu den Ressourcen am Arbeitsplatz zählen der Abwechslungsreichtum der Arbeit, der vorhandene Handlungsspielraum, die Chancen etwas dazuzulernen, die Bestätigung, die man durch die Arbeit erfährt und das Vorhandensein als stärkend erlebter sozialer Beziehungen. Vgl. Bernard Braun et al. (2010a), S. 117, S. 123, S. 142.

In den Befragungen von Braun et al. wurde beispielsweise registriert, dass die Zustimmung der Pflegekräfte zu der Aussage "Lege Wert auf eine würdevolle Behandlung der Patienten" von 88 % im Jahr 2003 auf 79 % im Jahr 2008 zurückgegangen ist. Die Zustimmung zu der Frage, ob man eine "soziale und emotionale Zuwendung" als grundsätzlich für die Patientenversorgung empfindet, wird 2008 rückläufig von 66 Prozent der Pflegekräfte bejaht (2003 von 69 Prozent).[194] Bartholomeyczik verweist zudem auf eine Längsschnittstudie, die von 2003 bis 2005 in drei Krankenhäusern der Maximalversorgung durchgeführt wurde. Danach ist der Anteil direkter Pflegetätigkeiten an allen Pflegearbeiten von 18,8 Prozent im Jahr 2003 auf 14,3 Prozent im Jahr 2005 gesunken. Als ein Grund für diese Entwicklung wird der starke Rückgang des Anteils direkter Kommunikation mit den Patienten - also derjenigen Kommunikation, die nicht neben anderen Tätigkeiten ausgeführt wird - am Gesamtarbeitsaufwand der Pflege von 6,6 Prozent im Jahr 2003 auf 2,8 Prozent im Jahr 2006 angeführt. Küchen- und Hausarbeit nehmen demgegenüber im Jahr 2005 mehr als zehn Prozent der Tätigkeiten in den beobachteten Pflegeteams ein. Außerdem wird festgestellt, dass Pflegekräfte im Zeitraum von 2003 bis 2005 zunehmend Aufgaben in den Bereichen Mobilisation und Aktivierung, sowie Anleitung und Beratung bei einzelnen Patienten weglassen mussten.[195]

3.5.3 Auswirkungen der DRG auf die ärztliche Tätigkeit

Wie im vorangegangenen Absatz soll auch hier zunächst auf die Personalsituation eingegangen werden. Im Gegensatz zur Pflege sind die Stellen im ärztlichen Dienst seit 1995 ausgeweitet worden. Ein Grund für diese Entwicklung ist das im Jahr 2004 in Kraft getretene Arbeitszeitgesetz (ArbZG). Danach sind die von Ärzten geleisteten Bereitschaftsdienste als Arbeitszeit anzusehen und deshalb bei der Berechnung der täglichen und wöchentlichen Höchstarbeitszeiten voll zu berücksichtigen.[196] Der Stellenerweiterung im ärztlichen Dienst ste-

---

194 Vgl. Bernard Braun et al. (2010b), S. 14.

195 Michael Galatsch et al. (2007), S. 275.

196 Es besteht aber auch nach dieser Novellierung die Möglichkeit, die Höchstarbeitszeit von 48 Stunden pro Woche deutlich zu überschreiten. Nach § 7 Abs. 1 Nr. 1a ArbZG kann etwa *"in einem Tarifvertrag oder auf Grund eines*

hen jedoch akute Besetzungsprobleme gegenüber. Nach Angaben des Krankenhausbarometers hatten im Jahr 2009 etwa 80 Prozent der Krankenhäuser Schwierigkeiten offene Stellen zu besetzen. In diesen Häusern konnten durchschnittlich vier Stellen nicht besetzt werden.[197] Dazu kommt die Arbeitsverdichtung auf den Stationen, die die Ärzte ebenso betrifft wie die Pflege.

In Hinblick auf die Personalsituation auf den Stationen ist von rechtlicher Seite aus bemerkenswert, dass der für eine bestimmte Station im Krankenhaus verantwortliche Arzt dazu verpflichtet ist, den Krankenhausträger auf eine personelle Unterbesetzung seiner Station aufmerksam zu machen. Eine angemessene Versorgung der Patienten muss ohne Rücksicht auf die budgetäre Situation des Krankenhauses sichergestellt werden. Kann das aufgrund einer zu knappen Personalausstattung nicht gewährleistet werden, sind Stationen oder Abteilungen ggf. zu schließen.[198] Für eine nicht angemessene Patientenbehandlung haftet im Falle eines unzureichenden Stellenplans theoretisch der Krankenhausträger. Alfred Künschner schränkt aber in Hinsicht auf die Krankenhauswirklichkeit ein:

> "Nicht in jedem Fall wird [...] der leitende bzw. behandelnde Arzt schon durch entsprechende (auch vergebliche) Intervention gegenüber dem Krankenhausträger von seiner Haftung für Versäumnisse in der Behandlung frei. Er muss vielmehr ggf. die Behandlung ablehnen und den Patienten weiter verweisen oder zumindest über bestehende Mängel aufklären, um den äußeren Anschein der Vertretbarkeit der Behandlungsbedin-

---

Tarifvertrags in einer Betriebs- oder Dienstvereinbarung [...] zugelassen werden, [...] die Arbeitszeit über zehn Stunden werktäglich [...] zu verlängern, wenn in die Arbeitszeit regelmäßig und in erheblichem Umfang Arbeitsbereitschaft oder Bereitschaftsdienst fällt, [...]." Dafür muss vom Arbeitgeber innerhalb von zwölf Monaten ein voller Zeitausgleich unter Berücksichtigung der Höchstgrenze von 48 Stunden pro Woche gewährleistet werden. Bei Einhaltung bestimmter Vorschriften und der Einwilligung des angestellten Arztes ist es nach § 7 Abs.2a ArbZG darüber hinaus möglich, die tägliche und wöchentliche Arbeitszeit noch weiter und ohne Zeitausgleich zu verlängern (Opt-out Regelung). Vgl. z.B. Karl Blum et al. (2007), S. 63 ff.

197 Vgl. Karl Blum et al. (2009), S. 27. Nach dem Krankenhausbarometer 2011 ist die Anzahl der unbesetzten Stellen nach 2009 wieder leicht rückläufig, mit durchschnittlich 3,5 unbesetzten Vollzeitstellen bei 74 Prozent der Krankenhäuser im Jahr 2011. Vgl. Karl Blum (2011), S. 17 f.

198 Vgl. Alfred Künschner (1992), S. 225 f.

gungen zu zerstören. Diese Pflichten haben umso mehr dann Bedeutung, wenn es zutrifft, dass Bemühungen des verantwortlichen Arztes um Personalverstärkung angesichts der augenblicklichen Sparmaßnahmen im Regelfall scheitern dürften."[199]

Zurück zu den Auswirkungen des DRG-Systems auf den Arbeitsalltag der Ärzte: Unmittelbare Folge der DRG-Einführung war die Zunahme administrativer Tätigkeiten für das ärztliche Personal. Zum einen waren es zunächst die Ärzte und Ärztinnen, die mehrheitlich die Kodierarbeit auf den Stationen geleistet haben. Mittlerweile werden in vielen Kliniken Kodierfachkräfte beschäftigt. Das führt zu einer Entlastung vor allem der jüngeren Ärzteschaft in Teilbereichen der Kodierung (Nebendiagnosen, nicht operative Prozeduren). Die Kodierung operativer Prozeduren und die Kontrolle der abrechnungsrelevanten Daten liegt aber weiterhin in den Händen der Ärzte.[200] Zum anderen haben sich mit der Einführung der Fallpauschalen die Anfragen des Medizinischen Dienstes der Krankenkassen stark erhöht. Ärzte sind deshalb wesentlich häufiger als vorher damit beschäftigt, die spezifische Behandlung von Patienten gegenüber den Kassen zu rechtfertigen.[201] Das weist einmal auf eine Mehrbelastung der Ärzte hin, zum anderen aber auch auf eine Einschränkung ihrer Ermessensspielräume. Nach Klinke folgen im Jahr 2005 zwei Stunden genuin medizinischer Tätigkeit eine weitere Stunde administrativer Arbeit. Dazu zählt auch die Dokumentation, die im Rahmen von Qualitätssicherungsmaßnahmen anfällt. In Kombination mit dem im DRG-System liegenden Anreiz zu verkürzten Liegezeiten wird die Zeit, die Ärzte für patientennahe Tätigkeiten zur Verfügung haben, knapp. Eine Folge davon kann sein, dass verschiedene Diagnoseprozeduren häufiger parallel zueinander ablaufen und dass zur Befunderhebung schneller als vor der DRG-Einführung kostenintensive Verfahren wie Computertomographie (CT) und Magnetresonanztomographie (MRT) genutzt werden.[202]

---

199 Alfred Künschner (1992), S. 227.

200 Dominik Franz (2011), in: Gesundheitsökonomie & Qualitätsmanagement 6/2011, S. 366 f.

201 Vgl. Sebastian Klinke (2008), S. 261.

202 Vgl. Werner Vogd (2006), S. 200.

Das Bemühen um kurze Verweildauern führt zudem dazu, dass Ärzte tendenziell weniger bereit sind, soziale Indikationen bei ihren Entscheidungen über den Entlassungszeitpunkt zu berücksichtigen.[203] Es wird z. B. weniger berücksichtigt, in welchem Maße ein Patient dazu fähig ist, sich nach der Entlassung zu Hause selbst zu versorgen.
Die generelle Kürzung der Ressource Arbeitszeit führt nach den Erhebungen von Werner Vogd auch dazu, dass man sich im Krankenhaus vorwiegend auf komplexe und schwierige Fälle konzentriert, während Routinefällen nur noch die nötigste Aufmerksamkeit geschenkt wird.[204] Dieses Vorgehen begründet ein Praktiker im Jahr 2010 folgendermaßen: Wenn einem Arzt nach DRG-Schlüssel und Stellenplan unter der Berücksichtigung der Sollleistung pro Patient auf der Station durchschnittlich insgesamt 2,5 Stunden zur Verfügung stehen (d. h. für Anamnese, Untersuchung, Visite, Blutentnahme und Aufklärungsgespräch, DRG-Kodierung und Arztbrief), dann muss er bei Routinefällen weit unter diesem Richtwert bleiben. Nur so bleibt ihm die Zeit um komplexeren Fällen ein adäquate Versorgung zuteilwerden zu lassen.[205] Nach Vogd kann es auch erforderlich werden, einen Fall gegenüber Kollegen und gegenüber der Verwaltung als besonders "komplex" zu charakterisieren, um ihm die nötige Aufmerksamkeit zu sichern. Bei der DRG-Bestimmung wird nach den Beobachtungen von Vogd zudem versucht das System so zu nutzen, dass eine möglichst gute Patientenbehandlung mit kostendeckenden Erlösen hergestellt wird. "Auf dem Papier" werden Gründe für eine stationäre Behandlung angegeben (z. B. Tumorsuche), die nicht mit den "handlungsleitenden Orientierungen der Ärzte übereinstimmen"[206], aber die Vergü-

[203] Vgl. a.a.O., S. 118.

[204] Vgl. z.B. a.a.O., S. 168f.

[205] Kommentar eines Internisten zu einem Entwurf dieses Kapitels.

[206] Vgl. Werner Vogd (2006), S. 141. Bei dem Fall, den Vogd beschreibt, geht es um einen multimorbiden Patienten. Die Diagnose "abnormale Gewichtsabnahme" wird als "Eintrittskarte" in die stationäre Behandlung genutzt, weil sie auf einen Krebs hindeuten kann. Eigentlich geht es den Ärzten aber um die Abklärung einer Spondylodiszitis (bakterielle Infektionskrankheit der Bandscheibe und der angrenzenden Wirbelkörper). Die Abklärung derselben geht mit einem erheblichen und kostenintensiven Aufwand einher, der der Verwaltung gegenüber besser nicht zu erwähnen ist.

tung und die Weiterbehandlung des Falles sichern. Ein solches Verhalten bezeichnet man als "gaming the system". Es beinhaltet Täuschungsmanöver, sichert den Ärzten aber einen gewissen Spielraum gegenüber dem System, in dem sie ihren Vorstellungen von "guter Arbeit" folgen können. Es geht in solchen Fällen nicht darum, so viel wie möglich Geld herauszuschlagen, sondern darum, dass eine gute Behandlung unter engeren ökonomischen Bestimmungen erfolgen kann, ohne dass das Haus bzw. die Abteilung und deren Mitarbeiter daran Schaden nehmen.

Aus den Befragungen von Vogd, Klinke und Braun et al. geht hervor, dass sich die primären Orientierungen der Ärzte am Wohl ihrer Patienten und einer möglichst guten medizinischen Versorgung dieser Patienten nicht geändert haben. Die Autoren bestätigen aber, dass ökonomische Überlegungen nach der Einführung der DRG verstärkt in Entscheidungen einfließen. Gerade durch die Kodierarbeit wird den Ärzten das "geldwerte Äquivalent" von Versorgungsentscheidungen vor Augen gestellt. Dadurch wächst *"die Bereitschaft, medizinische Zumutbarkeit gedanklich in Beziehung zur DRG-Entgeltsituation zu setzen und in das Arzt-Patienten-Verhältnis zu integrieren"*.[207] Braun et al. beschreiben zudem die Auffälligkeit, *"dass der Anteil relativierender, abgeschwächter oder unverbindlicher Antwortmöglichkeiten ('eingeschränkt richtig', 'eher falsch', 'problematisch' usw.) ungewöhnlich hoch ist, wenn die Entscheidungen zwischen dem Primat des Versorgungsanspruchs oder des betriebswirtschaftlichen Vorteilskalküls angesprochen werden."* Die Autoren deuten diese "unsicheren Antworten" als eine Verunsicherung traditioneller berufsethischer Normen.[208]

Sowohl Vogd als auch Klinke und Braun et al. bestätigen, dass die Integration von Kostenerwägungen in das ärztliche Selbstverständnis den eher handwerklich arbeitenden Disziplinen (Chirurgen) besser gelingt als den konservativ arbeitenden (Internisten).[209] Die internistische Abklärung einer Krankheit erfolgt traditionell in einer Abfolge von Diagnoseschritten, an deren Anfang eine möglichst genaue

[207] Vgl. Sebastian Klinke (2008), S. 179.
[208] Bernard Braun et al. (2010a), S. 147.
[209] Vgl. z. B. Sebastian Klinke (2008), S. 179.

Anamnese steht. Durch die verkürzten Liegezeiten verlaufen die Prozeduren zur Diagnoseerhebung nach Einführung der DRG nicht mehr nacheinander, sondern parallel und häufig unter Aufbietung kostenaufwendiger Technologie. Zeiträume, in denen man mit den Patienten spricht oder sie einfach nur beobachtet, schwinden. Zudem kann in der Regel die Erkrankung bei einem stationären Aufenthalt nicht mehr in aller Komplexität abgeklärt werden.[210] Eine Interviewpassage von Braun et al. illustriert den damit einher gehenden Wandel des internistischen Berufsbildes. Ein Oberarzt einer inneren Station berichtet:

> "Was sich seit den DRG geändert hat, ist, dass sich eigentlich der Charakter meines Faches mehr und mehr den operativen Fächern annähert. [...] als ich [...] hier angefangen habe, da war das ja so: Wenn ein Patient zu uns kam mit irgendeiner Erkrankung, dann haben wir den erst mal auf den Kopf gestellt. Dann wurde erstmal nachgeguckt, was der überhaupt alles so hat. Unabhängig davon, was der Aufnahmegrund war. Er ist entsprechend lange im Krankenhaus geblieben, es sind entsprechend viele Untersuchungen auch gemacht worden. Und er hat dann einen Bericht an seinen Hausarzt mitbekommen [...] so drei bis vier DIN A4-Umfang, wo eben ausführlich alle einzelnen Krankheitsbilder dann abgehandelt wurden und auch Empfehlungen gegeben wurden, was wir dann dem Hausarzt nahe gelegt haben, was er dann machen soll. Jetzt ist die Situation völlig anders. Jetzt sind wir quasi Auftragsarbeiter, wie es die operativen Fächer schon länger sind. Der Patient kommt mit einem Problem ins Krankenhaus. Wir behandeln dieses Problem und sagen quasi: 'Der Rest interessiert uns nicht. Wenn du wieder zurückgehst, zu deinem Hausarzt, dann soll der sich da weiter drum kümmern.' [...]."[211]

Auch bei den Chirurgen liegt es wie bei den Internisten in ihrem Ethos begründet, ihre Patienten möglichst gut zu versorgen. Allerdings sind sie es nach Vogd eher gewöhnt, in ihrer Arbeit relativ schnell, parallel und im Team vorzugehen. Komplexe Fälle lassen sich bei ihnen anders als bei den Internisten relativ zügig durch technisch korrektes Handeln auflösen.[212] Der Konflikt zwischen dem ärztlichen Ethos und der Praxis, in der dieses Ethos verwirklicht werden soll, erscheint also laut Vogd bei den Internisten größer.

---

[210] Vgl. Werner Vogd (2006), S. 150.

[211] Bernard Braun et al. (2010a), S. 218.

[212] Vgl. Werner Vogd (2006), S. 198.

Mittlerweile wird allerdings auch von den Chirurgen insbesondere der Konflikt zwischen ihrem Ethos und den durch die Krankenhausleitung an sie weitergegebenen finanziellen Erwägungen verstärkt wahrgenommen. In einem Artikel des Deutschen Ärzteblatts mit dem Titel *"Ökonomischer Druck drängt Chirurgen zu bestimmten Methoden"* kritisieren leitende Chirurgen dementsprechend, dass Ärzte häufig zur Wahl nicht der effektivsten, sondern der ertragreichsten Operationstechniken gedrängt werden und dass Ärzteverträge im Krankenhaus häufig an Bonuszahlungen für Fallzahlsteigerungen gekoppelt sind.[213]

Bezüglich der Güte der Patientenversorgung bleibt mit Marckmann und Strech[214] festzustellen, dass die Auswirkungen der DRG auf ärztliche Entscheidungen zwiespältig sind. Zum einen können sie zu *Rationalisierungen* im Krankenhausbereich führen. Wenn es dem medizinischen Personal gelingt, die Versorgungseffizienz dadurch zu erhöhen, dass sie ihre Patienten mit einem geringeren diagnostischen und therapeutischen Aufwand in kürzerer Zeit behandeln - und das bei gleich bleibender Qualität - so ist das zu begrüßen. Weitaus weniger wünschenswert ist es aber, wenn ein geringerer Versorgungsaufwand durch *Rationierung* erreicht wird, d. h. durch das Absenken der Qualität oder das Vorenthalten nützlicher Leistungen. Ebenso wenig wünschenswert ist es, wenn medizinische Leistungen nicht in erster Linie der medizinischen Indikation folgen, sondern den Erlösinteressen des Krankenhauses.[215] Durch das DRG-System selbst ist es nicht steuerbar, in welcher Form die Leistungserbringer auf den Kostendruck- und Wettbewerbsdruck im Einzelfall reagieren werden. Zwar kann sich ein Arzt im Rahmen seines Ermessensspielraums weiterhin am Bedarf und den Präferenzen seines Patienten orientieren, solange der zu erwartende Ressourcenverbrauch für den Fall den durchschnittlichen Ressourcenverbrauch nicht allzu stark übersteigt. Dadurch dass die Orientierungen der Mediziner aber selbst durch

---

213 Vgl. Artikel des Deutschen Ärzteblatts vom 10. April 2012 mit dem Titel *"Ökonomischer Druck drängt Chirurgen zu bestimmten Methoden"*.

214 Vgl. Georg Marckmann, Daniel Strech (2009), S. 17.

215 Vgl. Ulrike Bartholomäus (2010) und Deutsches Ärzteblatt vom 10. April 2012 *"Ökonomischer Druck drängt Chirurgen zu bestimmten Methoden"*.

ökonomische Erwägungen geformt werden, steht zu vermuten, dass sich ihre Entscheidungen tendenziell weniger am Wohl der einzelnen Patienten und mehr an Kosten- und Erlöserwägungen orientieren werden. Später werden wir uns mit dem Thema Qualitätsmanagement beschäftigen um herauszufinden, ob das QM fähig ist, eine Brücke zwischen dem wachsenden Kosten- und Erlösbewusstsein im Krankenhaus und einer für den Patienten guten medizinischen Versorgung zu schlagen.

3.5.4 Irritation der beruflichen Identität und Veränderung der Handlungslogik

Sowohl Ärzte als auch Krankenschwestern, die vor der Umstellung der Finanzierungslogik auf DRG bereits einige Jahre im Dienst waren, klagen nach der DRG-Einführung darüber, dass die Freude an der Arbeit durch Zeit- und Arbeitsdruck zunehmend verloren ginge. Die berufliche Identität gerät gerade bei langjährigen Mitarbeitern mit den neuen Anforderungen der Organisation, *"die von dem Pfleger, von der Ärztin oder anderen Professionellen eben nicht das fordert, was sie aufgrund ihres persönlichen Ethos und ihrer fachlichen Expertise geben wollen, sondern etwas anderes, Fremdes"*[216], in Konflikt und wird zumindest "irritiert". Eine "Irritation" ist nicht per se schlecht. Sie kann Anstoß sein, um ausgefahrene Gleise zu verlassen, tatsächlich effizienter zu arbeiten oder zu reflektieren, was denn genau gutes Arbeiten ausmacht. Der Druck kann aber auch so groß sein, dass er zu Qualitätseinbußen führt, weil das Personal an Überarbeitung, Angst, Depression, Aggression und "Burn-Out" leidet. Ärzte und Pflegepersonal überschreiten dann die Grenzen des Zumutbaren oder sie kündigen innerlich und leisten "Dienst nach Vorschrift". Beides geschieht nicht allein zum Schaden der Patienten, sondern auch zum Schaden der betroffenen Mitarbeiter. Denn auch der, der nur noch "Dienst nach Vorschrift" macht, hat ja etwas für seine Person wichtiges eingebüßt, nämlich die Identifikation mit dem Beruf und die Befriedigung, die man aus einer guten Berufsausübung ziehen kann. Soll die innere Kündigung oder das Krankwerden an den Umständen vermieden werden, bleiben grundsätzlich drei Möglichkeiten: Einmal

[216] Arne Manzeschke (2008), S. 378.

kann sich das berufliche Selbstverständnis des medizinischen Personals und seine Vorstellung von "guter Arbeit" an die neuen Bedingungen anpassen. Zum anderen kann das Personal auf die Umstände aufmerksam machen, die es daran hindern, seinem Ethos zu folgen. Und schließlich besteht für die Mitarbeiter die Möglichkeit, aus Gewissensgründen aus dem Beruf auszusteigen, wenn sie die eingeübten und als richtig empfundenen Maßstäbe ihres Berufsethos nicht mehr umsetzen können.

Integriert das medizinische Personal mehr oder weniger bewusst "gewinnwirtschaftliche Handlungskalküle" in die eigenen Beruflichkeit[217], so kann das über eine Relativierung des Anspruchs der Patienten *"auf eine bestmögliche Versorgung mit allem medizinisch Notwendigen anhand von Kosten- und Erlöserwägungen"* geschehen.[218] Der Anspruch des Patienten auf alles, was "medizinisch notwendig" ist, bleibt dabei formal gewahrt. Was aber unter dem "medizinisch Notwendigen" gefasst wird, wandelt sich im Einvernehmen mit den ökonomischen Vorgaben. Aspekte der medizinischen Versorgung, die schwer messbar und nicht offensichtlich erlösrelevant sind, laufen dabei als erste Gefahr außerhalb des "Notwendigen" verortet zu werden. Darüber hinaus liegt ein wichtiger Indikator für die Integration ökonomischer Kalküle in den Arbeitsalltag von Krankenschwestern und Ärzten in einer sich verändernden Sprache der Berufsangehörigen: Das DRG-System hat einen kommerzialisierten Jargon mit sich gebracht. Auf dem Forum für Wirtschaftsethik und Wirtschaftskultur der Deutschen Gesellschaft für Philosophie 2009 in Berlin berichtete ein Chefarzt einer internistischen Station von der sprachlichen Differenzierung von Patientenfällen in "poor dogs" und "cash cows". Während die erste Bezeichnung auf unlukrative Patientenfälle angewendet wird, bei denen das Krankenhaus mit Verlusten zu rechnen hat, werden unter "cash cows" solche Fälle verstanden, bei denen das Krankenhaus hohe Einnahmen erwarten kann und die, wohlmöglich auch über das Maß des medizinisch erforderlichen und zuträglichen hinaus, "gemolken" werden können. Diese Begriffe aus der Betriebswirtschaft werden vom Krankenhausmanagement an die Mediziner

---

217 Vgl. z.B. Sebastian Klinke (2008), S. 179.

218 Ebd.

weitergegeben und "färben" über kurz oder lang zumindest die Art, in der Mediziner ihre Patienten und ihre Arbeit am Patienten wahrnehmen.

3.5.5 Kurzes Fazit

Unter DRG-Bedingungen wird die Zeit, die Ärzteschaft und Pflegepersonal für patientennahe Tätigkeiten zur Verfügung haben, knapper. Das DRG-System setzt den Anreiz, mehr Patienten mit tendenziell komplizierteren Krankheiten in möglichst kurzer Zeit zu behandeln. Zudem hat es die Tendenz verstärkt kostenträchtige Faktoren, durch die kein abrechenbarer Gegenwert geschaffen wird, einzusparen. Dazu gehört die Zeit, die Ärzten, Pflegekräften und Patienten für Gespräche, Anleitung, Aufklärung, Zuwendung und den Aufbau einer vertrauensvollen Beziehung zur Verfügung steht. Stimmt man der Annahme zu, dass Einsparungen in diesem Bereich die Versorgungsqualität beeinträchtigen und teilweise sogar das Bemühen um Kosteneffektivität behindern, erscheint es sinnvoll, nach einem Gegengewicht zu der durch das DRG-System geprägten Anreizsituation zu suchen.
Mit der Einführung des DRG-Systems ist es für die Mediziner außerdem schwieriger geworden, ihre Ermessenspielräume zu nutzen. Medizinische Entscheidungen, z. B. das Überschreiten einer vorgesehenen Verweildauer, müssen häufiger als früher gegenüber den Kostenträgern gerechtfertigt werden. Darüber hinaus beeinflusst das durch die Kostenträger an die Krankenhäuser weitergegebene Kosten- und Erlösbewusstsein die Sprache, das Denken und schließlich das Handeln des medizinischen Personals zunehmend. So wird vermehrt wahrgenommen, ob ein Patient ein "lukrativer" oder ein "unlukrativer" Fall ist, insbesondere dort, wo die wirtschaftliche Situation eines Krankenhauses bzw. einer Abteilung schlecht ist.[219] Wie genau solche Wahrnehmungen die Versorgung des Patienten beeinflussen, ist schwer zu bestimmen. Es besteht durchaus die Möglichkeit, dass Ärzte trotz finanzieller Bedenken in Einklang mit ihrem Berufsethos weiterhin alles ihrem Ermessen nach Nötige für den Patienten tun, dann aber wohl zunehmend auf "eigene Kosten". Dennoch spielen Kosten- und Erlöserwägungen eine zunehmend wichtige Rolle, egal

[219] Vgl. z. B. Bernard Braun et al. (2010a), S. 165.

ob sie die Mitarbeiter im Krankenhaus dazu veranlassen, Leistungen zu rationieren, möglichst ertragreiche Methoden anzuwenden, potentielle Verluste zugunsten des Patienten in Kauf zu nehmen oder innerhalb des Systems durch gewisse Täuschungsmanöver zugunsten des Patienten zu agieren. Wie der Einzelne vorgehen wird, liegt an seinen Vorstellungen darüber, was gutes Arbeiten bedeutet, an seinem Erfindungsreichtum, seinem "Beharrungsvermögen" und seiner Belastbarkeit.

4. Qualitätssicherung und Qualitätsmanagement im Krankenhaus

Im letzten Abschnitt haben wir uns mit dem Anreizsystem DRG und seinen Auswirkungen auf die Arbeit von Pflegepersonal und Ärzteschaft im Krankenhaus beschäftigt. Im Folgenden soll es um die Maßnahmen des Qualitätsmanagements und der Qualitätssicherung im stationären Sektor gehen. Ihre verstärkte Einforderung durch die Politik kann zunächst einmal als Bemühen um die Schaffung eines Gegengewichts zu denjenigen Anreizen des DRG Systems gewertet werden, die sich negativ auf die Patientenversorgung im Krankenhaus auswirken können. Dafür spricht, dass das Fallpauschalengesetz (FPG) von 2002 neben technischen, finanziellen und sonstigen Regelungen zur Einführung der DRG gänzlich neue Auflagen bezüglich Qualitätsmanagement und Qualitätssicherung im Krankenhaus enthält. Zudem wird im Gesetzestext des FPG eine umfangreiche Begleitforschung zur Entwicklung von Qualitätsaspekten unter DRG-Bedingungen zur Auflage gemacht.[220] Allerdings kann das QM mit seiner Orientierung an einer möglichst umfassenden und kontinuierlichen Prozessoptimierung auch als wichtiger Verbündeter bei der Umstrukturierung der Organisation Krankenhaus, inklusive des medizinischen Kernbereichs, nach betriebswirtschaftlichen Kriterien betrachtet werden.[221]

---

220 Im FPG 2002 und im GMG 2004 werden die bestehenden Vorschriften des SGB V zur Qualitätssicherung grundlegend überarbeitet (§§ 135 - 139 SGB V).

221 Unter diesem Gesichtspunkt z. B. bei Stefan Bär (2011).

Im Folgenden wollen wir einen Einblick darin vermitteln, welche Qualitätsmanagementmaßnahmen im stationären Sektor nach der Einführung des DRG-Systems angewendet und welche Ziele damit verfolgt werden. Schließlich wollen wir erörtern, ob das QM ein Gegengewicht zu denjenigen Anreizen des DRG-Systems bilden kann, die eine gute Patientenversorgung durch das medizinische Personal gefährden können. Ich stütze mich in meinen Ausführungen vorwiegend auf Literaturrecherchen zum Thema Qualitätsmanagement, aber auch auf persönliche Gespräche mit Qualitätsbeauftragten verschiedener Krankenhäuser.

4.1 Gesetzliche Grundlagen des QM im Krankenhaus

Im Gesundheitswesen werden QM-Maßnahmen mit dem Ziel getroffen, einer Unter-, Über- und Fehlversorgung der Patienten entgegenzuwirken.[222] Dabei geht es einmal um die Sicherung eines angemessenen Versorgungsstandards für die Patienten. Zum anderen geht es um einen möglichst wirtschaftlichen Einsatz begrenzter Ressourcen. Grundlage für die aktuellen Qualitätsregulierungen von Krankenhausleistungen ist seit dem 1. Januar 2000 insbesondere § 137 SGB V. Krankenhäuser werden darin zur Teilnahme an einer externen Qualitätssicherung verpflichtet, ebenso zur Implementierung eines einrichtungsinternen Qualitätsmanagements und zur Abfassung von Qualitätsberichten (seit 2005). Außerdem wird die so genannte Mindestmengenregelung getroffen, nach der Mindestmengen für solche Leistungen pro Arzt und Krankenhaus festgelegt werden, *"bei denen die Qualität der Behandlungsergebnisse in besonderem Maße von der Menge der erbrachten Leistungen abhängig ist"*[223]. Ab 2010 wird durch den § 137a SGB V die Umsetzung einer einrichtungs- und sektorenübergreifenden Qualitätssicherung eingefordert.

4.1.1 Externe stationäre Qualitätssicherung und Benchmarking

Die Verantwortung für die externe vergleichende Qualitätssicherung hat der Gesetzgeber zunächst der Bundesgeschäftsstelle Qualitätssi-

---

[222] Dazu Karl W. Lauterbach, Matthias Schrappe (2004), S. 273.

[223] § 137 Abs. 3 SGB V.

cherung (BQS) übertragen.[224] 2004 ging sie an den in diesem Jahr eingerichteten Gemeinsamen Bundesausschuss (G-BA) über. De facto arbeiteten beide Gremien bis 2010 zusammen, wobei der G-BA für die Vorgaben der Qualitätssicherung (Qualitätsindikatoren, Datensätze, etc.) zuständig war, der BQS und den Qualitätsgeschäftsstellen der Länder aber die Durchführung der entsprechenden Verfahren oblagen. Im Jahr 2010 hat das AQUA Institut (Institut für angewandte Qualitätsförderung und Forschung im Gesundheitswesen) im Auftrag des G-BA die Aufgabe der externen Qualitätssicherung von der BQS übernommen und soll diese künftig sektorenübergreifend umsetzen. Für das Jahr 2010 übernahm das Institut die bereits laufenden Verfahren der BQS und führte sie fort. Im Folgenden werden wir kurz auf das von der BQS entwickelte Verfahren eingehen, da es die externe Qualitätssicherung in den Jahren nach der DRG-Einführung in deutschen Krankenhäusern geprägt hat und es bislang auch nach der Übernahme durch AQUA im stationären Sektor nur wenig verändert weiterhin zur Anwendung kommt. Für dieses Verfahren wurden alle Krankenhäuser verpflichtet qualitätsrelevante Daten für ausgewählte Leistungsbereiche (Brusttumore, Gallenblasenentfernung, Frauenheilkunde, Geburtshilfe, etc.) zu sammeln und an die BQS (gegenwärtig nun an AQUA) weiterzuleiten. Im Bereich "Geburtshilfe" wurden dabei für das Berichtsjahr 2008 beispielsweise folgende Qualitätsindikatoren dokumentiert: die Zeitspanne zwischen dem Entschluss zum Notfallkaiserschnitt und der Entbindung des Kindes, die Anwesenheit eines Kinderarztes bei Frühgeborenen, die vorgeburtliche Gabe von Medikamenten zur Unterstützung der Lungenentwicklung bei Frühgeborenen und die Übersäuerung des kindlichen Blutes nach der Geburt. In anderen Bereichen gibt es weitaus weniger Indikatoren. Für den Pflegebereich etwa wird im Rahmen der externen Qualitätssicherung nur der Indikator Dekubitusprophylaxe dokumentiert.[225] Die Ergebnisse der ausgewerteten Daten werden den Kran-

---

224 Die BQS wurde 2001 von der Bundesärztekammer, der Deutschen Krankenhausgesellschaft und den Spitzenverbänden der Krankenkassen gegründet.

225 Im Bereich der einrichtungsinternen Qualitätssicherung fällt demgegenüber für die Pflege viel Dokumentation an. Da gilt der Grundsatz: Was nicht dokumentiert ist, ist auch nicht gemacht und kann bei Auseinandersetzungen mit den Krankenkassen, dem MDK oder im Rechtsstreit nicht belegt werden.

kenhäusern als Berichte und Empfehlungen zur Verfügung gestellt. Auffällige Ergebnisse werden in einem "strukturierten Dialog" gemeinsam mit dem jeweiligen Krankenhaus analysiert und es werden ggf. Verbesserungsmaßnahmen vereinbart. Die Qualitätsdarstellung erfolgt innerhalb einer Vergleichsgruppe (Benchmarking). So wird ein bundesweiter Vergleich medizinischer und pflegerischer Krankenhausleistungen unternommen.[226] Dieser soll den Krankenhäusern zum einen die Chance bieten, den eigenen Leistungsstand im Vergleich mit allen Krankenhäusern Deutschlands in Erfahrung zu bringen und Ansätze zur Qualitätsverbesserung zu entwickeln. Zum anderen können sich aber auch Patienten, Krankenkassen und einweisende Ärzte über die Pflichtdaten der Krankenhäuser informieren und diese als Entscheidungsgrundlage für die Wahl eines Krankenhauses heranziehen. Langfristig ist zu erwarten, dass die so erhobenen Daten versorgungspolitische Entscheidungen beeinflussen werden. Die Qualitätsdaten könnten für die selektive Kontrahierung zwischen Krankenhaus und Krankenkasse verwendet werden oder Eingang in qualitätsabhängige Vergütungsmodelle finden.[227] Diese Entwicklung wird unter dem Stichwort "Pay-for-Performance" diskutiert. Darunter versteht man die Verknüpfung der Qualität einer medizinischen Leistung mit der Höhe der Vergütung. Dadurch sollen für die Leistungserbringer Anreize gesetzt werden, um zuvor definierte Qualitätsziele zu erreichen.[228]

In der Pflegedokumentation werden die Stammdaten der Patienten festgehalten, die ärztlichen Verordnungen und Behandlungen und die Pflegeplanung. Überwachungsblätter müssen geführt und Berichte frei formuliert werden. Des Weiteren müssen im Rahmen der Sturzprophylaxe die Stürze von Patienten erfasst werden, um spätere Auswertungen und Korrekturmaßnahmen zu ermöglichen. Es wird eine allgemeine Wunddokumentation gefordert, durch die der schriftliche Nachweis der Versorgung jeglicher Wunden bezüglich des Verlaufs und der eingesetzten Arzneimittel erbracht wird. Es gibt Überleitungspflegeprotokolle, in denen in Kurzform Informationen über den aktuellen Zustand des Patienten bei der Entlassung, z.B. in Heime, festgehalten werden, etc.

226 Vgl. Webseite des G-BA zur externen vergleichenden Qualitätssicherung.

227 Vgl. Rainer Salfeld et al. (2008, 2009), S. 111.

228 Vgl. Jürgen Klauber et al. (2008), S. 157 ff. und Jürgen Klauber et al. (2011), S. 105 ff.

Als Alternative zum erläuterten Verfahren steht seit 2002 das Projekt "Qualitätssicherung der stationären Versorgung mit Routinedaten"[229] zur Diskussion. Dabei wird versucht eine vergleichende Qualitätsbeurteilung von Krankenhausleistungen auf der Basis von Abrechnungsdaten der Krankenversicherungen zu ermöglichen. Einmal soll dadurch der Dokumentationsaufwand für die Krankenhäuser reduziert werden. Zum anderen soll eine bessere Erfassung der Ergebnisqualität gewährleistet werden, da Krankenhausfälle über die Abrechnungsdaten auch nach einem spezifischen Krankenhausaufenthalt weiterverfolgt werden können.[230] Indikatoren für die Ergebnisqualität sind neben der Krankenhaussterblichkeit die Sterblichkeit innerhalb von 30 Tagen, 90 Tagen und einem Jahr nach Krankenhausaufnahme. Weitere Indikatoren sind Revisionsraten nach Endoprothesen und erneute Krankenhausaufnahmen, auch in verschiedenen Häusern, aufgrund von Komplikationen.[231] Diese Indikatoren werden in Bezug auf bestimmte Indikationen ("Tracer") wie Herzinfarkt, Schlaganfall oder Hüftgelenksendoprothese erfasst. Nach Übernahme der externen Qualitätssicherung durch AQUA wird dort an einer erweiterten Einbeziehung von Routinedaten gearbeitet.

4.1.2 Einrichtungsinternes QM

Der Gemeinsame Bundesausschuss empfahl in einer Stellungnahme von 2005 die Einrichtung eines "umfassenden Qualitätsmanagements" in Krankenhäusern. Dieses sollte die Elemente "Patientenorientierung", "Führung und Verantwortung", "Wirtschaftlichkeit", "Prozessorientierung", "Mitarbeiterorientierung und -beteiligung", "Zielorientierung und Flexibilität", "Fehlervermeidung und Umgang mit Fehlern" und "Kontinuierlicher Verbesserungsprozess" beinhalten. Verknüpft werden sollen diese Elemente *"mit der Verpflichtung zu einer*

[229] Das Projekt wurde in Deutschland 2002 vom AOK-Bundesverband, den HELIOS-Kliniken, dem Forschungs- und Entwicklungsinstitut für das Sozial- und Gesundheitswesen Sachsen-Anhalt (FEISA) und dem Wissenschaftlichen Instituts der AOK (WIdO) gestartet.

[230] Vgl. Jürgen Klauber et al. (2008), S. 174.

[231] Vgl. a.a.O., S. 174 f.

ethischen, moralischen und humanitären Werteorientierung".[232] Unter Qualitätsmanagement versteht der G-BA

> "eine Managementmethode (...), die - auf die Mitwirkung aller Mitarbeiter gestützt - die Qualität in den Mittelpunkt ihrer Bemühungen stellt und kontinuierlich bestrebt ist, die Bedürfnisse der Patienten, Mitarbeiter, Angehörigen oder beispielsweise auch der zuweisenden Ärzte zu berücksichtigen. Besondere Bedeutung hat in diesem Zusammenhang die berufsgruppen-, hierarchie- und fachübergreifende Zusammenarbeit sowie die stetige interne, systematische Bewertung des erreichten Standes der Qualitätssicherungsanstrengungen."[233]

Damit das Qualitätsmanagement seinen Zielen gerecht werden kann, soll es mit allen Ebenen der Institution verzahnt sein. Dazu zählt auch eine Verbindung zum Controlling, damit Kosten-, Erlös-, und Qualitätsfragen nicht isoliert voneinander betrachtet werden.[234] Den Krankenhäusern bleibt es aber selbst überlassen, welches Modell eines internen Qualitätsmanagements sie in ihrer Einrichtung verfolgen.

4.1.3 Prinzipien des QM

In einer Qualitätsbeurteilung soll ermittelt werden, inwieweit spezifische Leistungen zur Erreichung bestimmter Zwecke mehr oder minder gut geeignet sind. Dafür muss klar sein, welche Zwecke bzw. Zielvorstellungen in welchem Ausmaß verwirklicht werden sollen. Um Abweichungen von Soll- und Ist-Zuständen zu bestimmen, werden Qualitätsindikatoren festgelegt, die für bestimmte Versorgungsaspekte stehen und anhand von Kennzahlen gemessen und dokumentiert werden. Aus der Messung dieser Indikatoren wird die aktuelle Versorgungsqualität ermittelt (Ist-Zustand) und zum gewünschten Soll-Zustand in Beziehung gesetzt.

---

232 Siehe die Präambel des G-BA Dokuments "Vereinbarung gemäß § 137 Abs. 1 Satz 3 Nr. 1 SGB V über die grundsätzlichen Anforderungen an ein einrichtungsinternes Qualitätsmanagement für nach § 108 SGB V zugelassene Krankenhäuser".

233 Ebd. zitiert nach der Begründung zum Entwurf eines Gesetzes zur Reform der gesetzlichen Krankenversicherung ab dem Jahr 2000 (GKV-Gesundheitsreform 2000) BT-Drucksache 14/1245.

234 Karl W. Lauterbach, Matthias Schrappe (2004), S. 327.

Traditionelle Grundlage eines QM-Systems ist das Prinzip der kontinuierlichen Verbesserung, das zunächst in der Industrie Anwendung fand. Auf William Edwards Deming geht der PDCA-Zyklus zur ständigen Qualitätsverbesserung zurück: Plan. Do. Check. Act. Damit wird ein sich immer wiederholender Kreislauf beschrieben: Prozesse sollen geplant ablaufen, Verbesserungspotentiale erkannt und neue Konzepte und Leitlinien entwickelt werden. Die neuen Konzepte müssen sodann getestet werden. Erweisen sie sich als erfolgreich, können sie als Standard etabliert werden, unterliegen aber weiter einer kontinuierlichen Überprüfung. Wichtig für eine kontinuierliche Verbesserung der Qualität in einer Einrichtung ist die Analyse und Dokumentation von Prozessen. Dazu gehören auch die Identifikation von Fehlerquellen und das Bemühen um eine vorausschauende Prävention von Fehlern.[235]

Ein grundlegender konzeptioneller Beitrag zum Qualitätsmanagement stammt von Avedis Donabedian. Donabedian unterscheidet drei Arten von Qualität voneinander: die Ergebnisqualität, die Prozessqualität und die Strukturqualität. Unter dem Stichwort Strukturqualität betrachtet man Merkmale wie die Anzahl und Qualifikation der Mitarbeiter einer Organisation und die Qualität und Quantität anderer Ressourcen, die zur Herstellung von Leistungen erforderlich sind. Dazu gehören die finanzielle Ausstattung, die Infrastruktur, der Zustand der Gebäude, etc. Die Beurteilung der Prozessqualität bezieht sich auf die Gesamtheit aller leistungsrelevanten Abläufe in einer Organisation. Diese Abläufe sollen durch das Qualitätsmanagement erfasst, analysiert und optimiert werden, um Qualität sicherzustellen oder zu verbessern.[236] Die Ergebnisqualität ist von größtem Interesse für die Qualitätsbeurteilung. Hierbei werden die Ergebnisse der erbrachten Leistungen evaluiert. Gerade im Gesundheitswesen sind die tatsächlichen "Endergebnisse" der Behandlung allerdings in vielen Fällen schwer zugänglich, weil sie erst nach dem Krankenhausaufenthalt sichtbar werden. Diesem Tatbestand soll durch die in Angriff genommene sektorenübergreifende Qualitätssicherung entgegengewirkt werden. Darüber hinaus gibt es aber in der Krankenversorgung im

---

235 Vgl. Olaf Iseringhausen (2007), S. 172.

236 Vgl. Karl W. Lauterbach, Matthias Schrappe (2004), S. 292.

Vergleich zu anderen "Dienstleistungen", die weniger aus der Arbeit mit individuell sehr verschiedenen und kranken Menschen bestehen, "Störfaktoren", die die Ergebnisqualität beeinflussen, die vom Krankenhaus aber nicht beeinflusst werden können (Konstitution des Patienten, familiäres Umfeld, psychische Faktoren, etc.). Viele QM-Maßnahmen beziehen sich auf die leichter messbare und steuerbare Struktur- und Prozessqualität. Das geschieht in Übereinstimmung mit der von Donabedian vertretenen Ansicht, dass sich Verbesserungen in diesen Qualitätsdimensionen positiv auf die Ergebnisqualität auswirken.
Zu den weiteren Prinzipien des Qualitätsmanagements gehören die Ausrichtung an den Bedürfnissen der Patienten und die Mitarbeiterorientierung. Bei ersterer wird der Patient zunehmend als "Kunde" in einem Dienstleistungsbetrieb betrachtet. Bei letzterer geht es darum, ein Klima zu schaffen, in dem sich die Mitarbeiter mit der Organisation identifizieren und an Aktivitäten, etwa denen zur Qualitätsverbesserung, aktiv teilhaben.[237] Außerdem bemüht sich Qualitätsmanagement in diesem Zusammenhang, die Zusammenarbeit zwischen den Berufsgruppen zugunsten der Versorgungsqualität zu verbessern.

4.1.4 QM-Initiativen im Krankenhaus

Die Verfahren des internen QM zur Verbesserung der Qualität im Krankenhaus sind vielfältig. Eine erschöpfende Darstellung ist uns deshalb nicht möglich. Im Folgenden sollen daher nur einige Initiativen herausgegriffen und kurz erläutert werden.

Erstellung Klinischer Behandlungspfade
Klinische Behandlungspfade werden in einem Behandlungsteam der Einrichtung entwickelt. Sie beschreiben den Weg spezifischer Patientengruppen durch die Klinik, angefangen von der Aufnahme über Diagnostik und Therapie bis hin zur Entlassung. Sie bilden dabei die Prozesse ab, von denen die Mehrheit der Patienten mit der jeweiligen Diagnose betroffen ist, und beschreiben die während eines Krankenhausaufenthaltes anfallenden Leistungsprozesse aller Berufsgrup-

---

[237] Vgl. Olaf Iseringhausen (2007), S. 53.

pen.[238] Über das Zusammenwirken solcher Behandlungspfade mit "schnittstellenbezogenen Leitlinien"[239] soll für die Patienten ein möglichst reibungsloser Übergang zwischen den verschiedenen Abteilungen gewährleistet werden. Belastende Mehrfachuntersuchungen sollen unterbunden und lange Wartezeiten (etwa wegen ausfallender Operationen, verzögerter Diagnosen oder verpasster Entlassungstermine) reduziert werden. Behandlungspfade werden außerdem zur Kommentierung von Normabweichungen in der Behandlung genutzt. Generell geht es bei der Entwicklung klinischer Behandlungspfade darum, die festgelegte Behandlungsqualität unter Berücksichtigung der vorhandenen Ressourcen zu wahren. Jede Aktivität soll vermieden werden, die Ressourcen verbraucht, aber keinen Wert schafft.[240] Die Erarbeitung der Leitlinien wird durch die Methoden der evidenzbasierten Medizin (EbM) abgesichert.

Etablierung einer Fehlerkultur

Integraler Bestandteil eines QM-Systems ist nach dem Primat der kontinuierlichen Verbesserung das Fehler- und Beschwerdemanagement. In den Beschwerden von Patienten und in den von Mitarbeitern (anonym) gemeldeten Beinahezwischenfällen und tatsächlichen Zwischenfällen (z. B. mithilfe von CIRS = Critical Incident Reporting System) wird ein Verbesserungspotential gesehen. Dafür ist es allerdings wichtig, dass auftretende Fehler zeitnah bearbeitet werden und dass diese Bearbeitung tatsächlich von den Mitarbeitern als Chance zur Qualitätsverbesserung begriffen wird.

Durchführung von Patientenbefragungen

Zur Feststellung und Verbesserung der Patientenzufriedenheit können Patientenbefragungen beitragen. Diese können sowohl intern als auch extern durchgeführt werden. Eine interne Befragung erfolgt während der Behandlung im Krankenhaus. Eine externe Befragung kann zwei bis acht Wochen nach dem jeweiligen Krankenhausaufenthalt, z. B. durch die Krankenkasse, erfolgen. Die Ergebnisse solcher Befragungen können Hinweise darauf geben, in welchen Bereichen

---

238 Karl W. Lauterbach, Matthias Schrappe (2004), S. 530.

239 Vgl. a.a.O., S. 325 und S. 530.

240 Vgl. Rainer Salfeld et al. (2008, 2009), S. 51.

Verbesserungen notwendig sind. Patienten sind allerdings nur bedingt in der Lage zu überblicken, wie gut ihre Versorgung und Betreuung im Krankenhaus war bzw. hätte sein können. Die Patientenzufriedenheit scheint zudem bei unterschiedlichen Bevölkerungsgruppen zu variieren. So sind etwa Rentner, Hausfrauen und Arbeitslose tendenziell zufriedener mit ihrer psychosozialen Versorgung als jüngere erwerbstätige Patienten.[241] Seit 2010 bietet die Deutsche Krebsgesellschaft eine Patientenbefragung unter allen zertifizierten Brustkrebszentren an. Dabei werden alle Patientinnen sechs Wochen nach ihrem Krankenhausaufenthalt befragt. Nach einem halben Jahr erhalten alle Zentren ihre Ergebnisse im Vergleich zu anderen Zentren. Damit wird zumindest auf der Fachabteilungsebene ein Benchmarking ermöglicht.[242]

Formulierung eines Leitbilds

Leitbilder sollen über das Selbstverständnis der in Frage stehenden Institution und damit auch über das Selbstverständnis der Mitarbeiter Auskunft geben. Leitbilder sollen Sinn stiften, Handlungen orientieren und legitimieren. "Wer sind wir?", "Wie wollen wir handeln?", "Welche Ziele verfolgen wir?" Wenn die Handlungsziele klar benannt werden, so die Intention, können auch klarere Aussagen über die angestrebte Qualität der zu ihrer Erreichung notwendigen Leistungen getroffen werden. Das Leitbild kann prinzipiell auch von Mitarbeitern herangezogen werden um ggf. gegen eine einseitige Politik der Kosteneinsparung bzw. Erlössteigerung im Krankenhaus das Wort zu ergreifen.

Durchlaufen eines Zertifizierungsverfahrens

Die beschriebenen Ausrichtungen des Qualitätsmanagements weisen auf die verschiedenen Ziele der QM-Maßnahmen hin. Es soll dem Qualitätsmanagement um die Sicherung einer angemessenen medizini-

---

241 Vgl. Bernard Braun et al. (2010a), S. 205.

242 Für Details siehe den Forschungsbericht des Instituts für Medizinsoziologie, Versorgungsforschung und Rehabilitationswissenschaft (IMVR) der Universität zu Köln, Mai 2011: Patientenbefragung 2010. Ergebnisse der von der Deutschen Krebsgesellschaft e. V. veranlassten Befragung in zertifizierten Brustkrebszentren.

schen Versorgung, die Einhaltung eines gegebenen finanziellen Rahmens und die Sicherheit und Zufriedenheit von Patienten und Mitarbeitern gehen. Im Qualitätsmanagement geht es aber auch um die Außenwirkung des Krankenhauses. Es soll sich nicht nur um einer Verbesserung der Qualität bemühen, sondern die entsprechenden Bemühungen und Erfolge auch gegenüber seinen Kunden und Kostenträgern dokumentieren. Dabei helfen die Zertifikate der verschiedenen Qualitätssicherungsinitiativen, die Krankenhäuser auf freiwilliger Basis erwerben können. Es gibt unter anderem das Zertifikat des Deutschen Instituts für Normung (DIN EN ISO), das der Joint Commission (JCAHO), das der Kooperation für Transparenz und Qualität im Gesundheitswesen (KTQ), das proCum Cert für konfessionelle Krankenhäuser und den Qualitätspreis der European Foundation for Quality Management (EFQM).

In Deutschland kommen das Modell der KTQ und die Normenreihe der DIN EN ISO 9000 ff (mittlerweile DIN EN ISO 9001-2008) am häufigsten bei der Zertifizierung von Krankenhäusern zur Anwendung. Der Ablauf des KTQ-Verfahrens sieht in Grundzügen folgendermaßen aus: Zunächst führt das Krankenhaus, das sich um die Zertifizierung bemüht, eine Selbstbewertung nach dem Manual der KTQ durch. Bewertungskategorien der KTQ sind: Patientenorientierung, Mitarbeiterorientierung, Sicherheit, Informationswesen, Krankenhausführung und Qualitätsmanagement. Diese sechs Kategorien werden über verschiedene Indikatoren erfasst, denen wiederum eigene Fragenpakete zugeordnet sind. Bei der Kategorie Patientenorientierung werden unter anderem das Vorfeld der stationären Versorgung und die Aufnahme bewertet. Dabei wird geprüft, inwieweit die Vorbereitungen der stationären Behandlung patientenorientiert sind, wie gut sich der Patient und seine Besucher im Krankenhaus orientieren können und ob die Aufnahme des Patienten koordiniert und *"unter Berücksichtigung seiner Bedürfnisse nach Information, angemessener Betreuung und Ausstattung"*[243] erfolgt. Die Selbstbewertung nach dem Bewertungsmanual mündet in der Erstellung eines Qualitätsberichts. Dabei wer-

[243] Siehe verschiedene KTQ-Qualitätsberichte, z. B. http://www.roteskreuzkrankenhaus.de/media/docs/KTQ-Qualitaetsbericht_2008_2012.pdf (aufgerufen am 23.07.09, 14:12 Uhr).

den mittels eines Punktsystems Angaben über den Erreichungsgrad (Erfüllung der Kriterien) und den Durchdringungsgrad (Breite der Umsetzung in relevanten Bereichen des Krankenhauses) gemacht. Erreicht das Krankenhaus eine erforderliche Mindestpunktzahl in der Selbstbewertung, kann es über einer Zertifizierungsstelle der KTQ die Fremdbewertung beantragen. Die Fremdbewertung erfolgt durch Visitatoren aus dem Krankenhausbereich, die durch die KTQ geschult und akkreditiert worden sind. Dabei werden "kollegiale Dialoge" geführt und einzelne Bereiche des Hauses begutachtet.[244] Nach erfolgreicher Fremdbewertung wird das KTQ-Zertifikat für drei Jahre an das Krankenhaus vergeben. Damit zusammenhängend wird ein KTQ-Qualitätsbericht veröffentlicht, der Auskunft über die Leistungen und Strukturdaten der entsprechenden Einrichtung gibt.
Während bei der KTQ nur Zertifizierungen für das Gesamtkrankenhaus möglich sind, können durch die Normenreihe der DIN EN ISO Teilzertifizierungen vorgenommen werden. Diese Normen sind stärker als das KTQ-Manual auf das Management bestimmter Prozesse ausgerichtet. Vorgaben bestehen etwa für die Dokumentation verschiedener Verfahren, z. B. die Lenkung von Dokumenten und Aufzeichnungen innerhalb der entsprechenden Einrichtung oder die Lenkung fehlerhafter Geräte. Dabei sollen auch konkrete Verantwortlichkeiten benannt werden (z. B. "zentraler Dokumentenbeauftragter"). Die Geschäftsführung bzw. die Klinikleitung kann sich darüber hinaus mit den Krankenhausmitarbeitern auf bestimmte Qualitätskennzahlen einigen, bei denen durch die Anwendung definierter Maßnahmen bis zu einem konkreten Termin bestimmte Verbesserungen erreicht werden sollen. Beispiele hierfür sind die Senkung der postoperativen Wundinfektion um x Prozent, Erhöhung der Dokumentationsrate beim Verfahren der externen vergleichenden Qualitätssicherung um x Prozent, die Umsetzung der Jahresplanung bei Fort- und Weiterbildung oder Verringerung der Patientenbeschwerden. Die Auditoren überprüfen anschließend im Rahmen einer Fremdbewertung, ob eine Verbesserung in den entsprechenden Bereichen erfolgt ist. Der Selbstbewertung im KTQ-Verfahren entspricht bei der DIN EN

---

244 Siehe http://www.ktq-media/pdf_2006/Verfahrenskurzbeschreibung_01_2006.pdf (aufgerufen am 23.07.09, 10:20 Uhr), S. 2.

ISO Zertifizierung das einmal im Jahr durchzuführende interne Audit. Dieses Audit soll im Vorfeld einer angestrebten Rezertifizierung etwaige Schwachstellen im bestehenden QM-System feststellen bzw. die Aufrechterhaltung des QM-Systems prüfen. Eine Rezertifizierung kann bereits nach einem Jahr vorgenommen werden. Geht es um die Zertifizierung eines bestimmten medizinischen Zentrums, muss allerdings nicht nur eine Zertifizierung des Qualitätsmanagement-Systems durch den TÜV erfolgen, man benötigt auch eine Zertifizierung der spezifischen medizinischen Behandlung (z. B. das Onkozert für Organkrebszentren wie Brustzentren). Dabei werden die fachlichen Anforderungen einer Einrichtung überprüft und zertifiziert.[245]
Festzuhalten bleibt sowohl für die KTQ-Zertifizierung als auch für die Zertifizierung nach den Normen der ISO 9000ff, dass nicht die Qualität der im Krankenhaus erbrachten Leistungen selbst zertifiziert wird. Zertifiziert wird das Vorhandensein eines Qualitätssicherungssystems. Insbesondere bei der ISO-Zertifizierung geht es dabei um die Etablierung von Standards für die Dokumentation qualitätsrelevanter Prozesse.[246]

4.2 Problematische Auswirkungen des QM in der Praxis

> "In dem Maße, in dem die Qualität der medizinischen Versorgung in den Mittelpunkt des gesundheitspolitischen und gesetzgeberischen Konzeptes gestellt wird, tritt der Begriff der Qualität aus seiner impliziten Handhabung - die medizinische Versorgung ist per se von hoher Qualität - heraus und wird zu einem expliziten Steuerungsinstrument."[247]

Im QM werden Anreize gesetzt, die gute Qualität fördern sollen. Allerdings wirken Anreize selten nur in eine Richtung. Im Folgenden sollen deshalb nicht nur die intendierten, sondern vor allem die nicht intendierten und problematischen Auswirkungen einer expliziten Qualitätssteuerung diskutiert werden. Dabei konzentrieren wir uns auf die Auswirkungen der Qualitätssteuerung auf die Arbeit des me-

---

245 Die hier vorfindliche Beschreibung des Zertifizierungsverfahrens nach den Nomen der DIN EN ISO wurde wesentlich durch die Angaben eines Qualitätsmanagers informiert, dessen Krankenhaus nach DIN EN ISO zertifiziert ist.

246 Vgl. Stefan Kühl (2000), S. 73.

247 Karl W. Lauterbach, Matthias Schrappe (2004), S. 268.

dizinischen Personals im Krankenhaus. Wir beziehen uns vor allem auf die Umsetzung des Prinzips der kontinuierlichen Verbesserung durch Prozessoptimierung und Standardisierung und auf die Messung von Qualität anhand quantifizierbarer Qualitätsindikatoren. Auf die Auswirkungen der mit den meisten QM-Initiativen einhergehenden vermehrten Dokumentationsarbeit für das Personal wird an dieser Stelle nicht noch einmal gesondert eingegangen.

4.2.1 Prozessoptimierung und Standardisierung

Im Zuge der Umsetzung des Prinzips der kontinuierlichen Verbesserung werden Prozesse im Krankenhaus nach dem PDCA-Zyklus analysiert und rationalisiert. Standards werden entwickelt und implementiert. Eine effektivere Prozessgestaltung mit dem Anspruch, Ressourcen möglichst nutzbringend einzusetzen, kann den Patienten zugutekommen, wenn etwa Wartezeiten reduziert und Mehrfachuntersuchungen durch die Verwendung klinischer Behandlungspfade vermieden werden. Allerdings ist vorstellbar, dass die Standardisierung der Prozesse im Krankenhaus zu einer schrittweisen Entindividualisierung der Behandlung führt, deren Folgen nicht einfach erfassbar sind. Inwieweit das der Fall ist, hängt vom Ausmaß der Standardisierung ab, davon, in welchen Bereichen standardisiert wird[248], und davon, ob für das Personal Möglichkeiten bestehen, im Einzelfall vom Standard abzuweichen. Das Vorhandensein solcher Möglichkeiten ist bedeutsam, weil verantwortungsbewusstes Handeln Freiraum braucht. In einem "durchstandardisierten" System wäre kein Platz für die gerade den Arztberuf auszeichnenden Ermessenspielräume und letztlich auch weder Möglichkeit noch Notwendigkeit eines Vertrauensverhältnisses zwischen Mediziner und Patient.[249] Der Patient könnte sich dann im

[248] In der Pathologie sind sicher andere Folgen zu erwarten als auf einer internistischen Station.

[249] Bezüglich des engen Kontrollnetzes des QM bemerkt ein Krankenhausarzt zu diesem Kapitel: "*Aus Angst und aufgrund der QM-Logik und äußerst eng definierten Aufgabenbereichen rufen die Schwestern bei jeder Kleinigkeit den Arzt. Seit einer Umstrukturierung der Schwestern (Stichwort Bereichspflege wurde eingeführt) [...] hat die halbe Belegschaft frustriert gewechselt. Seither nehmen die 'sinnlosen' Nachfragen und die damit vergeudete wertvolle Arbeitszeit von Schwestern und Ärzten messbar zu.*"

besten Fall auf das Funktionieren eines gut strukturierten Systems verlassen. Tendenziell werden aber durch solche Standardisierungen bestimmte negative Auswirkungen des DRG-Systems auf die Ermessenspielräume des medizinischen Personals und die individuellen Patientenversorgung eher verstärkt.
Bezüglich der Akzeptanz des Qualitätsmanagements, einschließlich der damit verbundenen Bemühungen um Optimierung und Standardisierung, durch das medizinische Personal im Krankenhaus bemerkt Karl H. Wehkamp, dass nicht der Eindruck entstehen dürfe, dass Optimierungen und Standardisierungen allein zum Zweck der Kostendämpfung, sondern tatsächlich primär für die Verbesserung der medizinischen Versorgung der Patienten vorgenommen werden:

> "Kritik am QM bis hin zum offenen Widerstand stellt sich immer dann ein, wenn es primär ökonomisch und nicht medizinisch orientiert ist, wenn es zum Rationalisierungsinstrument im Sinne der Kostendämpfung und Einsparungen wird, anstatt sich primär um die Qualität der ärztlichen und pflegerischen Praxis zu sorgen."[250]

In meinen Gesprächen mit Qualitätsbeauftragten sahen die Verantwortlichen ihre Aufgabe allerdings nicht im Einsparen von Ressourcen, sondern darin die Qualität der Versorgung (zumindest die Prozessqualität) gemeinsam mit den Mitarbeitern zu verbessern bzw. aufrechtzuerhalten. Begründet wurde diese Haltung auch damit, dass die Implementierung und Aufrechterhaltung eines QM-Systems inklusive Zertifizierungen und Rezertifizierungen sehr teuer ist und dem Krankenhaus somit mehr Kosten entstünden als durch Rationalisierungen eingespart werden könnten.[251]

---

[250] Karl H. Wehkamp (2004), S. 16.

[251] Genaue Kosten konnten mir die befragten Qualitätsmanager nicht nennen. Allerdings gab ein Qualitätsmanager im Jahr 2010 an, dass man bei den Kosten für die Erstzertifizierung eines Organzentrums schnell im sechsstelligen Bereich landet. Kosten fallen etwa für die Zertifizierung durch externe Auditoren, die besondere Personalvorhaltung im Krankenhaus und die Einführung zusätzlicher diagnostischer Verfahren an. Bezüglich der anfallenden Auditkosten für die Zertifizierung eines Organzentrums nach der Normenreihe der DIN ISO erklärte ein Qualitätsmanager: *"Die Gesamtkosten für einen Audittag durch den TÜV liegen bei ca. 2.500 €. Zuzüglich der Aufwendungen für die Auditoren der Deutschen Krebsgesellschaft, die auch noch*

Eine durchaus beachtenswerte "Nebenwirkung" von Optimierungsversuchen zur Verwirklichung des QM-Anspruchs auf kontinuierliche Verbesserung besteht indes in folgendem Umstand: Kontinuierliche Verbesserung bedeutet kontinuierlichen Wandel. Dabei gerät leicht in Vergessenheit, dass eine Organisation und insbesondere ihre Mitarbeiter ein hinreichendes Maß an Stabilität und Sicherheit brauchen, um funktionieren bzw. handeln zu können.[252] Stabilität und Wandel sind aber nicht ohne weiteres zu vereinbaren. Gerade wenn es zu sehr vielen und / oder schnell aufeinander folgenden Änderungen kommt, etwa durch die Etablierung immer neuer Standards, wird die Stabilität einer Organisation gefährdet. Mitarbeiter haben nur wenig Zeit um sich auf neue Gegebenheiten einzustellen, sind von ständigen Neuerungen verwirrt und überlastet und verlieren an Selbst- und Handlungssicherheit. Ist das der Fall, geht eine solche Entwicklung tendenziell zu Lasten der Effizienz und der Qualität im Krankenhaus - also konträr zum Ziel der Sicherung einer guten Versorgungsqualität. Mitarbeiter brauchen Zeit, um zu lernen mit Neuerungen umzugehen. Außerdem sind sie auf transparente Informationen und Erklärungen von der Klinikleitung angewiesen. Da diese sich aber selbst häufig als Opfer des Veränderungsdrucks begreift, wird diesem Anspruch nur selten genüge getan.[253] Die Ausrichtung des QM auf fortwährende Prozessoptimierung und Etablierung neuer Standards in der Versorgung verstärkt somit den Veränderungsdruck, der durch die Einführung des DRG-Systems und die kontinuierliche Weiterentwicklung dieses Systems besteht.

4.2.2 Was wird im QM gemessen?

Voraussetzung für eine kontinuierliche Qualitätsverbesserung nach dem PDCA-Zyklus ist die Messung der vorfindlichen Qualität in einer Einrichtung und ihre Darstellung. Die ermittelten Ist-Daten sollen zu

---

einmal 2.500 € kosten, kommt man dann auf 5.000 € pro Jahr. Alle drei Jahre findet ein Re-Audit statt, d. h. dann kommen die Auditoren zwei Tage und überprüfen alle Bereiche. In den Jahren dazwischen machen sie nur Stichproben. Dann sind natürlich die Kosten doppelt so hoch. Etwas hängt das auch vom Verhandlungsgeschick der Klinik ab."

252 Siehe auch Stefan Kühl (2000), S. 26 f.

253 Vgl. z.B. Arne Manzeschke (2008), S. 371 ff.

definierten Zielerwartungen in Beziehung gesetzt werden. Darauf aufbauend ist zu planen, wie man sich dem Soll am besten annähert. Positiv daran ist, dass man den Versuch unternimmt die Qualität der Versorgung im Krankenhaus zu ermitteln und Veränderungen zu überwachen. Dadurch können Fehlentwicklungen ggf. frühzeitig erkannt und behoben werden. Problematisch ist jedoch, dass die Qualitätsindikatoren, die für den Bereich der Krankenhausversorgung festgelegt werden, nicht unbedingt die Qualität wiedergeben, für die sich die Patienten, die einweisenden Ärzte oder die Mitarbeiter interessieren. Das liegt nicht zuletzt daran, dass oft keine Klarheit darüber besteht, was Qualität im Gesundheitswesen überhaupt bedeutet und inwieweit man es dabei mit einer objektiv erfassbaren Dimension zu tun hat, wie etwa in der industriellen Produktion, in der die meisten Qualitätsmanagementsysteme ihren Ursprung haben. Einige Qualitätsindikatoren sind gerade unter den Ärzten strittig, z. B. einzelne Parameter im Leistungsbereich "Ambulant erworbene Pneumonie", wie die Blutgasanalyse innerhalb der ersten vier Stunden. Olaf Iseringhausen bemerkt kritisch zur Verwendung von Qualitätsindikatoren zur Bestimmung der Versorgungsqualität:

> "In der Praxis des Versorgungsgeschehens stellen [...] Qualitätsindikatoren, z. B. im Bereich der Struktur- und Prozessqualität, das Ergebnis von Aushandlungsprozessen professioneller Experten (weitestgehend aus der Medizin und zunehmend mehr aus dem Management) dar, oder sie sind unter der Prämisse der leichten Messbarkeit ausgewählt worden."[254]

Ist dem so, besteht ein Problem darin, dass der Bezug zwischen Qualitätsmaß und Qualität nicht ausreichend ist und eine Qualitätserfassung über die quantifizierbaren Indikatoren nicht das misst, was für Patienten, Ärzte oder die Kostenträger ausschlaggebend ist. Das wäre schon deshalb bedauerlich, weil die Entwicklung von Indikatoren, ihre Messung und Dokumentation Ressourcen binden, die an anderen Stellen nutzbringender eingesetzt werden könnten. Aber auch wenn die Messung quantifizierbarer Indikatoren etwas über die tatsächliche Versorgungsqualität in bestimmten Versorgungsbereichen aussagt - es wird schließlich auch fortlaufend an einer Verbesserung der Qualität von Qualitätsmessung und Qualitätsindikatoren selber gearbeitet

[254] Olaf Iseringhausen (2007), S. 155.

- kann eine einseitige Konzentration auf bestimmte Indikatoren andere versorgungsrelevante Faktoren verdrängen. In diesem Sinne lässt sich auch eine Bemerkung Amitai Etzionis, auf den wir im letzten Kapitel dieser Arbeit zurückkommen wollen, verstehen. Er schreibt:

> "Curiously, [...] the desire to establish how we are doing and to find ways of improving if we are not doing as well as we ought to do often has quite undesired effects from the point of view of the organizational goals. Frequent measuring can distort the organizational efforts because, as a rule, some aspects of its output are more measurable than the others. Frequent measuring tends to encourage over-production of highly measurable items and neglect of the less measurable ones."[255]

Im Krankenhaus sind von dieser Verdrängung insbesondere die bereits diskutierten "weichen Faktoren" betroffen, die sich einer Quantifizierung weitgehend entziehen: Gespräche mit dem Patienten, Zuhören, Berührung. Iseringhausen bestätigt in diesem Sinne:

> "Trotz der vielfältigen Entwicklung von Technologien, Methoden und Instrumentarien zur Bewertung von Humandienstleistungen verbleibt immer noch ein harter Kern professioneller Arbeit, der aus 'weichen' Interaktionen zwischen professionellem Praktiker und Klient besteht und der Abstraktion mittels quantitativer Analyse unzugänglich bleibt."[256]

Auch Heiner Friesacher weist darauf hin, dass gerade die "Erlebnis- und Beziehungsdimension" der Pflege nicht quantifiziert und auch nicht standardisiert werden kann, obschon sie für eine gute Pflege entscheidend ist.[257] Er konkretisiert:

> "So lassen sich Dimensionen situativen Handelns und implizite Wissensformen, die wesentlich zur Qualität in der Pflege beitragen wie das Erspüren von Situationen, Beziehungsarbeit und ethische Aspekte, nicht messtechnisch erfassen. Die Orientierung am Wohlbefinden, an Ermöglichungsbedingungen eines gelingenden Lebens und an Bedürfnissen setzt

255 Amitai Etzioni (1964), S. 9.

256 Olaf Iseringhausen (2007), S. 164. Allerdings versucht das QM auch diese Faktoren zu messen. So können auf den Stationen beispielsweise die "Bindungszeiten" zwischen Patient und Personal gemessen und dokumentiert werden.

257 Vgl. Heiner Friesacher (2009), S. 11.

zumindest ansatzweise eine 'Idee des Guten' und eine Theorie des Wohlbefindens voraus [...]."[258]

Die Dimension der Beziehungsarbeit bzw. der psychosozialen Versorgung der Patienten ist nicht über Kennzahlen erfassbar. Sie wird vom Qualitätsmanagement und den Geschäftsleitungen auch eher vorausgesetzt als aktiv gefördert. Auch hier hat das QM bislang kaum als Gegengewicht zum Anreiz des DRG-Systems, die Ressourcen für die psychosoziale Versorgung der Patienten durch das Personal zu kürzen, gewirkt. Das AQUA Institut benennt in seinem Methodenpapier einige der von uns herausgearbeiteten Schwächen der Qualitätsmessung über Qualitätsindikatoren, u. a. auch dass diese eine fragmentierte und einseitige Sicht der Medizin begünstigen kann und möglicherweise leicht messbare Faktoren in den Vordergrund gestellt werden.[259] Das Institut hat ein standardisiertes Verfahren für die Entwicklung von Qualitätsindikatoren für bestimmte Versorgungsbereiche vorgelegt, bei dem u. a. Wert auf eine systematische Literaturrecherche im Vorfeld der Indikatorenentwicklung, eine Einbindung von Expertenwissen und eine verstärkte Einbindung der Patientenperspektive gelegt werden soll.[260] Aber auch wenn eine dementsprechende Weiterentwicklung der Qualitätsmessung über Indikatoren stattfindet, bleibt das erwähnte Zitat von Heiner Friesacher bezüglich der Nicht-Quantifizierbarkeit wichtiger Bereiche der medizinischen Versorgung relevant.

4.2.3 Regulierung, finanzielle Anreize und professionelle Autonomie

Die verstärkte Standardisierung von Prozessen und die vermehrte Erfassung der Qualität über Qualitätsindikatoren bedeuten eine Zunahme an Regulierung in den Krankenhäusern. Das Vorhandensein von Kontrollmechanismen sollte dem Personal und den Patienten im Idealfall die Zuversicht geben, dass "gutes Arbeiten" gefördert, schlechtes Arbeiten und schlechte Arbeitsbedingungen aber erkannt und ggf. verbessert werden. Die Gefahr bei der Implementierung ei-

258 Vgl. a.a.O., S. 18.
259 Vgl. AQUA (2010), S. 23.
260 A.a.O., S. 39 ff.

nes Kontrollsystems liegt jedoch zum einen darin, dass Faktoren kontrolliert werden, die nur wenig mit dem Kerngeschäft der medizinischen Versorgung Kranker zu tun haben, dieses "Kerngeschäft" aber zunehmend prägen. Dazu gehört etwa die wesentlich betriebswirtschaftlich ausgerichtete Prozessoptimierung, auf die wir im letzten Kapitel dieser Arbeit genauer eingehen wollen. Bezüglich der Wirkungsweise von QM ist aber auch folgender Aspekt beachtenswert: Geht man nicht davon aus, dass der einzelne Mitarbeiter seine Arbeit aus eigenen Stücken möglichst gut machen will, und versucht gute Qualität stattdessen über Messungen, Kontrollen oder finanzielle Anreize "herzustellen", kann das die Motivation derer gefährden, die sich bisher auch ohne solche Steuerungen von außen um Qualität bemüht haben. Der Ökonom Bruno S. Frey spricht in solchen Fällen von einem "Crowding-out Effekt".[261] Frey geht davon aus, dass besonders engagierte Mitarbeiter durch verstärkte Kontrollen dazu bewogen werden, ihre Arbeit auf das geforderte Mindestmaß zu reduzieren und "Dienst nach Vorschrift" zu leisten.

Gerade im Gesundheitswesen besteht die Möglichkeit, dass sich ein Zuviel an Steuerung negativ auf die Versorgungsqualität auswirkt, wenn dadurch den Mitarbeitern die Freiheit genommen wird, aus eigenen Stücken gut zu arbeiten. Patricia Hänel et al. (2011) thematisieren diesen Aspekt anhand von Pay-for-Performance Programmen im amerikanischen und britischen Gesundheitswesen.[262] Sie weisen u. a. auf eine britische Studie bezüglich der Versorgungsqualität von Hypertoniepatienten hin, nach der es keine klare Evidenz dafür gibt, dass sich die Qualität der Versorgung durch die Anwendung derartiger Programme verbessern würde.[263] Noch wichtiger schätzen die Autoren die Möglichkeit ein, dass die Kopplung einer qualitativ hochwertigen Leistungserbringung (die wiederum über bestimmte Qualitätsindikatoren erfasst wird) an finanzielle Anreize die interne Moti-

[261] Vgl. Bruno S. Frey (1997), S. 8. Frey führt hier die Kontrolle der Unterrichtsstunden von Universitätsprofessoren als Beispiel für eine Regulierung mit einem Crowding-out Effekt an.

[262] Patricia Hänel et al. (2011, S. 248-258. Theoretisch beziehen sich die Autoren in ihren Ausführungen im Wesentlichen auf Edward L. Deci, Richard M. Ryan (1985).

[263] A.a.O., S. 249.

vation der Ärzte zu guter Arbeit gefährden könnte, indem diese Anreize die interne Motivation der Mediziner entweder ganz verdrängen oder mit ihr in Konflikt geraten. Ersetzt der finanzielle Druck aber zunehmend die interne Motivation zu guter Arbeit, so die Autoren, so sinkt das Vertrauen der Mediziner in ihre eigene professionelle Autonomie - und macht sie zunehmend unzufriedener. Das aber könnte die Leistungserbringung langfristig negativ beeinflussen.
Bezüglich der unterschiedlichen Wirkungen des Qualitätsmanagements erklärte mir schließlich die Qualitätsbeauftragte eines großen städtischen Krankenhauses folgendes: Die guten Kliniken mit einem guten Chefarzt achten in der Regel von selbst darauf, dass ihre Prozesse geordnet ablaufen. Dort sind zusätzliche QM-Initiativen eigentlich überflüssig und würden von den Mitarbeitern auch so empfunden. Die schlechten Kliniken, geführt von schlechten Chefärzten, fühlen sich indes von den Bemühungen des Qualitätsmanagements angegriffen und blockten dessen Initiativen aus diesem Grund ab. Dort würden die entsprechenden Initiativen allenfalls "formal" eingeführt und verpufften nach einer Weile. Ihre Schlussfolgerung war, dass QM nur dort sinnvoll praktiziert werden könne, wo es innerhalb der Mitarbeiterschaft und insbesondere von der Leitung tatsächlich als Unterstützung nachgefragt und dann auch reflektiert wird. Voraussetzung dafür, dass QM erfolgreich sein kann, sind also Mitarbeiter, die ihre Arbeit - weitgehend aus eigenen Stücken - gut machen wollen.

4.3 QM als Gegengewicht zur Logik des DRG-Systems?

Die Betrachtung der Prinzipien und der Maßnahmen des Qualitätsmanagements im Krankenhaus führt uns zu dem Schluss, dass das QM kein ausreichendes Gegengewicht zu den unter Punkt 3 problematisierten Anreizen des DRG-Systems und der damit verbundenen vermehrten Orientierung an ökonomischen Erwägungen in der Krankenversorgung darstellt. So stärkt das QM in seiner gegenwärtigen Ausprägung die "weichen Faktoren" in der Patientenversorgung nicht; Leistungsverdichtung und die damit verbundene Arbeitsbelastung der Mitarbeiter werden durch QM-Maßnahmen nicht kompensiert, die Ermessensspielräume der Mitarbeiter nicht gestärkt und der Anpas-

sungsdruck der Mitarbeiter an immer neue Arbeitsbedingungen nicht gemindert.
Vorstehend haben wir gezeigt, dass Zertifizierungen zunächst nur bestätigen, dass es in einer Organisation ein Qualitätsmanagementsystem gibt, dass Qualität über bestimmte Indikatoren erfasst und Prozesse standardisiert werden, nicht aber, dass durch diese Maßnahmen tatsächlich Verbesserungen erreicht werden, die für die medizinisch gute Versorgung Kranker entscheidend wären. Eine verstärkte Erfassung der Ergebnisqualität der Versorgung, an der gegenwärtig durch das AQUA Institut gearbeitet wird, kann an dieser Stelle zu Verbesserungen führen. Zum anderen besteht die Möglichkeit, dass sich eine explizite Qualitätssteuerung auf die Motivation und das Berufsethos der Mitarbeiter negativ auswirkt. An dieser Stelle sei noch einmal darauf hingewiesen, dass die verstärkte Kontrolle bzw. Regulierung des Leistungsgeschehens den Raum für verantwortungsbewusstes und vertrauenswürdiges Handeln berufsethisch motivierter Mitarbeiter über Gebühr einengen kann. Das trifft auf die Regelungen des DRG-Systems genauso zu wie auf die des Qualitätsmanagements. Gerade wenn nicht klar ist, ob Qualitätsmessungen, Qualitätsdokumentation, Prozessanalyse, Prozessoptimierung etc. die Versorgungsqualität im Krankenhaus tatsächlich in ihrer Komplexität erfassen und verbessern können, muss dieser Raum erhalten bleiben. Andernfalls könnten sich die Patienten weder auf ein perfekt gesteuertes System verlassen noch im eigentlichen Sinne den Mitarbeitern im Krankenhaus vertrauen.
Fazit dieser Überlegungen soll nicht sein, dass Qualitätsmanagement als unnütz und potentiell gefährlich abzulehnen ist. Die jeweiligen Initiativen müssen aber aufmerksam und kritisch begleitet und ihre Angemessenheit bzw. Wirksamkeit ggf. zur Diskussion gestellt werden, gerade unter der Fragestellung, was eine gute Patientenversorgung im Krankenhaus bedeutet, was sie fördert und was ihr schadet. Das Qualitätsmanagement kann die Aufmerksamkeit für berufsethisch begründete Anforderungen an die Patientenversorgung im Krankenhaus, darauf, "*dass das Wohl des Patienten als erstes zu beachten ist, dass er nicht zu schaden kommt, dass Würde und Autonomie geachtet werden, dass Vertrauen möglich wird, dass Verschwiegenheit*

gewahrt wird, dass ein behutsamer Umgang erfolgt, dass Gerechtigkeit bei der Zuordnung von knappen Ressourcen geschieht"[264], nicht ersetzen. Ein gutes Qualitätsmanagement könnte sich aber dafür einsetzen, dass im Krankenhaus Rahmenbedingungen bestehen, die es den Mitarbeitern gestatten zu reflektieren, was eine gute Patientenversorgung bedeutet und welchen berufsethischen Normen dementsprechend Folge zu leisten ist. Unterstützt es diesen Prozess und setzt es sich dafür ein, dass die entsprechenden berufsethischen Normen in der Praxis umgesetzt werden können, dann kann es dazu beitragen einer Entwicklung entgegenzuwirken, die zu stark auf eine ökonomische Rationalität setzt.

[264] Karl H. Wehkamp (2004), S. 16.

IV. Vertrauen

Der Begriff Berufsethos ist trotz seiner häufigen Verwendung weitgehend ein Begriff der Praktiker geblieben. Er wird von Ärzten, Lehrern, Wissenschaftlern, Rechtsanwälten, Journalisten und Architekten gebraucht, wenn sie darauf zu sprechen kommen, was das Besondere ihrer Profession ausmacht. Gelegentlich findet man ihn auch in Zeitungsartikeln, etwa wenn angeprangert wird, dass einzelne Personen mit ihrem Tun oder Unterlassen gegen ihr Berufsethos verstoßen hätten. In die wissenschaftliche Diskussion hat der Begriff dagegen wenig Eingang gefunden. In den meisten Äußerungen über das Berufsethos verschiedener Berufsgruppen erfolgt aber ein Verweis darauf, dass ein Berufsethos und entsprechendes berufsethisches Handeln deshalb so entscheidend für eine gute Berufsausübung sind, weil sie die Grundlage für das Vertrauen von Menschen in die Berufsangehörigen bilden. Dem Berufsethos wird eine vertrauenssichernde oder doch zumindest vertrauensstabilisierende Wirkung unterstellt, die wiederum als Voraussetzung guter Arbeit im professionellen Kontext angesehen wird. Wir gehen deshalb davon aus, dass uns eine theoretische Betrachtung der Möglichkeitsbedingungen von Vertrauen dabei behilflich sein wird, auch den Begriff Berufsethos besser zu bestimmen und einzuordnen.

Im Folgenden stellen wir zwei Vertrauenskonzeptionen vor. Zunächst beschäftigen wir uns mit dem *encapsulated interest* Ansatz von Russell Hardin, in dem Vertrauen im Sinne der Rational-Choice Theorie als rationale Erwartung analysiert wird.[265] Auf diese Theorie gehen wir ein, weil wir im Krankenhausbereich die Tendenz festgestellt haben, die "gute Arbeit" der Mitarbeiter und eine gute Qualität der medizinischen Versorgung zunehmend über äußere Anreize sicherzustellen. Maßnahmen wie die Kontrolle von Kennzahlen und die Optimierung und Standardisierung von Abläufen, sowie die verstärkte Ausrichtung der Krankenhäuser an betriebswirtschaftlichen Kriterien, die auf die Generierung von Gewinnen und die Vermeidung von Verlusten

[265] Russell Hardin (2002).

ausgerichtet sind, zeigen, dass im Krankenhaus zunehmend strategisch und "incentive-based" gedacht und gehandelt wird. Die Beschäftigung mit einer Theorie, in der die Vertrauenswürdigkeit von Akteuren im Wesentlichen als das Ergebnis der bestehenden Anreizsituation gefasst wird, ist deshalb für uns von Interesse. Des Weiteren werden wir uns mit Bernd Lahnos Theorie von Vertrauen als einer emotionalen Haltung auseinandersetzen[266]. Lahno zeigt, inwieweit die spieltheoretische "Lösung" von Vertrauensproblemen über die Gestaltung der Anreizsituation, in der die Akteure miteinander agieren, zu kurz greift. Er stellt uns mit seiner Vertrauenskonzeption, die auf der Verbundenheit der beteiligten Akteure beruht, eine Alternative zu Hardins Theorie zu Verfügung, bei der uns insbesondere die Verbundenheit, die durch die Wahrnehmung gemeinsamer Normen und Werte ermöglicht wird, beschäftigen soll. In Auseinandersetzung mit diesen beiden Vertrauenskonzeptionen wollen wir die Möglichkeitsbedingungen für die Entwicklung und den Erhalt von Vertrauensbeziehungen in einer Organisation wie dem Krankenhaus herausarbeiten. Wir werden erörtern, ob die Vertrauensvergabe auf explizierbaren Gründen beruht und welche Art von Gründen dafür in Betracht kommt. Darauf aufbauend werden wir in den anschließenden Kapiteln die Rolle des berufsethisch motivierten Mitarbeiters im Krankenhaus beschreiben und versuchen, eventuelle Veränderungen des Berufsethos in Hinblick auf die zu erwartenden Folgen für die Vertrauensverhältnisse im Krankenhaus zu beurteilen.

1. Russell Hardin: Vertrauen als rationale Erwartung?

Vertrauen wird seit dem Vormarsch der Spieltheorie in den Sozialwissenschaften verbreitet in Hinblick auf seine Rolle beim Aufbau und Erhalt Nutzen bringender kooperativer Beziehungen untersucht. Wegweisend für die neuere Literatur dieser Strömung war eine Aufsatzsammlung, die von Diego Gambetta 1988 unter dem Titel "*Trust. Making and Breaking Co-operative Relations*" herausgegeben wurde. Vertrauen wird dabei nach der Methode der Spieltheorie als eine "rationale Erwartung" des klassischen Homo oeconomicus charakteri-

[266] Bernd Lahno (2002).

siert. Der Homo oeconomicus handelt nach dem Prinzip der Maximierung seines eigenen Nutzens.[267] Danach sind allein die erwartbaren Folgen, die sein Handeln im konkreten Fall hat, entscheidend.

1.1 Encapsulated Interest

Exemplarisch für die Rational-Choice Theorie diskutieren wir hier den *encapsulated interest* Ansatz von Russell Hardin. Hardin beschreibt Vertrauen als die rationale Erwartung des Vertrauensgebers bezüglich des eigeninteressierten Verhaltens möglicher Vertrauensträger[268]:

> "I trust you, because I think it is in your interest to take my interests in the relevant matter seriously in the following sense: You value the continuation of our relationship, and you therefore have your own interests in taking my interests into account."[269]

Vertrauen besteht nach Hardin in einer dreistelligen Relation: A vertraut B dahingehend, dass dieser unter bestimmten Bedingungen die Handlung X ausführen wird. Bei diesen Bedingungen handelt es sich nicht um bestimmte Charaktereigenschaften oder moralische Verpflichtungen der beteiligten Akteure, sondern um das Interesse des Vertrauensträgers an einer fortgesetzten Kooperation mit dem Vertrauensgeber. Dementsprechend vertraut A einem anderen Akteur B dann bezüglich einer bestimmten Sache X, wenn er annehmen kann, dass B ein Interesse an einer fortgesetzten Kooperation hat und deswegen in Bezug auf X im Sinne von A handeln wird. Das X, bezüglich dessen A B vertraut, kann je nach Kontext unterschiedlich weit gefasst sein.[270] Erwartet sich B allerdings keine Fortsetzung einer nut-

---

267 An dieser Stelle wird nicht versucht, den aus der utilitaristischen Tradition stammenden Begriff des Nutzens auf seine verschiedenen möglichen Bedeutungen und eventuellen Bedeutungswandlungen hin zu untersuchen. Vgl. Don Ross (1999) oder John Broome (1999), S. 19-28.

268 Vgl. Russell Hardin (2002), S. 6.

269 A.a.O., S. 1.

270 *"[...] I might ordinarily trust you with even the most damaging gossip but not with the price of today's lunch [...], while I would trust another with the price of lunch but not with any gossip. I might trust you with respect to X but not with respect to ten times X. Some few people I might trust with almost anything, many others with almost nothing."* Vgl. a.a.O., S. 9.

zenbringenden Kooperation mit A, dann wird ihm nicht daran gelegen sein, sich weiter um die Interessen von A, also um die Erfüllung von X, zu kümmern. Für B ist es unter solchen Umständen rational nicht zu kooperieren. Für A ist es rational ihm nicht zu vertrauen.

1.1.1 Die wiederholte einseitige Vertrauensbeziehung

Hardin führt als Beispiel für einen Typ persönlicher Vertrauensverhältnisse als *encapsulated interest* die "Geschäftsbeziehung" zwischen einem russischen Leutnant und einem Kaufmann aus Dostojewskis Roman *Die Brüder Karamosow* an: Einem Leutnant der russischen Armee obliegt die Verantwortung für erhebliche finanzielle Mittel seiner Kompanie. Nach jeder Buchprüfung übergibt er - illegal - Geld aus diesen Beständen an den Kaufmann Trifonow. Der investiert es gewinnbringend und gibt es mit einem Bonus an den Leutnant zurück. Die Wiederholung dieser Prozedur und die damit verbundenen Gewinnchancen bestimmen die Anreizsituation: Der Leutnant kann Trifonow "vertrauen", solange der sich von der Kooperation einen größeren Nutzen erwarten kann als durch einen Vertrauensmissbrauch. Nehmen wir mit Hardin an, dass der Leutnant dem Kaufmann Trifonow nach jeder Buchprüfung 4.500 Rubel übergibt. Trifonow investiert das Geld und macht einen Gewinn von 2.000 Rubel. Anschließend gibt er die 4.500 Rubel und einen Bonus von 300 Rubel an den Leutnant zurück. Wenn diese Prozedur dreimal erfolgt ist, hat Trifonow bereits einen klaren Gewinn verglichen mit einer anfänglichen Defektion, die den Leutnant von einer weiteren Zahlung abgehalten hätte: nämlich 5.100 Rubel im Vergleich zu 4.500 Rubel. Als der Leutnant nun sein Kommando infolge einer überraschenden Buchprüfung verlieren soll und von Trifonow die Rückgabe der letzten 4.500 Rubel fordert, weigert sich dieser mit den Worten, dass er eine solche Summe Geldes nie erhalten habe. Da er keine weiteren Kooperationsgewinne mehr erwarten kann und keine Sanktionen seitens des Leutnants zu befürchten hat, hat Trifonow keinen Anreiz mehr - und damit im Hardinschen Sinne auch keinen Grund - sich dem Leutnant gegenüber vertrauenswürdig zu erweisen.

Die geschilderte Situation wird von Hardin als eine wiederholte einseitige Vertrauensbeziehung (*iterated one-way trust relationship*)[271] bezeichnet, wobei der Anreiz zur Kooperation für den Vertrauensträger Trifonow in den zu erwartenden Gewinnen aus einer fortgesetzten Interaktion liegt. Einen Schaden, der mit dem Schaden des Leutnants im Falle eines Vertrauensbruchs vergleichbar wäre, hat Trifonow nicht zu erwarten. Im Vergleich zu seinem Status quo kann Trifonow nichts verlieren. Daher besteht in der Beziehung eine Asymmetrie der Risikoverteilung.

1.1.2 Gegenseitiges Vertrauen und Vertrauen in dichten Beziehungen

Eine etwas andere Konstellation liegt vor, wenn wir die Form des gegenseitigen Vertrauens (*mutual trust*) betrachten.[272] Diese Form einer Vertrauensbeziehung ist nach Hardin stabiler als eine wiederholte einseitige Vertrauensbeziehung. In Bezug auf James Coleman schreibt Hardin:

> "[...] a good way to get me to be trustworthy in my dealings with you, when you risk acting on your trust of me, is to make me reciprocally depend on your trustworthiness. A reciprocal trusting relationship is mutually reinforcing for each truster, because each person then has built-in incentive to be trustworthy."[273]

Die gegenseitige Abhängigkeit ergibt sich aus sich wiederholenden Interaktionen zwischen den Akteuren. Der Vertrauensträger wird so auch zum Vertrauensgeber. Damit wird aus der einseitigen Abhängigkeit des Vertrauensgebers vom Vertrauensträger eine gegenseitige. Derartige Konstellationen sind nach Hardin charakteristisch für viele Vertrauensbeziehungen und überdies mit dem *encapsulated interest* Ansatz des Vertrauens vereinbar. Das Modell, das zur Illustration derartiger Vertrauensbeziehungen herangezogen wird, ist der Klassiker der rationalen Entscheidungstheorie: das wiederholte Gefangenendilemma (*iterated prisoner's dilemma*). Um dieses besser verständlich zu machen, soll hier zunächst eine der Varianten der Geschichte, die

---

271 A.a.O., S. 14 ff.
272 Vgl. a.a.O. S. 17 ff.
273 A.a.O., S. 17.

hinter dem einfachen Gefangenendilemma stehen, erzählt werden: Die beiden Ganoven Karl und Theo werden verdächtigt, gemeinsam einen bewaffneten Raubüberfall auf einen Supermarkt verübt zu haben. Die Höchststrafe für das Vergehen beträgt zehn Jahre. Die Beweise reichen jedoch nicht für eine Überführung aus. Deshalb unterbreitet der ermittelnde Kriminalbeamte den beiden folgendes Angebot: Wenn der eine gesteht und so den anderen belastet, kommt er ohne Strafe davon. Der andere muss dagegen die volle Strafe - also 10 Jahre - absitzen. Schweigen beide, so genügen die vorhandenen Beweise dafür, sie für einen Zeitraum von je zwei Jahren einzusperren. Gestehen dagegen beide die Tat, landen sie je für fünf Jahre hinter Gittern. Die Gefangenen werden nun getrennt voneinander befragt. Eine vorherige Absprache ist also nicht möglich. Karl und Theo stehen nun vor folgenden Möglichkeiten:

	Karl schweigt (Kooperation)	Karl gesteht (Defektion)
Theo schweigt (Kooperation)	-2,-2 [1]	-10, 0 [2]
Theo gesteht (Defektion)	0, -10 [3]	-5,-5 [4]

Gefangenendilemma

Bei einer Betrachtung der vorhandenen Handlungsoptionen scheint es zunächst offensichtlich, dass eine kooperative Strategie, d. h. Karl und Theo schweigen [1], im gemeinsamen Interesse der beiden Ganoven liegen müsste. Jeder für sich zöge jedoch die Variante vor, bei der er ohne Strafe davonkommt, also den Fall, bei dem der andere 10 Jahre einsitzen muss ([2] bzw. [3]). Selbst wenn beide in Hinblick auf Option [1] kooperationswillig wären, kann der einzelne nicht wissen, ob der andere wirklich kooperieren wird. Das Risiko, dass der andere defektieren wird, ist zu groß und eine kooperative Strategie nach dem Kalkül der Rational-Choice-Theorie nicht möglich. Für Karl und Theo ist es also unabhängig von der Wahl des anderen und unabhängig vom Vorhandensein des Wissens über die entsprechende Wahl rational nicht zu kooperieren [4], obschon sie mithilfe einer kooperativen Strategie ein besseres Ergebnis für jeden einzelnen erzielen könnten.

Aus diesem Dilemma soll nun im Rahmen der Rational-Choice Theorie ein Ausweg gefunden werden. Dieser Ausweg muss aufzeigen, unter welchen Umständen kooperatives Verhalten sowohl für Karl als auch für Theo eine rationale Lösung des Problems wäre. Nur dann bestünde für beide die Möglichkeit einander "zu vertrauen". An dieser Stelle ist es nicht möglich auf im spieltheoretischen Sinne außerrationale Entitäten zurückzugreifen. Altruistische Handlungsdispositionen oder normative Verpflichtungen können also nicht vorausgesetzt werden.[274] Die Auflösung des Dilemmas wird nach der rationalen Entscheidungstheorie durch eine Wiederholung des "Spiels" zustande kommen. Eventuelle Vertrauensbrüche der Akteure können dann im nächsten Spiel vom jeweiligen Partner geahndet, vertrauenswürdiges Verhalten dagegen kann honoriert werden. Zudem sammeln die Akteure über die verschiedenen Spielverläufe Informationen über den jeweils anderen und können dadurch die Kooperationsbereitschaft ihrer Partner besser einschätzen. Sie lernen.[275] Nach Hardin lässt sich die Analyse des wiederholten Gefangenendilemmas in einem entscheidenden Punkt auf das wiederholte einseitige Vertrauensspiel zwischen dem Leutnant und dem Kaufmann Trifonow übertragen. Zwar ist hier kein Ergebnis möglich, bei dem der Leutnant gewinnt, Trifonow aber verliert. Die Gemeinsamkeit liegt jedoch darin, dass gerade in der Wiederholung des Spiels die Möglichkeit für kooperati-

[274] Das ist jedenfalls in der klassischen Spieltheorie der Fall. Es gibt allerdings Ansätze, die auch etwaige moralische Präferenzen der Spieler in deren Nutzenfunktion integrieren. Für eine interessante Kombination von spieltheoretischen und vertragstheoretischen Argumenten zur Begründung von Moral siehe David Gauthier (1986) oder auch Ken Binmore (1998, 2005 u.a.). In Kapitel V werden wir uns mit Michael Baurmanns Versuch einer nutzentheoretischen Begründung von Normbindungen auseinandersetzen.

[275] Für die Wirksamkeit der Spielwiederholung ist es darüber hinaus wichtig, dass die Anzahl der noch ausstehenden Spiele nicht bekannt ist. Wäre das der Fall, könnte sich ein Akteur, der ansonsten kooperiert hätte, im letzten Spiel für die Defektion entscheiden, weil er dadurch einen größeren Gewinn, aber keine Vergeltung mehr zu erwarten hätte. Eine potentiell unendliche Wiederholung von Spielen wird in der Spieltheorie als "*Superspiel*" bezeichnet.

ves - und damit laut Hardin vertrauenswürdiges - Verhalten in jedem Einzelspiel liegt. Im Trifonow-Beispiel, anders als im wiederholten Gefangenendilemma, liegt der Anreiz für vertrauenswürdiges Verhalten allerdings weniger in der Angst, dass ein Vertrauensbruch in der nächsten Runde bestraft werden könnte. Der Anreiz besteht für den Vertrauensträger vielmehr in seinem Interesse an einer fortgesetzten nutzenbringenden Kooperation - dem Dreh und Angelpunkt von Hardins *encapsulated interest* Ansatz.

Die dritte Form von Vertrauen als *encapsulated interest* entsteht nach Hardin dann, wenn Individuen in einem komplexen Netz aus sich überlappenden und sich wiederholenden Beziehungen agieren. Diese Art von Vertrauensbeziehungen bezeichnet er als *thick relationships.*[276] Solche Beziehungen sind für den Vertrauensgeber zum einen eine mögliche Wissensquelle über die Vertrauenswürdigkeit des Vertrauensträgers. Gleichzeitig bilden sie einen Anreiz für den Vertrauensträger sich vertrauenswürdig zu verhalten. Mehr noch als bei der Wiederholung des Vertrauensspiels zwischen zwei Personen müssen die Vertrauensträger hier auf ihre Reputation achten. Hardin erklärt:

> "Reputational effects give me an incentive to take your interests into account even if I do not value my relationship with you merely in its own right. They do that indirectly because I value relationships with others who might react negatively to my violation of your trust."[277]

Zur Illustration derartiger *thick relationships* können wir uns die Handwerkerschaft in einem Dorf vorstellen. Das "Eine Hand wäscht die andere"-Prinzip nimmt dort durch die vielseitigen Verquickungen innerhalb der Gemeinde komplexe Formen an. So hilft der Klempner dem Maler nicht etwa nur, weil er sich davon einen günstigeren Kostenvoranschlag für die Renovierung seines Hauses im nächsten Frühling erwartet. Er tut es vornehmlich, weil der Maler mit dem Kfz-Mechaniker Skat spielt und der dem Klempner immer preiswert seinen uralten Lieferwagen durch den TÜV bringt. Der Klempner wäre in diesem Fall als Vertrauensträger nicht direkt durch sein Interesse an einer fortwährenden Kooperation mit dem Maler motiviert, sondern

---

276 Vgl. Russell Hardin (2002), S.21 ff.

277 A.a.O., S. 22.

vor allem durch ein Interesse an der Aufrechterhaltung einer nützlichen Beziehung zum Kfz-Mechaniker, der den Maler schätzt.

1.1.3 Wie einschlägig ist Hardins Theorie?

Das Verständnis von Hardins Ansatz wird dadurch erschwert, dass Hardin in zentralen Punkten seiner Theorie uneindeutige oder gar widersprüchliche Aussagen macht. Gerade wenn es um die Differenzierung der Gründe für Vertrauen und Vertrauenswürdigkeit geht, bleibt Hardin an einigen Stellen seiner Analyse sehr flexibel. Das ist insbesondere dann problematisch, wenn man zu ergründen sucht, ob sein *encapsulated interest* Ansatz, illustriert am Beispiel vom russischen Leutnant und dem Kaufmann Trifonow, für viele, für einige wesentliche oder für nur wenige unserer Vertrauensbeziehungen einschlägig sein soll. Auch bei der Ausarbeitung seines Modells im Fall von gegenseitigem Vertrauen nach dem Schema des wiederholten Gefangenendilemmas (*mutual trust*) und Vertrauen in komplexen Beziehungen (*thick relationships*) bleibt oft unklar, welchen Erklärungsanspruch er mit seiner Theorie erheben will. So liest man aus einigen Bemerkungen heraus, dass Vertrauensgründe auch in moralischen Verpflichtungen bestehen können oder dass Vertrauen womöglich gar nicht unbedingt einer kognitiven Einschätzung bedarf. Das führt zu schwer zu vereinbarenden Aussagen. So schreibt Hardin zwar eingangs:

> "There are two compelling reasons for taking up trust as encapsulated interest. First, such trust fits a centrally important class of all trust relationships. Second, it allows us to draw systematic implications for relationships across varied contexts."[278]

Wenig später liest man dann:

> "The sense that trust inherently requires more than reliance on the self-interest of the trusted may depend on particular kinds of interactions that, while interesting and even important, are not always of greatest import in social theory or social life - although some of them are, as is the trust a child can have in a parent."[279]

---

[278] A.a.O., S. 1.

[279] A.a.O., S. 6 f.

Und am Ende des Buches erfährt man schließlich:

> "In the academic literature, there are four main theories or models of trust that are actually brought to bear in empirical claims and research. Three of these are based on the kinds of reasons for judging the trustworthiness of the potentially trusted, and we could as sensibly say that these are three different theories of trustworthiness as that they are theories of trust. These kinds of reasons are encapsulated interest, moral commitment and commitment from character. Two of these - moral commitment and character - are dispositional reasons, and the other - encapsulated interest - is a reason from interests. The fundamentally important common feature of these three theories or models of trust is that they require cognitive assessments of the trustworthiness of the potentially trusted. The fourth theory is purely dispositional trust that is not grounded in the assessment of the trustworthiness of the trusted and therefore is not at all a theory of trustworthiness."[280]

Wenn Hardin erörtert, wie man sich Wissen über die Vertrauenswürdigkeit seiner Mitmenschen verschafft, kommt außerdem ein pragmatischer Aspekt ins Spiel. Nach Hardin ist es nämlich leichter etwas über die Interessenlage eines Akteurs herauszufinden als über alternative Handlungsgründe. So schreibt er:

> "Trust that is grounded in moral commitments, norms, or bald commitments may be much less generalizable and therefore less easily assessed."[281]

Ist der Rational-Choice Ansatz also nur eine Behelfstheorie in Ermangelung besserer Möglichkeiten? Doch auch diese Interpretation kommt schnell ins Wanken. Wenn Hardin auf moralische Gründe für vertrauenswürdiges Verhalten rekurriert, wird ihnen die scheinbar zugesprochene Eigenständigkeit wieder aberkannt. So schreibt er:

> "Many social and moral norms are primarily manifestations of interest, as trust commonly is." [282]

Dabei wird impliziert, dass sich moralische Normen auf Interessen zurückführen lassen, dass der Interessenbegriff in diesem Sinne also der grundlegendere sei.

---

[280] A.a.O., S. 197 f.
[281] A.a.O., S. 135.
[282] A.a.O., S. 50.

"In a sense, although it need not be a deliberate move, we economize on thinking and calculating. We adopt habits and norms as devices for deciding in repeat contexts how we should act. Then, following a commonplace but seemingly compelling fallacy, we moralize these shortcuts from being merely devices that we should pragmatically use to being devices that are morally incumbent on us to use."[283]

Diese Ansicht ist unter Rational-Choice Theoretikern verbreitet. Wenn man das Thema Moral in irgendeiner Form berücksichtigt, dann als eine Oberflächenstruktur, die nur in Hinblick auf die tiefer liegende Interessenstruktur von Bedeutung ist.[284] Das, was die Akteure selbst als Gründe für Vertrauen und Vertrauenswürdigkeit verstehen, spielt in einem solchen Modell keine tragende Rolle.[285]

Eine Erklärung für die dargestellten Uneindeutigkeiten könnte darin liegen, dass Hardin einerseits eine Theorie im Sinne der klassischen Rational-Choice Theorie unterbreiten möchte, der es mit möglichst wenigen Grundannahmen gelingt, eine systematische Erklärung des Phänomens Vertrauen zu liefern. Auf der anderen Seite scheint ihm dennoch bewusst zu sein, dass Vertrauen auch andere Komponenten enthält, die sich nicht plausibel durch einen spieltheoretischen Ansatz rekonstruieren lassen. Da er dieses Zugeständnis aber nicht explizit macht, kann im Folgenden nur diskutiert werden, was uns Hardin tatsächlich als positives Rüstzeug an die Hand gibt.

1.2 Vertrauenswürdigkeit und Vertrauensvergabe bei Hardin

Damit es entsprechend dem *encapsulated interest* Ansatz zur Ausbildung eines Vertrauensverhältnisses kommen kann, müssen nach Har-

---

[283] A.a.O., S. 51.

[284] Vgl. Hartmut Kliemt (1985), S. 204.

[285] Solche Gründe werden in manchen spieltheoretischen Konzeptionen sogar ironisch unter dem Stichwort eines "*warm glow*" behandelt, der die rauen Fakten des sozialen Lebens in ein vorteilhafteres Licht rücken soll. Vgl. Ken Binmore (2005), S. 9. Moral soll nach Binmore *wissenschaftlich* betrachtet werden: *"The moral rules that really govern our behaviour consist of a mixture of instincts, customs, and conventions that are simultaneously more mundane and more complex than traditional scholarship is willing to credit. They are shaped largely by evolutionary forces - social as well as biological. If one wishes to study such rules, it doesn't help to ask how they advance the Good or preserve the Right. One must ask instead how they evolved and how they survive."* Vgl. a.a.O., S. 1.

din zwei Bedingungen erfüllt werden: Zum einen muss für den potentiellen Vertrauensträger ein Anreiz bestehen, sich vertrauenswürdig zu erweisen. Dieser Anreiz besteht dann, wenn er sich von einer entsprechenden Kooperation einen Vorteil erwarten kann. Zum anderen muss ein potentieller Vertrauensgeber wissen, wie es um die Anreize und Interessen eines möglichen Vertrauensträgers bestellt ist, damit er dessen Vertrauenswürdigkeit bestimmen kann.[286]

1.2.1 Interesse an nützlicher Kooperation begründet vertrauenswürdiges Verhalten

Zum ersten Punkt ist anzumerken, dass das Kooperationsinteresse des Vertrauensträgers von Hardin nicht eindeutig definiert wird. Meist klingt es so, als ob sich dieses Interesse auf die Erwartung eines berechenbaren Vorteils durch eine fortgesetzte Kooperation mit dem Vertrauensgeber bezieht. Dafür spricht das Beispiel von Trifonow und dem Leutnant. Hardin räumt aber ein, dass es Formen von Vertrauen gibt, bei denen auch andere Interessen die Vertrauenswürdigkeit des Vertrauensträgers begründen. Hardin schreibt:

> "In richer cases you may want our relationship to continue and not to be damaged by your failure to fulfil my trust because you value the relationship for many reasons, including nonmaterial reasons. For example, you may enjoy doing various things with me, or you might value my friendship or my love, and your desire to keep my friendship or love will motivate you to be careful of my trust."[287]

Hardin will aber die Wertschätzung einer kooperativen Beziehung in derartigen *"richer cases"* ebenfalls unter den *encapsulated-interest* Ansatz summieren. Der Vertrauensträger wird auch hier durch die Erwartung eines Kooperationsgewinns motiviert. Es geht ihm um nützliche Resultate der kooperativen Beziehung oder um einen persönlichen Lustgewinn und nicht um die Vertrauensbeziehung selbst. Das steht in Einklang mit einer Rational-Choice Erklärung vertrau-

---

[286] Hardin schreibt in seinem Aufsatz "*The Street-Level Epistemology of Trust*" diesbezüglich: "*There are two central elements in applying a rational choice account of trust: incentives of the trusted to fulfil the trust and knowledge to allow the trustor to trust (or to recommend distrust).*" In: Analyse & Kritik 14: 152-176, zitiert bei Lahno (2002), S. 121.

[287] Russell Hardin (2002), S. 4.

enswürdigen Verhaltens. Es widerspricht allerdings der Intuition, dass sich bei derartig persönlichen Beziehungen die Handlungsmotivation von der "Vertrauenswürdigkeit" eines rationalen Nutzenmaximierers, wie sie im Beispiel vom Leutnant und dem Kaufmann Trifonow dargestellt wird, unterscheidet. Dem Nutzenmaximierer Trifonow geht es um die Fortsetzung einer moralisch fragwürdigen Kooperation, insofern er daraus einen materiellen Profit ziehen kann.[288] Die Interessen des Leutnants, und die Person des Leutnants selber, spielen dabei nur als Mittel zur Befriedigung von Trifonows Gewinn orientierten Präferenzen eine Rolle. Ändern sich diese Interessen oder ändert sich die Anreizsituation, bleibt nichts, was Trifonows Vertrauenswürdigkeit selbst nach einer lang währenden erfolgreichen Kooperation begründen und Vertrauen vernünftig machen könnte. Hat jemand aber im Unterschied dazu ein Interesse an einer Freundschafts- oder gar Liebesbeziehung, so wird dieses Interesse im allgemeinen Sprachgebrauch anders verstanden, nämlich als ein genuines Interesse an der Beziehung und an den Personen, mit denen er in Beziehung stehen möchte oder bereits steht.[289] Die jeweilige Person und die spezifische

---

[288] Annette Baier weist darauf hin, dass vertrauenswürdiges Verhalten nicht in jedem Fall moralisch gerechtfertigt ist: *"When the trust relationship itself is corrupt [...], trusting may be silly self-exposure, and disappointing and betraying trust, including encouraged trust, may be not merely morally permissible but morally praiseworthy."* Vgl. Annette Baier (1994), S. 120. Im Fall vom Leutnant und dem Kaufmann Trifonow ist die Sachlage freilich etwas anders. Hier sind letztlich beide Partner Schurken. Aber auch unter solchen Umständen ließe sich womöglich nach einer "Binnenmoral" fragen, die Vertrauen und Vertrauenswürdigkeit auch unabhängig von egoistischen Motiven der Akteure begründen könnte.

[289] Aristoteles trifft eine einschlägige Unterscheidung zwischen nutzen- bzw. lustmotivierten Beziehungen und Freundschaften, die auf wechselseitigem Wohlwollen beruhen. Er schreibt: *"Die sich also des Nutzens wegen lieben, lieben nicht einer den anderen an sich, sondern insofern, als ihnen voneinander Gutes widerfährt, und ebenso ist es mit denen, die sich der Lust wegen lieben: man hat den umgänglichen Mann gern, weil er einem Vergnügen gewährt. Wo demnach die Liebe auf dem Nutzen beruht, da wird sie durch den Nutzen des Liebenden, und wo sie auf Lust beruht, durch die Lust des Liebenden bestimmt, und sie gilt dem Geliebten nicht insofern er der Geliebte ist, sondern insofern er Nutzen oder Lust gewährt. Daher sind solche Freundschaften leicht lösbar, wenn die Personen sich nicht gleich*

Beziehung zu ihr sind nicht Mittel zur Erreichung eigeninteressierter Zwecke, sondern selbst Zwecke des vertrauenswürdigen Verhaltens eines Vertrauensträgers. Freilich kann sich die Pflege solcher Beziehungen für einen "Vertrauensträger" als nützlich erweisen. Dieser Nutzen kann aber nicht strategisch verwirklicht werden. Denn ein taktisches Vorgehen würde die tatsächliche Verlässlichkeit und Vertrauenswürdigkeit des Vertrauensträgers und damit die bestehende Vertrauensbeziehung in Frage stellen. Diese wird erst dann als wirksam und wirklich erlebt, wenn sie auch in Anbetracht wechselnder Interessenlagen stabil bleibt.[290] Jemand, der aufhörte "vertrauenswürdig" zu sein, sobald es ihm entsprechend dem *encapsulated interest* Ansatz nichts mehr nützt, und zwar in dem Sinne, dass es ihn keinen zusätzlichen Gewinn erwarten lässt, wäre in diesem Sinne also überhaupt nicht vertrauenswürdig, sondern nur berechenbar. Wirkliche Vertrauenswürdigkeit scheint im Gegensatz dazu gerade vorauszusetzen, dass ein Vertrauensträger dazu fähig ist, zugunsten des Vertrauensgebers von seinem individuellen Vorteil abzusehen.

Eine gewisse Stabilität vertrauenswürdigen Verhaltens ist auch für die Ausbildung und den Bestand von Vertrauensbeziehungen notwendig, die weniger wie Freundschaft oder Liebe durch wechselseitiges Wohlwollen geprägt sind. Auch einer Geschäftsbeziehung wie der von Trifonow und dem Leutnant muss eine Komponente zu Eigen sein, die eine solche Stabilität gewährleisten kann, um sinnvoll als eine Vertrauensbeziehung verstanden und genutzt werden zu können. Wir werden später darauf zurückkommen, worin diese Komponente bestehen könnte.

Darüber hinaus ist folgende methodenkritische Überlegung bei der Beurteilung von Hardins Bestimmung von "Vertrauenswürdigkeit" bedenkenswert: Lässt Hardins nutzenzentrierte Theorie das Selbstverständnis der Handlungssubjekte außer Acht, dann ignoriert sie einen Aspekt, der für das Verstehen menschlichen Handelns entscheidend

---

bleiben: sind sie nicht mehr angenehm oder nützlich, so hört man auf, sie zu lieben; das Nützliche bleibt aber nicht dauernd dasselbe, sondern bald ist dieses nützlich, bald jenes. Fällt also dasjenige weg, weshalb solche Menschen Freunde waren, so löst sich auch die Freundschaft auf, weil sie durch jenes bedingt war." Vgl. Aristoteles (1985), S. 184 (1156a).

290 Vgl. Michael Baurmann (2002), S. 123 ff.

ist, nämlich das, was Max Weber als den *subjektiv gemeinten Sinn* von Handlungen bezeichnet. Das ist der Sinn, den die Akteure selbst, und nicht nur der beobachtende Wissenschaftler, mit den entsprechenden Handlungen verbinden.[291] Nimmt man diesen subjektiv gemeinten Sinn in einer sozialwissenschaftlichen Theorie ernst, so müssen auch solche Gründe und Motive für vertrauenswürdiges Verhalten Beachtung finden, die sich der Rational-Choice-Analyse entziehen, mit denen sich die Handlungsakteure aber identifizieren. [292] Tut man das, beobachtet man Menschen in ihren Handlungsvollzügen und fragt sie nach ihrer Motivation, wird ersichtlich, dass die Aussicht auf eine fortgesetzte nützliche Kooperation in wesentlichen Vertrauensverhältnissen von den beteiligten Akteuren nicht als primärer oder gar einziger Grund dafür verstanden wird, sich vertrauenswürdig zu erweisen. Fragt man etwa eine Mutter, warum sie sich um ihre Kind kümmert, antwortet diese vielleicht: "Weil ich es liebe". Ein Christ, gefragt warum er einem Fremden hilft, antwortet wohlmöglich, dass ihm das von seiner Religion geboten wird. Meine Nachbarin, von der man wissen will, warum sie in meiner Abwesenheit meine Blumen gießt, wird antworten, dass ich sie darum gebeten habe und dass man sich unter Nachbarn eben hilft.

An dieser Stelle tritt allerdings ein zweites Problem in der Erklärung von vertrauenswürdigem Verhalten zutage: Die soeben gegebenen Erklärungen bleiben, genau wie Hardins *encapsulated-interest* Ansatz, eindimensional und implizieren, dass bei der "Steuerung" menschlicher Handlungen und Entscheidungen immer eine Sorte von Gründen ausschlaggebend wäre. Das muss aber nicht der Fall sein. Stellen wir uns zur Illustration eine Krankenschwester vor, die umsichtig für ihre Patienten sorgt und sich so dem ihr entgegen gebrachten Vertrauen würdig erweist. Für ihr Verhalten kann es verschiedene Gründe geben. Zwar ist anzunehmen, dass ihre verlässliche Fürsorge Bestandteil einer mit anderen Berufsangehörigen geteil-

---

[291] Vgl. Max Weber (1985), Kapitel 1.

[292] Nach Priddat gehört es freilich gerade zur Eigenart Rational-Choice basierter Theorien, die Handlungen von Individuen als rationale Wahlakte zu rekonstruieren, selbst wenn die handelnden Personen ihr Verhalten selbst nicht mithilfe einer solchen ökonomischen Sprache sinnvoll beschreiben könnten. Vgl. Birger P. Priddat (1998), S. 20 f.

ten und eingeübten Auffassung von einer korrekten Berufsausübung ist. Mit Max Weber könnten wir hier von traditionalem Handeln und einer "eingelebten Gewohnheit" sprechen. Die Krankenschwester handelt dann entsprechend dem in einem bestimmten Kreis von Menschen Üblichen.[293] Fragt man sie selbst, könnte sie analog zu meiner Blumen gießenden Nachbarin sagen, dass sie ihre Patienten so versorgt wie sie es tut, weil *man* das eben so macht. Nichtsdestotrotz kann das Bemühen der Schwester um ihre Patienten auch von individuellen Nützlichkeitserwägungen beeinflusst werden. Die Krankenschwester kann sich darüber beispielsweise der Anerkennung ihrer Vorgesetzten und der Patienten versichern wollen um ihre Karriere zu fördern. Das vertrauenswürdige Handeln der Schwester kann außerdem wertrational motiviert sein und sich auf bestimmte Gebote und Verbote gründen. Während das traditionale Handeln gewöhnlich nicht reflektiert wird, solange es in der jeweiligen Handlungspraxis funktioniert, zeichnet sich wertrationales Handeln durch eine bewusste Orientierung an dem aus, was der Handelnde für "geboten" hält.[294] Außerdem kann das vertrauenswürdige Handeln der Krankenschwester emotionale Gründe haben, die sich z. B. aus der Zuneigung zu ihren Patienten ergeben. Es lässt sich also nicht pauschal sagen, welcher der genannten Gründe für das vertrauenswürdige Verhalten der Schwester ausschlaggebend ist. Schenkt man wie Hardin in seinem *encapsulated-interest* Ansatz nur einer Sorte von Gründen Beachtung und klammert alle anderen Gründe als nicht-rational aus, fokussiert man nicht unbedingt auf das "Wesentliche", sondern engt von vornherein seine Möglichkeiten ein, menschliches Verhalten angemessen zu beschreiben, zu erklären und zu verstehen.

1.2.2 Epistemische Grundlagen der Vertrauensvergabe

Die zweite Vertrauensbedingung, die uns Hardin an die Hand gibt, betrifft die Vertrauensvergabe. Sie besagt, dass man erst dann rational vertrauen kann, wenn man weiß, dass der andere vertrauenswürdig ist. Diese Einschätzung beruht auf zwei Arten von Wissen: Einmal auf induktiv erworbenem Wissen, das sich aus bereits gemachten Er-

---

[293] Vgl. auch Max Weber (1985), Kapitel 1, § 4 zu Brauch und Sitte, S. 14 ff.
[294] Vgl. Max Weber (1972), S. 12.

fahrungen mit möglichen Vertrauensträgern speist, und zum anderen aus dem, was Hardin als "*theoretical knowledge*" bezeichnet. Mit diesem Wissen ist im *encapsulated interest* Ansatz ein generelles Wissen über das interessengeleitete Handeln rationaler Akteure und ihr Verhalten in bestimmten Anreizsituationen gemeint.[295] Der Begriff "Wissen" wird von Hardin ausdrücklich nicht im Sinne der klassischen philosophischen Definition als "justified true belief" gefasst, sondern meint etwas, was er "street-level epistemology" nennt. Was Hardin genau unter einer street-level epistemology versteht, wird außer dieser negativen Bestimmung nicht klar herausgestellt. Aus dem, was Hardin darüber aussagt, lässt sich aber folgendes Bild rekonstruieren: Bei einem Wissenserwerb über die Vertrauenswürdigkeit anderer Akteure haben wir es mit einem Lernprozess zu tun. Man lernt dabei durch wiederholte Interaktion etwas über die Vertrauenswürdigkeit der Menschen, mit denen man interagiert, und schließt induktiv auf deren Vertrauenswürdigkeit in der Zukunft. Darüber hinaus schließt man von solchen Erfahrungen durch Generalisierung auch auf die Vertrauenswürdigkeit von Menschen, mit denen man bislang nicht direkt zu tun hatte:

> "I make my sceptical judgement largely by generalization from past encounters with other people. In that sense, my expected degree of confidence in the new person has been learned before we ever met."[296]

Durch die Erfahrungen, die ein Akteur in verschiedenen Vertrauenssituationen gemacht hat, werden seine Erwartungen bezüglich der Vertrauenswürdigkeit von Personen geformt. In Bezug auf Erfahrungen mit tatsächlichen Interaktionspartnern stellt sich Hardin diesen Lernprozess folgendermaßen vor:

> "In a Bayesian account of knowledge, for example, I make a rough estimate of the truth of some claim - such that you will be trustworthy under certain conditions - and then correct my estimate, or 'update', as I obtain new evidence on you. If I take the risk of cooperating with you, I soon have some evidence on whether you are trustworthy in that single context. I might test further and further, updating until I have a good sense of your degree of trustworthiness in various contexts. I might do

[295] Russell Hardin (2002), S. 130.
[296] A.a.O., S. 113.

this - indeed, typically would do it - not necessarily to test you but rather to benefit from cooperating in new ways. Hence trust - the belief in another's trustworthiness - has to be learned [...]."[297]

Hardin rückt den Lernprozess, den ein Vertrauensgeber mehr oder weniger bewusst durchläuft, in dieser Formulierung an den Bayesianismus heran. Es ist schwer zu sagen, ob er diesen Lernprozess generell als einen bayesianischen konzipieren möchte oder ob damit nur eine Möglichkeit des Wissenserwerbs vorgestellt wird. Doch da er diesen Begriff aufwirft, wollen wird kurz darauf einzugehen, was sich dahinter verbirgt und wie die damit bezeichnete Methode auf einen Wissenserwerb bezüglich der Vertrauenswürdigkeit von Akteuren angewendet werden könnte.[298] Der klassische Bayesianismus funktioniert in Grundzügen folgendermaßen: Will man die tatsächliche Wahrscheinlichkeit einer Hypothese bestimmen, so schreibt man dieser zunächst eine Ausgangswahrscheinlichkeit zu. Die Zuschreibung von Wahrscheinlichkeiten ist dabei nahezu beliebig. Sie dürfen lediglich nicht zu extrem gewählt werden und müssen untereinander konsistent bleiben, d. h. wenn der Hypothese A eine Wahrscheinlichkeit von 0.5 zugeschrieben wird, kann ¬A nicht etwa 0.8 zugeschrieben werden, sondern ebenfalls eine Wahrscheinlichkeit von 0.5. Wendet man den Bayesianismus auf die Einschätzung der Vertrauenswürdigkeit eines potentiellen Vertrauensträgers an, so würde man zunächst eine Hypothese über die Vertrauenswürdigkeit einer Person aufstellen, z.B. "Anna ist vertrauenswürdig", und ihr eine Wahrscheinlichkeit zuschreiben. Entsprechend den Erfahrungen, die man in der Interaktion mit Anna macht oder anhand anderer Informationen über Anna wird dann die Wahrscheinlichkeit der Ausgangshypothese angepasst, d. h. nach oben oder nach unten korrigiert. In den korrigierten Wahrscheinlichkeitswerten für die Hypothesen drücken sich dabei die Glaubensgrade des untersuchenden Subjekts bezüglich der in der Hypothese gemachten Aussage aus. Neue Informationen führen immer

---

297 A.a.O., S. 113 f.

298 Als Einstieg zum Thema Bayesianismus eignet sich der Überblickartikel der Stanford Encyclopedia of Philosophy, http://plato.stanford.edu/entries/epistemology-bayesian/#4 (aufgerufen am 2. Juni 2010, 12:54 Uhr). Weitergehend lohnt sich die Lektüre von Alvin Goldman (1999), S. 109 ff. zur bayesianischen Beurteilung von Zeugenaussagen.

wieder zu Neubewertungen der Hypothesen. Ihre Wahrscheinlichkeiten können sich allerdings langsam 1 oder 0 annähern. Damit kann sich im Laufe der Zeit eine gewisse Stabilität einstellen.
Uns interessiert nun, ob die Anwendung einer solchen Methode im Fall der Vertrauensvergabe plausibel erscheint und welchen Einfluss ein "Hintergrundwissen", wie es etwa in Hardins Theorie expliziert wird, bei einem derartigen Lernprozess hat. Betrachten wir zunächst einmal, was an der Methode attraktiv ist. Ein Vertrauensgeber schätzt die Vertrauenswürdigkeit seines Gegenübers anhand bestimmter Indizien ein, die sich aus direkten Erfahrungswerten mit dieser Person, aus Einschätzungen Dritter über diese Person und aus Erfahrungen, die der Vertrauensgeber mit anderen Personen in vergleichbaren Situationen gemacht hat, speisen. Das heißt nicht, dass sich ein Vertrauensgeber bei jeder Interaktion die "Indizienlage" wieder neu bewusst macht. Hardin schreibt:

> "[...] my relationship with a close friend may have been built from relatively conscious choices to take risk (most likely minor risks at first). By now, however, the relationship simply works, and neither of us might be pressed to make such conscious choices - although we might if novel circumstances arise."[299]

In diesem Fall hat der Vertrauensgeber aufgrund positiver Erfahrungen eine Vertrauensdisposition gegenüber einer bestimmten Person entwickelt, die das Kalkulieren der Vertrauenswürdigkeit im Einzelfall obsolet macht. Die Wahrscheinlichkeit der Hypothese, dass eben dieser Freund vertrauenswürdig ist, hätte sich somit im Laufe des Updates an einen Wert angenähert, bei dem sich der Vertrauensgeber der Vertrauenswürdigkeit des Freundes ausreichend gewiss ist. Das, was hier als ausreichend betrachtet wird, ist freilich individuell verschieden.[300]
Das Aussetzen eines bewussten Kalkulierens ist nun nach Hardin durchaus vernünftig, denn:

---

[299] Russell Hardin (2001), S. 6.

[300] Es hängt davon ab, wie risikobereit der einzelne ist und welchen Nutzen er sich von einer Kooperation erwartet.

> "[...] we have to outgrow the need to calculate if we are to have time for other things, and we do."[301]

Aber - und das ist entscheidend - wenn sich die Bedingungen ändern, kann und muss die Evidenzlage wieder geprüft werden. Erhellend ist hierzu ein Aufsatz von Isaac Levi. Dort heißt es bezüglich der Revision von Überzeugungen:

> "[...] the manner in which credence judgments are to be revised depends critically on the empirical assumptions which the agent makes. The totality of such assumptions cannot be explicitly cited by the agent all at once or in any reasonable period of time. However, any portion of the total evidence which is not rendered explicit can in principle be made so. Consequently, an agent's credence judgments are empirically arguable - i.e., they can be critically evaluated through an examination of some of the empirical assumptions upon which they are based."[302]

Wenn diese Aussage auf Überzeugungen bezüglich der Vertrauenswürdigkeit von Personen angewendet wird, ergibt sich folgendes: Es ist weder möglich noch erforderlich, dass sich ein rationaler Akteur permanent alle Faktoren bewusst macht, die seinen Glauben an die Vertrauenswürdigkeit eines Vertrauensträgers begründen. Genauso wenig ist es erforderlich, dass der Vertrauensgeber beständig das Risiko im Auge behält, dass er mit seinem Urteil falsch liegen könnte. Die Notwendigkeit, die bestehende Evidenz kritisch zu befragen, ergibt sich aber dann, wenn der Vertrauensgeber Erfahrungen macht oder ihm Informationen bekannt werden, die tatsächlich gegen die Vertrauenswürdigkeit des Vertrauensträgers sprechen. So wie ein Wissenschaftler seine Ergebnisse nicht ständig infrage stellen kann, wenn er in seiner Forschung vorankommen möchte, kann sich auch ein Vertrauensgeber vernünftigerweise nicht kontinuierlich dem Zweifel ergeben. Dennoch sollten sich beide offene Augen und Ohren für Evidenzen bewahren, die ihre Arbeitshypothesen tatsächlich herausfordern.[303]

---

301 Russell Hardin (2001), S. 6.

302 Isaac Levi (1970), S. 147.

303 Vgl. Isaac Levi (1970), S. 147.

1.2.3 Was zählt als Evidenz?

Dennoch bleibt eine offene Frage: Welche Erfahrungen oder Informationen werden von einem potentiellen Vertrauensgeber tatsächlich als relevant ausgewählt? Hardin schreibt nämlich:

> "That knowledge [of the truster, c.s.] includes the capacity to assess the trustworthiness of others in light of relevant evidence."[304]

Denn eindeutig ist es nicht, was für den einzelnen Vertrauensgeber als relevante Evidenz zählt. Die Wahrnehmung, Selektion und Bewertung von Informationen über andere hängt selbst davon ab, wie der Vertrauensgeber geprägt ist, und eben nicht nur vom Verhalten des Vertrauensträgers, einmal davon, ob der Vertrauensgeber mit anderen Menschen überwiegend positive oder negative Erfahrungen gemacht hat, zum anderen aber auch davon, wie er diese Erfahrungen einordnet und bewertet. Levi räumt dazu ein:

> "[...] when X accepts E as evidence he regards accepting E as true as nonproblematic. Such acceptance may be caused by sensory stimulation. But cultural and psychological factors also determine what is accepted as evidence."[305]

Hardin äußert sich dazu in seinen Ausführungen über die Epistemologie des Vertrauens indirekt, wenn er induktiv erworbenes Erfahrungswissen mit einer Art von "*theoretical knowledge*" verknüpft. Das theoretische Wissen systematisiert und erklärt dabei die akquirierten Erfahrungsdaten, indem es Gründe für bestimmte beobachtbare Verhaltensweisen liefert und Generalisierungen ermöglicht. Welcher Art dieses Wissen ist, wird in folgendem Zitat angedeutet. Dabei geht es um die Erwartungen, die Ökonomen aus den USA zur Zeit des Kalten Krieges hinsichtlich der Entwicklung in Osteuropa auf Grundlage eines interessenbasierten Theoriehintergrunds ausbildeten:

> "Economists had theoretical knowledge about people in general and about the working of centrally determined and market-determined economic outcomes."[306]

---

304 Russell Hardin (2002), S. 114.

305 Vgl. Isaac Levi (1970), S. 152.

306 Vgl. Russell Hardin (2002), S. 130.

Was hier ins Auge sticht, ist die Formulierung *"knowledge about people in general"*. Wir wissen, dass Hardin als Vertreter der Rational-Choice Theorie menschliches Verhalten als grundlegend vorteilsorientiert betrachtet. Das ist das Fundament seiner Theorie. Damit erklärt er menschliches Verhalten auch im Fall von Vertrauen. Diese Konzeption von Rationalität bringt es mit sich, dass Hardin tatsächlich bestehende Vertrauensverhältnisse auch nur noch durch diese "Brille" betrachten kann und Phänomene, die seinem Rationalitätskriterium nicht entsprechen, als *irrational* einordnen muss. Zwar ist es akzeptabel, dass die Erklärungsweite einer Theorie nicht die gesamte Wirklichkeit abdecken kann. Wenn es aber richtig ist, dass zu Hardins Erklärungsgegenständen die Handlungsmotivation und das Verhalten vernunftbegabter Personen zählen, dann findet sich die so genannte *"theory ladenness of observation"*[307] nicht nur auf der Ebene seiner sozialwissenschaftlichen Theorie. Die Individuen selbst, deren Verhalten die Theorie erklären soll, werden auf ein eigennutzorientiertes Denken und Handeln festgelegt. Das Interesse am Fortbestand nützlicher Kooperationen wird vor dem Hintergrund der Rational-Choice Theorie nicht als ein "rationaler" Handlungsgrund unter anderen, sondern als der ausschlaggebende Grund verstanden. Damit aber wird menschliche Vernunft auf eine Form der ökonomischen Rationalität verkürzt und die erfahrbare Wirklichkeit nicht nur vereinfacht, sondern verzerrt.

1.3 Vertrauen und Kontrolle

Vertrauen wird von Hardin als eine bestimmte Art von Wissen bestimmt: *"Trust is little more than knowledge"*[308]; *"[...] it is a cognitive judgement that depends on perceived facts"*.[309] Vertrauenswürdigkeit bedeutet im *encapsulated-interest* Ansatz die Motivation, das zu tun, was mir anvertraut wurde - gesetzt dem Fall, dass eine fortgesetzte Kooperation mit einem Vertrauensgeber in meinem Interesse liegt. Als Faktoren, die die Ausbildung und den Erhalt von "Vertrauensbeziehungen" begünstigen können, kommen deshalb solche in Frage, die

---

307 Vgl. Alvin Goldman (1999), S. 238 f.
308 Russell Hardin (2002), S. 31.
309 A.a.O., S. 110.

das Wissen des Vertrauensgebers um die von Nutzenerwägungen abhängige Vertrauenswürdigkeit des Vertrauensträgers einerseits und die Motivation des Vertrauensträgers zu vertrauenswürdigem Verhalten andererseits stärken. Dabei können nach Hardin Institutionen eine wichtige Rolle spielen. Sie geben Aufschluss darüber, wie sich die Akteure, deren Verhalten durch institutionelle Regeln gesteuert wird, verhalten werden.[310] Das Wissen über die Gestaltung von Institutionen und ihre Wirkung auf die Handlungsmotivation potentieller Vertrauensträger erlaubt es einem Vertrauensgeber, die Vertrauenswürdigkeit eines eventuellen Vertrauensträgers besser einzuschätzen und ggf. zu vertrauen. Wenn Hardins Ansatz und das damit verbundene ökonomische Menschenbild korrekt wären, könnte gefolgert werden, dass man beim Design von Institutionen, z. B. im Staat oder in einer Organisation wie dem Krankenhaus, im Wesentlichen darauf achten müsste, die Anreize für die Akteure so zu setzen, dass vertrauenswürdiges Verhalten, d. h. kooperatives Verhalten, kontinuierlich im Eigeninteresse des Vertrauensträgers liegt. Der Gestaltung solcher Anreize würde dann eine große Bedeutung bei der Herstellung von Vertrauenswürdigkeit und folglich von Vertrauen zukommen. Schauen wir, inwieweit diese Ansicht gerechtfertigt ist.
Anreize zur Generierung von Vertrauenswürdigkeit und Vertrauen können in Kontrollmechanismen bestehen, die abweichendes Verhalten aufzeigen, "bestrafen" und so im Vergleich zu kooperativem Verhalten kostenträchtiger machen. Sie können aber auch in der Honorierung erwünschter Verhaltensweisen bestehen.[311] Durch solche Anreize wird das Eigeninteresse der Vertrauensträger in die Richtung des gewünschten Verhaltens "umgebogen". Eine derartig hergestellte "Vertrauenswürdigkeit" scheint zunächst der von Hardin selbst vertretenen Auffassung entgegenstehen, dass vertrauenswürdiges Handeln nicht quasi-deterministisch sein kann. Hardin schreibt:

[310] Vgl. a.a.O., S. 109, in Anlehnung an Coleman (1990).
[311] Vgl. Michael Baurmann (2002).

"Giving people overwhelmingly strong incentives seems to move them toward being deterministic actors with respect to the matters at issue."[312]

Dieser Eindruck wird bestätigt, wenn Hardin Vertrauen und vertrauenswürdiges Handeln an die Ermessensspielräume des Vertrauensträgers bindet und als wesentlich riskant bestimmt:

"Acting on trust involves giving discretion to another to affect one's interests. This move is inherently subject to the risk that the other will abuse the power of discretion."[313]

Die postulierte Freiheit besteht aber nur in einem engen Sinn: Das Wissen, das einen Vertrauensgeber veranlasst zu vertrauen, schließt nicht aus, dass der Vertrauensträger in der bestehenden Vertrauenssituation die Möglichkeit hat, das rational begründete Vertrauen des Vertrauensgebers zu enttäuschen. Ein Vertrauensträger ist also nicht zwingend an ein Verhalten gebunden, dass der spieltheoretischen Rationalität genügen würde. In diesem Umstand liegt das Risiko für einen Vertrauensgeber. Folgt der Vertrauensträger aber der spieltheoretischen Rationalität und verhält sich vertrauenswürdig, wenn die bestehende Anreizsituation vertrauenswürdiges Verhalten für ihn vorteilhaft macht, sind die bestehenden Anreize wie etwa das Vorhandensein bestimmter Kontroll- und Sanktionsmechanismen und die Kenntnis derselben durch den Vertrauensgeber für die Entstehung einer "Vertrauensbeziehung" entscheidend.

Dennoch erscheint auch unter Berücksichtigung des spieltheoretischen Kalküls ein stark auf Kontrolle ausgerichtetes Design von Institutionen in vielen Fällen nicht effektiv. Das liegt zum einen daran, dass ex ante kaum exakt zu bestimmen und daher auch nicht zu kontrollieren ist, was im konkreten Fall unter wünschenswertem Verhalten zu verstehen ist. Das X, mit dem sich Person A in Hardins Darstellung an Person B wendet, ist dann nicht eindeutig festgelegt. Wenn sich z. B. ein Patient in die Hände eines Arztes begibt, erwartet er eine gute medizinische Behandlung. Welche Untersuchungen durchgeführt und welche konkreten Maßnahmen dazu ergriffen werden sol-

---

312 Russell Hardin (2001), S. 5.

313 Russell Hardin (2002), S. 11 f.

len, ist aber nicht pauschal zu bestimmen. Zwar gibt es ärztliche Behandlungsleitlinien. Aber auch diese müssen einen Spielraum für das ärztliche Ermessen in der Behandlung des individuellen Patienten lassen. Michael Baurmann erklärt diesbezüglich in seinem Aufsatz "*Vertrauen und Anerkennung*", dass institutionelle Anreizsysteme notwendig unvollständig sind, weil die

> "Mitglieder von Institutionen diskretionäre Entscheidungs- und Ermessensspielräume haben, multidimensionale, ex ante nicht definierbare Aufgaben und Pflichten erfüllen sollen, kreative und nicht normierbare Lösungen für komplexe Probleme finden müssen, Kontrollen und Hierarchien lückenhaft bleiben, externe Leistungsmessungen persönliche Motivation und subjektive Einstellungen nicht erfassen können oder Anreize dysfunktionale Effekte produzieren."[314]

Auch wenn also das Verhalten von Personen in einem institutionellen Gefüge weitgehend kontrolliert werden könnte, wären die Folgen also nicht wünschenswert. Zum einen birgt der Ermessensspielraum von Vertrauensträgern nicht nur Risiken, sondern auch einen Entfaltungsspielraum für Innovation und Kreativität, der für die Erfüllung komplexer und sich wandelnder Aufgaben entscheidend ist. Das Vorhandensein solcher Ermessensspielräume setzt aber schon ein gewisses Maß an Vertrauen denen gegenüber voraus, denen diese Spielräume zugestanden werden. Sie bekommen erst durch das ihnen entgegengebrachte Vertrauen die Gelegenheit, sich dieses Vertrauens "würdig" zu erweisen. Dazu bestünde in einem "durchkontrollierten" System keine Möglichkeit. Zum anderen stellt sich in einem vornehmlich auf Kontrolle basierenden System die klassische Frage: *"Quis custodiet ipsos custodes?"* Denn institutionelle Anreizsysteme sind nicht selbsttragend. Sie können bestimmte Verhaltensweisen zwar wahrscheinlicher machen. Was sie aber nicht bewirken können, ist die *"Sicherstellung eines Handelns, das die Regeln der Institution selbst garantiert"*.[315] Sie beruhen somit letztlich wieder auf der persönlichen Vertrauenswürdigkeit zumindest der Mitglieder der entsprechenden Institution, die eine Kontroll- oder Aufsichtsfunktion in-

---

314 Michael Baurmann (2002), S. 109.

315 A.a.O., S. 110.

nehaben.[316] Diese Einwände gegen ein einseitig auf Kontrolle fußendes System sollen nicht in Frage stellen, dass ein vernünftiges Maß an Misstrauen, an Kontrolle und Aufsicht vertrauenswürdiges Verhalten stabilisieren kann. Ihre Bedeutung liegt aber nicht darin begründet, dass sie vertrauenswürdiges Verhalten tatsächlich "herstellen" können. Diesen Aspekt werden wir in Kapitel V wieder aufgreifen.

1.4 Kritische Gesichtspunkte

Für ein besseres Verständnis von Vertrauensbeziehungen im Krankenhaus ist folgendes bedenkenswert: Es ist nicht plausibel, dass die Vertrauenswürdigkeit von Akteuren durch deren Interesse an einer fortgesetzten vorteilhaften Kooperation motiviert werden muss, um als rational gelten zu können. Hardin nimmt in seinem Ansatz eine starke Reduktion dessen vor, was unter menschlicher Rationalität zu verstehen ist. Seine Rekonstruktion von Vertrauenswürdigkeit und Vertrauen erfasst außerdem weder das Alltagsverständnis des Konzepts Vertrauen, noch passt sie phänomenologisch. Im Gegensatz zu Hardins Verständnis scheint das vertrauenswürdige Handeln eines Vertrauensträgers vielmehr eine Haltung vorauszusetzen, die sich durch die Bereitschaft auszeichnet, in noch näher zu bestimmender Weise vom eigenen Vorteil abzusehen. Dass das vertrauenswürdige Verhalten von Akteuren aber in vielen Fällen durch die bestehende Anreizsituation beeinflusst wird, darf nicht unterschlagen werden. Wir werden jedoch zeigen, dass die Wirkung der entsprechenden Anreize nicht darin besteht, dass sie vertrauenswürdiges Verhalten für einen Vertrauensträger im weitesten Sinne "lukrativ" machen, sondern vielmehr darin, dass jemand, der sich vertrauenswürdig verhält, durch seine Vertrauenswürdigkeit nicht ins Hintertreffen gerät. Mit Hardin stimmen wir darüber überein, dass kognitive Erwartungen über das Verhalten potentieller Vertrauensträger für die Ausbildung und den Erhalt von Vertrauensbeziehungen bedeutsam sind, nicht aber, dass Vertrauen sich in solchen kognitiven Erwartungen erschöpft. Vertrauen lässt sich begründen und durch ein Wissen über und Erfahrungen mit etwaigen Vertrauensträgern bestätigen oder

---

316 Ausführungen hierzu finden sich in dem Aufsatz *"Restoring Distrust"* von Dennis F. Thompson (2005), S. 245-66.

entkräften. Welcher Art diese Gründe sind und ob bzw. wie man sie bei der Vergabe von Vertrauen heranzieht, muss jedoch weiter diskutiert werden.

2. Bernd Lahno: Vertrauen als emotionale Haltung?

Bernd Lahno bietet uns mit seiner Arbeit "*Der Begriff des Vertrauens*" eine komplexe Analyse und Beschreibung des Phänomens Vertrauen an. Darin werden viele Aspekte des Phänomens Vertrauen beleuchtet und zueinander in Beziehung gesetzt. Lahno untersucht Vertrauen dabei im Hinblick auf seine Wirkung in Entscheidungssituationen, die durch Unsicherheit gekennzeichnet sind, d. h. in denen die beteiligten Akteure nicht wissen, für welche Handlungen sich die jeweils anderen entscheiden werden. Lahno ist in unserem Kontext interessant, weil er zwar aus der spieltheoretischen Tradition kommt, andererseits aber die These vertritt, dass dieser theoretische Ansatz bei der Analyse bestimmter Phänomene wie dem Phänomen Vertrauen zu kurz greift. Im Folgenden soll diskutiert werden, wo und wie Lahno in seiner Vertrauenstheorie von den Annahmen der Rational-Choice Theorie abweicht und welche Alternativen er dazu anbietet.
Lahno grenzt sich in seiner Analyse gegen Rational-Choice Theoretiker wie Russell Hardin ab: Für ihn ist Vertrauen nicht das logische Ergebnis der rationalen Erwartungen eines Vertrauensgebers. Vertrauen beeinflusst vielmehr die Erwartungen der Akteure und formt deren Präferenzen und Interessen. So verändert es die Art und Weise, in der Informationen über potentielle Vertrauensträger wahrgenommen und bewertet werden:

> "Die Einstellung eines Vertrauenden gegenüber seinem Partner bestimmt [...] seine Erwartungen und in manchen Fällen auch seine Präferenzen; d. h. diejenigen Elemente, auf die eine Theorie des Vertrauens als rationale Erwartung Vertrauen zurückführen will, sind gar nicht unabhängig von Vertrauen gegeben."[317]

Lahno zufolge verändert Vertrauen als eine emotionale Haltung die Situation, in der die Akteure interagieren. Lahno geht zudem davon aus, dass ein Wesensmerkmal typischer Vertrauensbeziehungen darin

[317] Bernd Lahno (2002), S. 127.

liegt, nicht nach Evidenzen dafür zu fragen, ob der andere nun tatsächlich vertrauenswürdig ist. Mehr noch: Individuen handeln in solchen Beziehungen auch gegen vorliegende Hinweise vertrauensvoll. Lahno schreibt:

> "Es geht hier nicht um begründetes oder unbegründetes Vertrauen, sondern um die Frage, inwiefern jemand, der vertraut, überhaupt Gründe braucht. Weil er vertraut, scheinen die Informationen über seinen Partner eine andere, weniger wichtige Rolle zu spielen."[318]

Verfolgen wir nun, welche Argumente hinter dieser Äußerung stehen.

2.1 Vertrauen und die Rolle von Risiko und Information

Bernd Lahno bestimmt Vertrauen als eine emotionale Einstellung einer Person A gegenüber einer anderen Person B in einer bestimmten Situation, in der A und B interagieren.

> "Diese Einstellung ist dadurch gekennzeichnet, wie der Vertrauende A seinen Partner B und die Situation selbst erlebt. A's Bild der Situation enthält die Möglichkeit für A, sich durch eine Handlungsentscheidung für die Entscheidungen von B verletzlich zu machen."[319]

Vertrauen beinhaltet dabei laut Lahno zwei Merkmale: Zum einen betrachtet der Vertrauensgeber sich und den Vertrauensträger als Partner in einem Vertrauensproblem. Zum anderen muss der Vertrauensträger als verantwortlich handelnde Person wahrgenommen werden, mit der der Vertrauensgeber durch gemeinsame Norm- und Wertvorstellungen verbunden ist. Hat der Vertrauensgeber diese beiden "Wahrnehmungen", so entwickelt sich daraus eine "vertrauensvolle Erwartung" und der Vertrauensgeber handelt im Vertrauen auf den Partner.[320]

In der Aussage, dass die entsprechende Situation und der jeweilige Partner vom Vertrauenden in einer bestimmten Weise wahrgenommen werden, liegt der emotionale Charakter des Vertrauens begründet, denn nach Lahno ist Vertrauen

---

[318] A.a.O., S. 132.

[319] A.a.O., S. 210.

[320] Vgl. a.a.O., S. 221.

"[...] insofern ein Gefühl, als es die Wahrnehmung der Welt oder einer speziellen Situation durch den Vertrauenden in einer besonderen Weise bestimmt."[321]

Diese Konzeption wirkt sich darauf aus, wie man sich den Umgang eines Vertrauensgebers mit Informationen über die Vertrauenssituation und den Vertrauensträger vorzustellen hat. Ein Vertrauensgeber im Sinne der Spieltheorie wird in Anbetracht des bestehenden Risikos, das mit der Vertrauensvergabe einhergeht, bemüht sein dieses Risiko abzuschätzen, bevor er im Vertrauen handelt. Der zu erwartende Nutzen wird mit möglichen Kosten angesichts der bestehenden Informationslage abgewogen. Die Erwartung, die sich aus diesen Überlegungen ergibt, bestimmt, ob vertraut wird oder nicht. Für Lahno indes begründet das Vertrauen selbst die Erwartungen des Vertrauensgebers in den Vertrauensträger. Durch dieses Vertrauen ist die grundsätzliche Unsicherheit einer Vertrauensbeziehung mit "dem subjektiven Gefühl der Sicherheit" vereinbar.[322] Lahno unterscheidet hier zwischen zwei Graden von Sicherheit: einer Sicherheit hinsichtlich "nicht beobachtbarer kontingenter Ereignisse" und einer Sicherheit, die aus dem Wissen resultiert, "dass bestimmte Ereignisse mit dem Wissen über den (gegenwärtigen) Zustand der Welt logisch nicht vereinbar sind".[323] Die Sicherheit des Vertrauensgebers ist von der ersten Art. Der Vertrauensgeber ist sich zwar bewusst, dass es für den Vertrauensträger Handlungsmöglichkeiten gibt, bei deren Ausführung er das ihm entgegengebrachte Vertrauen enttäuschen würde. Er weiß, dass es in der Vertrauenssituation Faktoren gibt, die außerhalb seiner Kontrolle liegen. Dennoch kann er sich gewiss sein, dass solche Handlungen nicht gewählt werden.[324] Diese Sicherheit kann daraus resultieren, dass der Vertrauensgeber seine Partnerin kennt, dass er um ihre Charaktereigenschaften, ihre Absichten und Überzeugungen weiß und darum, wie sie sich unter bestimmten Umständen verhält.

---

321 A.a.O., S. 184 f.

322 A.a.O., S. 45.

323 A.a.O., S. 44.

324 Lahno illustriert diese Unterscheidung mit der Analogie eines fairen Würfels. Dabei ist die Sicherheit, dass ein solcher Würfel niemals eine 7 zeigen wird von der zu unterscheiden, dass der Würfel nicht bei jedem Wurf eine 6 zeigen wird.

Es muss aber nicht das Ergebnis einer bewussten Reflexion der Vertrauenswürdigkeit des anderen sein.

2.2 Lahnos Kritik an der spieltheoretischen Lösung von Vertrauensproblemen

Lahno weist nun insbesondere auf Situationen des wechselseitigen Vertrauens hin, in denen die beteiligten Akteure mit einer strategischen Unsicherheit umgehen müssen. Selbst wenn die Akteure wissen, welche ihrer möglichen Handlungsoptionen die beste Antwort auf eine bestimmte Strategie des anderen ist, wissen sie eben nicht, welche Strategie der andere tatsächlich wählen wird.[325] Das damit verbundene Vertrauensproblem wird von Spieltheoretikern durch die fortwährende Wiederholung des Vertrauensspiels in der Struktur des wiederholten Gefangenendilemmas gelöst. Auch Hardin tut das, wie gezeigt, in seiner Analyse von Vertrauen nach dem encapsulated interest Ansatz. Während Hardin davon ausgeht, dass die Anreizsituation durch die Wiederholung des Vertrauensspiels so geändert wird, dass Kooperation zur einzig rationalen Strategie in den einzelnen Spielen wird, schreibt Lahno:

> "Wenn Individuen in einer einem Superspiel *[potentiell unendliche Folge von Vertrauensspielen, c.s.]* entsprechenden Folge von Dilemmasituationen kooperieren, so müssen sie Gründe besitzen, die eine allein auf die materiellen Interessen und rationalen Überzeugungen der Akteure abhebende Analyse nicht erfassen kann."[326]

Lahno begründet seine Einschätzung damit, dass es in einem Superspiel nicht nur ein mögliches Gleichgewicht gibt, das die Akteure auf eine spezielle Strategie festlegt, sondern viele. Er erklärt:

> "Eine *[Strategie-]* Kombination ist immer dann ein Gleichgewicht, wenn die Gewinnerwartung jedes Spielers an jedem Knoten des Pfades für die weitere Verfolgung des Pfades mindestens so groß ist wie das, was er zu diesem Zeitpunkt allein bekommen kann, wenn er von der vorgegebenen Regel abweicht (denn bei einer Abweichung ist der zu erwartende zukünftige Gewinn 0)."[327]

---

325 Vgl. a.a.O., S.234.

326 A.a.O., S. 238.

327 A.a.O., S. 235.

Die rationale Lösung von Vertrauensspielen in potentiell unendlicher Folge besteht nun tatsächlich darin, sich kooperativ zu verhalten, solange das alle anderen auch tun. Genau das ist aber auch in einem Superspiel nicht sicher. In Vertrauensspielen sind unter dem Gesichtspunkt einer spieltheoretischen Rationalität nämlich gemischte Strategien denkbar, bei denen es für einen Vertrauensträger rational ist, gelegentlich nicht zu kooperieren, d. h. nach anfänglicher Kooperation in folgenden Spielzügen gelegentlich zu defektieren. Das ist dann möglich und rational, wenn der Vertrauensträger Gründe dafür hat anzunehmen, dass der Vertrauensgeber auch noch an eingeschränkten kooperativen Gewinnen interessiert ist. Eine solche Strategie wäre auch im Fall von Trifonow und dem Leutnant denkbar, wenn wir die Situation so abändern, dass der illegale Handel nicht sofort bei einem Vertrauensbruch Trifonows auffliegt und so die Beziehung zwangsläufig beendet wird. Das Geschäft zwischen dem Leutnant und Trifonow könnte z. B. einmal im Monat stattfinden, die Buchprüfung dagegen nur, wenn die zuständige Behörde Anlass zur Sorge hat. Wenn sich Trifonow in der stärkeren Position weiß, kann er gelegentlich defektieren und so seine Gewinnchancen optimal ausschöpfen. Der Leutnant aber, der sein Ansinnen auf Kooperation womöglich nur mit Trifonow verwirklichen kann, müsste dann zwar gelegentliche Verluste in Kauf nehmen. Er würde dennoch, sofern er überhaupt einen Gewinn machen kann, rational handeln, wenn er sich auf den Handel mit Trifonow einlässt.[328] So gesehen reicht die Wiederholung des Vertrauensspiels im Superspiel nicht aus, um die Anreizsituation dergestalt zu verändern, dass Kooperation bzw. vertrauenswürdiges Verhalten zur einzig rationalen Strategie in den Einzelspielen wird.

Ein weiterer Kritikpunk Lahnos richtet sich gegen die Annahme der Spieltheoretiker, dass die Vertrauensbildung ein Lernprozess sei, bei dem Informationen gesammelt werden, aus welchen dann rationale Überzeugungen über die Vertrauenswürdigkeit potentieller Vertrauensträger erwachsen.[329] Nach Lahno ändert sich die Situation, in der

328 Für eine detaillierte Analyse siehe Bernd Lahno (2002), Kapitel 8.

329 Lahnos Kritik an einer bayesianischen Konzeption eines Lernprozesses ähnelt der von mir vorgetragenen.

Akteure miteinander interagieren nämlich grundlegend mit der Ausbildung von Vertrauen. Im Vertrauen ändert sich die Einstellung eines Vertrauensgebers zu einer Vertrauensperson; Informationen über diese Person und sogar ihre Handlungen werden anders interpretiert und bewertet. Grund dafür ist ein psychischer Mechanismus, der bei fortgesetzter Kooperation zu einem Gefühl der Verbundenheit führt. Lahno bezeichnet den Zustand, in dem sich die Akteure aufgrund fortgesetzter erfolgreicher Zusammenarbeit befinden, als affektiven Zusammenhalt.[330] Dadurch schätzen die Vertrauenspartner nicht nur die Resultate ihrer Kooperation wert. Der Vertrauensbeziehung selber wird ein Wert zugeschrieben. Lahno bemerkt:

> "Dieser Mechanismus bewirkt eine allmähliche Entschärfung und Überwindung des Dilemmacharakters, den Situationen, in denen Leistungen zum wechselseitigen Vorteil ausgetauscht werden, von ihrer äußeren Struktur her besitzen."[331]

Eine Situation, in der vertraut wird, unterscheidet sich aus den genannten Gründen selbst dann von einer Situation, in der nicht vertraut wird, wenn die gegebenen Handlungsoptionen und die zu erwartenden Handlungsfolgen äußerlich gleich bleiben. Bei dem Prozess der Vertrauensbildung kann man nach Lahnos Analyse also nicht von tatsächlichen Situationswiederholungen im Sinne des Superspiels ausgehen.[332] Angewandt auf das "Vertrauensspiel" zwischen dem Leutnant und dem Kaufmann Trifonow hieße das: Bestünde tatsächlich eine Vertrauensbeziehung zwischen den beiden, dann würden der Leutnant und Trifonow diese Beziehung mit der Zeit um ihrer selbst willen schätzen und aufrecht erhalten wollen, auch wenn sie die Kooperation ursprünglich allein aufgrund der finanziellen Gewinnchancen angestrebt haben. Ist das aber nicht der Fall, so könn-

---

Danach führen Menschen weder die entsprechenden mathematischen Operationen tatsächlich aus, die für die bayesianische Methode notwendig sind, noch verhalten sie sich so *als ob* sie es täten. Vgl. a.a.O., S. 255 f.

330 Vgl. a.a.O., S. 288 f. Interessant ist hierbei, dass kooperative Zusammenarbeit also nicht nur eine wünschenswerte Folge von Vertrauen ist, sondern dass das Entstehen und der Erhalt von Vertrauensbeziehungen unter Umständen auch erst durch erfolgreiche Kooperationen ermöglicht werden.

331 A.a.O., S. 289.

332 Vgl. a.a.O., S. 256.

ten wir Lahnos Argumentation folgend sagen, kann man diese Beziehung auch nicht als eine Vertrauensbeziehung bezeichnen.
Mit seiner Kritik liefert Lahno Argumente gegen die Plausibilität einer spieltheoretischen Lösung von Vertrauensproblemen. Doch auch wenn Vertrauen eine "emotionale Haltung" mit einer verändernden Wirkung auf die Einschätzung der Akteure und ihrer Präferenzen hat und nicht allein Resultat rationaler Erwartungen nach dem Modell der rationalen Entscheidungstheorie ist, so befriedigt diese Darstellung noch nicht unser Interesse an den Möglichkeitsbedingungen von Vertrauen. Wir wollen nun untersuchen, inwieweit das Vertrauen eines Vertrauensgebers auch innerhalb des Lahnoschen Ansatzes in dem Sinne gerechtfertigt sein muss, dass es "Gründe" für die Annahme der Vertrauenswürdigkeit des Vertrauensträgers gibt, auf die der Vertrauensgeber sein Vertrauen stützt.

2.3 Emotion vs. Kognition?

Lahnos Beschreibung von Vertrauen entspricht unseren Intuitionen eher als das von Hardin skizzierte Bild des Vertrauensgebers als Situationsanalytiker, der Nutzen- und Wahrscheinlichkeitswerte miteinander verrechnet. Vertrauen hat bei Lahno eine verändernde Wirkung und ist nicht bloßes Ergebnis einer zufrieden stellenden Kalkulation. Vertraue ich etwa einem Freund, so werde ich die mir vorliegenden Informationen anders bewerten oder auswählen als stünde ich zu ihm nicht in einer vertrauensvollen Beziehung. Wird dieser Freund z. B. des Betrugs bezichtigt, so kann es nach Lahno sehr wohl sein, dass mein Vertrauen in ihn trotz der bestehenden Beweislage nicht erschüttert wird.[333] Durch diese Konzeption lassen sich freilich auch Beziehungen einer eher bedenklichen Couleur als Vertrauensbeziehungen charakterisieren, nämlich solche, in denen die Wahrnehmung der Vertrauenswürdigkeit des Vertrauensträgers durch den Vertrauensgeber der Wirklichkeit nicht entspricht. Dabei kann das Gefühl, das sich in der entsprechenden Wahrnehmung äußert, zwar un-

[333] Vgl. a.a.O., S. 138 f. Anhand dieses Beispiels hat Lahno sein Vertrauenskonzept auch in einem Vortrag erläutert, den er im Rahmen des Institutskolloquiums an der Universität Leipzig im Herbst 2005 gehalten hat.

angemessen, aber dennoch echt sein.[334] Lahno konstruiert dazu ein Beispiel.[335] Darin geht es um Julia, die sich in einen Heiratsschwindler verliebt. Obwohl sie von den betrügerischen Absichten ihres Romeos weiß, übergibt sie ihm auf dessen Verlangen eine größere Summe Geldes, wissend, dass dieser damit auf Nimmerwiedersehen verschwinden wird. Julia tut das, schreibt Lahno, um ihre Liebe und ihr Vertrauen trotz allem zum Ausdruck zu bringen. Später lesen wir:

> "In ihrem Vertrauen und ihrer Liebe nimmt Julia Romeo als vertrauenswürdig wahr. Dies ist nicht eine Frage der inneren Anerkennung oder der Zustimmung, sondern es ergibt sich aus dem Inhalt ihres Gefühls und der Weise, in der Julia dieser Inhalt gegeben ist. Julia urteilt nicht, dass Romeo vertrauenswürdig ist, sie erlebt es."[336]

Julia hat sich also nicht etwa darin geirrt, dass Romeo vertrauenswürdig ist. Ganz im Gegenteil: Sie *weiß*, dass er nicht vertrauenswürdig ist. Wie soll sie dann aber *erleben* oder *fühlen*, dass er es ist? Lahno gesteht zu, dass das kein prototypischer Fall von Vertrauen ist. Dennoch schreibt er:

> "Es ist [...] logisch möglich (wenn auch psychologisch schwer vorstellbar), dass eine Person einer anderen (in einem Vertrauensproblem) vertraut, ohne die entsprechenden Erwartungen zu besitzen."[337]

Inwieweit ist die hier postulierte Unabhängigkeit des Vertrauensgefühls von den der Vertrauensgeberin bekannten Informationen nachvollziehbar? Ist es plausibel zu behaupten, dass Vertrauen von dem Wissen um den Mangel an Kooperationsbereitschaft eines Vertrauensträgers unbeeinflusst bleiben könnte, selbst wenn seine Aufrechterhaltung keine Kalkulation der Kooperationsbereitschaft des Vertrauensträgers zur Voraussetzung hätte? In einem Fall, in dem es tatsächlich klare Anzeichen dafür gäbe, dass jemand nicht vertrauenswürdig ist, in dem also Gründe vorlägen, die gegen seine Vertrauenswürdigkeit sprechen, wäre Vertrauen keine angemessene Reaktion mehr. Lahno weist uns mit seinem Beispiel aber auf etwas Wichtiges hin: Wenn wir vertrauen, dann nicht nur aufgrund unserer rationalen Er-

[334] Vgl. a.a.O., S. 196.
[335] A.a.O., S. 214.
[336] A.a.O., S. 219.
[337] A.a.O., S. 214.

wartungen bezüglich der Vertrauenswürdigkeit eines Vertrauensträgers. In den meisten Fällen werden unsere Gefühle einem Menschen gegenüber zwar von den Informationen, die wir über ihn haben, beeinflusst. Dennoch sind Fälle denkbar, in denen Gefühl und kognitive Erwartung in verschiedene Richtungen weisen können. Die Betonung der Tatsache, dass Vertrauen eine emotionale Komponente aufweist und nicht nur als etwas erlebt wird, was sich letztlich aus mehr oder minder bewusst erlebten Kognitionen des Vertrauenden speist, ist deshalb wichtig. Das bedeutet aber nicht, dass der Aufbau und die Aufrechterhaltung von Vertrauensbeziehungen im Normalfall nicht auf Gründen basieren würden, die unserer Vernunft zugänglich sind, sich aber keineswegs in Kosten-Nutzen-Erwägungen erschöpfen müssen.

2.4 Verbundenheit als Vertrauensgrundlage

Wie gezeigt, geht Lahno davon aus, dass beim Vertrauen kein logischer Zusammenhang zwischen unseren kognitiven Erwartungen und dem Gefühl bzw. der Wahrnehmung besteht, dass sich ein Vertrauensgeber vertrauenswürdig erweisen wird. Dennoch beruht Vertrauen auch in seinem Ansatz auf Gründen. Lahno charakterisiert die Haltung eines Vertrauensgebers folgendermaßen:

> "[Der Vertrauende nimmt seinen Partner, c.s.] als verantwortlich handelnde Person wahr, mit der er durch gemeinsame Normen und Wertvorstellungen verbunden ist. Aus dieser Wahrnehmung der Situation und des Partners heraus entwickelt er eine vertrauensvolle Erwartung, handelt er im Vertrauen."[338]

Die möglichen Fundamente der Verbundenheit zwischen Vertrauensgeber und Vertrauensträger sollen im Folgenden genauer betrachtet werden.

2.4.1 Wohlwollen und fortgesetzte Kooperation

Die Wahrnehmung von Verbundenheit kann nach Lahno auf verschiedene Weise entstehen. Generell gilt aber, dass die Partner in einem Vertrauensproblem einige grundlegende Wertvorstellungen miteinander zu teilen glauben. Lahno führt aus:

---

[338] A.a.O., S. 221.

"Sie [die Verbundenheit, c.s.] kann nur dann die Grundlage einer Vertrauensentscheidung bilden, wenn der Vertrauende glaubt (oder 'fühlt'), dass geteilte Werte die Vertrauensperson unter den gegebenen Bedingungen zu vertrauenswürdigem Verhalten anhalten werden."[339]

In persönlichen Vertrauensbeziehungen kann wechselseitiges Wohlwollen, wie es für Freundschaften kennzeichnend ist, Verbundenheit begründen. Dieser Fall nimmt allerdings eine Sonderstellung ein, weil die Akteure hierbei Werte und Ziele nicht im eigentlichen Sinne teilen. Vielmehr kümmert sich ein Vertrauensträger um die Werte und Ziele des Vertrauensgebers, weil er diesem wohl will. Lahno erklärt:

"Der andere teilt meine Werte nicht deshalb, weil er selbst ähnliche Wertvorstellungen hat, sondern allein schon, weil es meine Werte sind. Er unterstützt meine Ziele nicht, weil sie kongruent zu seinen sind, sondern, wie es die Definition des Wohlwollens will, um meiner selbst willen, weil es für mich gut ist, meine Ziele zu erreichen."[340]

Verbundenheit kann weiterhin durch fortgesetzte Kooperation entstehen. Sie ergibt sich dabei aus der Zusammenarbeit der Akteure.[341] Auch wenn eine solche Zusammenarbeit anfänglich um des individuellen Vorteils willen erfolgt, kann sie, wenn sie sich bewährt, laut Lahno zu einer Art der Verbundenheit führen, die vertrauenswürdiges Verhalten und Vertrauen weitgehend unabhängig von bloßem Eigeninteresse der Akteure motiviert. Lahno schreibt:

"Positive Erfahrungen, die auf gemeinsamen Anstrengungen beruhen, bringen die Menschen zusammen. Sie entwickeln einen 'Sinn für die Gemeinschaft' und damit neue Motive zu handeln."[342]

Lahno zitiert die Ergebnisse experimenteller Untersuchungen zur Entstehung von Zusammenhalt in Austauschbeziehungen.[343] Danach sind die Partner in einer solchen kooperativen Beziehung auch dann bemüht, die Partnerschaft aufrecht zu erhalten, wenn attraktive Alternativen bestehen. Das ist zum einen der Fall, weil die gemeinsam

339 A.a.O., S. 300.

340 A.a.O., S. 301.

341 Vgl. a.a.O., S. 282.

342 A.a.O., S. 284.

343 Die Untersuchungen stammen von Edward J. Lawler und Jeonkoo Yoon (1996). Vgl. Bernd Lahno (2002), S. 284 f.

gemachten Erfahrungen entscheidende Informationen über das zu erwartende Verhalten des jeweils anderen liefern und somit eine bessere Risikoabschätzung ermöglichen. Insofern wäre diese Beschreibung mit einer spieltheoretischen Interpretation vereinbar. Solche Bindungen haben allerdings auch eine emotionale Komponente, auf die Lahno unter dem bereits eingeführten Begriff des *affektiven Zusammenhalts* zu sprechen kommt - und diese geht über individuelle Vorteilserwägungen hinaus. Grundlegend für einen affektiven Zusammenhalt ist die geteilte Überzeugung bzw. das gemeinsame Gefühl der in Beziehung stehenden Personen,

> "[...] dass ihre Beziehung ein eigenständiges soziales Objekt ist, dem ein eigener Wert zukommt. Die Beziehung besitzt deshalb motivierende Kraft. Affektiver Zusammenhalt ist mithin ein intrinsisches Motiv, eine Beziehung aufrechtzuerhalten."[344]

Die Beziehung verliert damit ihren rein instrumentellen Charakter. Sie wird selbst als wertvoll wahrgenommen.

2.4.2 Institutionelles Vertrauen

Eine für unseren Untersuchungsgegenstand besonders interessante Grundlage von Verbundenheit findet sich in Lahnos Ausführungen über institutionelles Vertrauen. Unter einer Institution versteht Lahno:

> "[...] ein Verhaltensmuster innerhalb einer Gruppe auf der Basis sich wechselseitig verstärkender Verhaltenserwartungen mit orientierendem und normativem Charakter [...]."[345]

Er fasst darunter aber auch konkrete gesellschaftliche Bereiche wie die Wissenschaft, das Recht oder die Medizin, die zwar wichtige Ordnungsstrukturen der Gesellschaft ausmachen, aber auch selbst wieder mit spezifischen Regeln und den korrespondierenden Verhaltenserwartungen einhergehen.

Institutionelles Vertrauen ist insbesondere dann entscheidend, wenn wir von Personen abhängig sind, die wir nicht kennen, die wir vielleicht nur kurz oder gar nicht zu Gesicht bekommen oder deren Wir-

---

344 A.a.O., S. 285.

345 A.a.O., S. 355.

ken auf komplexe Weise mit den Handlungen anderer verknüpft ist. Man denke etwa an eine Operation im Krankenhaus, bei der man den Anästhesisten vielleicht gerade noch erspäht, bevor man einschläft, den schneidenden Chirurgen aber allenfalls nach der Operation kennen lernt. Lahno macht die Notwendigkeit von institutionellem Vertrauen folgendermaßen deutlich:

> "In vielen Zusammenhängen ist uns [...] zwar klar, dass unser Wohl von den Handlungen anderer abhängt, welche anderen aber tatsächlich involviert sind, bleibt uns unersichtlich; und oft wissen wir nicht einmal genau, von welchen einzelnen Handlungen die Entwicklung abhängt und wie diese einzelnen Handlungen zusammenwirken. [...]."[346]

Gerade in solchen Situationen hoher Komplexität und relativer Anonymität muss sich ein Vertrauensgeber nach Lahno hinreichend gewiss sein können, dass die ihm nicht bzw. noch nicht bekannten Vertrauensträger in den situationsrelevanten Zielen und Werten mit ihm übereinstimmen, und dass diese Ziele innerhalb der Institution tatsächlich umgesetzt werden. Für unseren Anwendungskontext bedeutet das zum Beispiel, dass sich Patienten erst dann vertrauensvoll auf das medizinische Personal im Krankenhaus einlassen können, wenn sie davon ausgehen können, dass die für das Berufsethos von Ärzteschaft und Pflege grundlegende Orientierung am Patientenwohl in der Praxis tatsächlich gelebt wird.

Die Gewissheit über eine Übereinstimmung in den situationsrelevanten Zielen und Werten zwischen Vertrauensgeber und Vertrauensträger beruht zum einen auf kognitiven Erwartungen des Vertrauensgebers, die sich aus der Kenntnis der Wirkung der bestehenden institutionellen Regeln auf das Verhalten individueller Akteure speisen. Lahno erklärt:

> "Wir orientieren uns an den Regelmäßigkeiten, die wir als Folge sozialen Handelns insgesamt zu erkennen glauben, und vertrauen auf die Wirksamkeit der sozialen Institutionen in dieser Hinsicht."[347]

Im Gegensatz zu Hardin will Lahno das Vertrauen in Institutionen aber nicht so verstanden wissen, dass diese lediglich einen verlässli-

---

[346] Ebd.
[347] Ebd.

chen Mechanismus liefern würden, auf Grundlage dessen potentielle Vertrauensgeber das Verhalten potentieller Vertrauensträger vorhersagen können. Lahno schreibt:

> "Gewiss ist es möglich, dass ein Individuum auf der Basis seiner bloßen Kenntnis der in einer Gruppe geltenden Regeln und der daraus sich ergebenden Verhaltensregelmäßigkeiten relativ gute Vorhersagen über das zu erwartende Verhalten der Gruppenmitglieder machen kann. Ein solches Individuum kann allein auf dieser kognitiven Basis sein Handeln auf das Verhalten der Gruppe einrichten. Es kann sich auf die Gruppe verlassen, weil es sich auf die Kraft der das Verhalten der Gruppe bestimmenden Regeln verlassen kann. Solange sein Handeln ausschließlich durch seine kognitive Erwartung bestimmt ist, sollte man allerdings nicht von Vertrauen, sondern vom bloßen sich Verlassen sprechen."[348]

Damit eine Verbundenheit entsteht und Vertrauen möglich wird, müssen Vertrauensgeber und der oder die Vertrauensträger die spezifischen institutionellen Regeln nicht nur als bestehend wahrnehmen. Sie müssen sie darüber hinaus auch für sich als verbindlich und verpflichtend anerkennen. Diese Regeln erzeugen bei einem Vertrauensgeber dann nicht nur kognitive Erwartungen, d. h. Erwartungen darüber, wie sich potentielle Vertrauensträger de facto verhalten werden. Sie erzeugen auch normative Erwartungen darüber, wie sich diese Vertrauensträger verhalten sollen. Das Bestehen solcher normativen Erwartungen zeigt sich darin, dass eine Verletzung der entsprechenden Regeln durch einen Vertrauensträger vom Vertrauensgeber nicht nur zum Anlass genommen wird, die eigenen Erwartungen zu korrigieren, wie es bei rein kognitiven Erwartungen der Fall wäre, sondern darin, dass eine solche Verletzung auch mit Empörung beantwortet wird.

Lahno bezieht sich bei seiner Unterscheidung zwischen kognitiven und normativen Erwartungen auf eine Differenzierung von H. L. A. Hart. Dieser unterscheidet in seiner Arbeit *"The Concept of Law"* zwischen dem externen Standpunkt, den ein unbeteiligter Beobachter auf bestehende Regeln einnimmt, und dem internen Standpunkt eines Akteurs, der diese Regeln als geltend und verpflichtend aner-

---

348 A.a.O., S. 356.

kennt und sich deshalb nach ihnen richtet.[349] Lahno schreibt in Anlehnung an Hart:

> "Vertrauen in eine Institution ist danach eine Haltung gegenüber einer Institution, die einen in diesem Sinne internen Standpunkt zu sozialen Regeln, die die Institution charakterisieren, einschließt und es dem Vertrauenden erlaubt, sich für Handlungen anderer Menschen verletzlich zu machen, von denen er annimmt, dass sie durch die Institution geleitet werden. Institutionelles Vertrauen in diesem Sinne schließt ein Gefühl der Verbundenheit in der Anerkennung der normativen Grundlage der Institution mit den Menschen, deren Verhalten durch die Institution bestimmt wird, ein."[350]

Wir werden später aufzeigen, welche Folgen es für diese Art von Vertrauen haben kann, wenn zu den Vertrauen gründenden Normen der entsprechenden Institution Vorgaben hinzutreten, die die Befolgung dieser Normen durch die Mitglieder der Institution erheblich erschweren.

2.5 Institutionelles Vertrauen oder personales Vertrauen?

Lahno erklärt, dass ein Vertrauen in Institutionen einen "tendenziell kategorischen Charakter" aufweist, weil es sich auf "die Wirksamkeit und Funktionalität eines ganzen Systems von Handlungen bzw. Handlungsregeln" bezieht.[351] Insofern würden individuelle Abweichungen, sofern sie innerhalb der Institution korrigierbar sind, das Vertrauen in die Institution noch nicht erschüttern. Institutionelles Vertrauen wäre somit stabiler als ein Vertrauen, das allein auf persönlichen Erfahrungen fußt. Von einer Unabhängigkeit des institutionellen Vertrauens von personalem Vertrauen kann man aber nicht sprechen. Wir haben schon festgestellt, dass personales Vertrauen tatsächlich immer schon in einem durch Institutionen strukturierten Raum ausgebildet wird. Aber auch wenn wir das durch Lahno beschriebene Vertrauen in konkrete Institutionen wie das Rechtssystem, die Wissenschaft oder die Medizin betrachten, wird deutlich, dass institutionel-

---

349 Vgl. H. L. A. Hart (1994), S. 89: *"[...]; for it is possible to be concerned with the rules, either merely as an observer who does not himself accept them, or as a member of the group which accepts and uses them as guides to conduct."*

350 Bernd Lahno (2002), S. 357.

351 Vgl. a.a.O., S. 358.

les Vertrauen durch persönliche Begegnungen vermittelt wird. Lahno erläutert dies mit folgendem Beispiel:

> "Der Arzt, den wir besuchen, verkörpert einerseits das allgemeine System der medizinischen Versorgung, er ist andererseits ein konkreter Mensch mit persönlichen Schwächen und Stärken. Unser Vertrauen in ihn ist einerseits eine Folge unseres allgemeinen Vertrauens in die Medizin und insofern unpersönlich. Es ist andererseits durchaus persönlich, weil es von unseren mitunter sehr spezifischen Erfahrungen mit der Person des Arztes abhängt, davon, wie er sich uns zuwendet, von unseren Erfahrungen mit der Stimmigkeit und dem Erfolg seiner Therapien, usf."[352]

Das Handeln der Mitglieder einer Institution wird also nicht nur als das Ergebnis bestimmter Regeln betrachtet, sondern immer auch dem konkreten Akteur zugerechnet, der sich nach diesen Regeln richtet. Die Begegnung mit den Repräsentanten einer Institution vermittelt, wenn sich diese vertrauenswürdig erweisen, das Vertrauen in die Institution mit ihren Auswahl-, Kontroll- oder Anerkennungsmechanismen.[353] Es besteht also ein enger Zusammenhang zwischen personalem und institutionellem Vertrauen: Einmal, weil personales Vertrauen immer schon in einem durch Institutionen strukturiertem Raum ent- und besteht und zum anderen, weil das Vertrauen in eine Institution im persönlichen Vertrauen, das ihren Repräsentanten entgegengebracht wird, verankert ist.

Darüber hinaus ist wichtig - und hier gehen wir ein stückweit über Lahno hinaus -, dass Institutionen mit ihren Auswahl-, Kontroll- und Anerkennungsmechanismen vertrauenswürdige Akteure nicht aus dem Nichts erschaffen. Sie können, so sie konsistent gestaltet sind, deren Vertrauenswürdigkeit stabilisieren, indem sie vertrauenswürdiges Verhalten unterstützen. Kontrolle und Anerkennung spielen dabei die Rolle, dass sie es tatsächlich vertrauenswürdigen Personen erleichtern, vertrauenswürdig zu bleiben. Enttäuschen die Angehörigen von Institutionen allerdings das Vertrauen ihrer Vertrauensgeber, so wird auch das Vertrauen in die gesamte Institution und ihre Mitglieder geschwächt, insbesondere dann, wenn es sich nicht nur um die Verfehlungen einzelner schwarzer Schafe handelt. Dann ist zu vermuten,

---

352 A.a.O., S. 359.

353 Vgl. Michael Baurmann (2002).

dass die bestehenden Anreize und Regeln vertrauenswürdiges Verhalten eben nicht stützen, eventuell sogar sein Gegenteil befördern - und in diesem Sinne versagen. Man misstraut unter solchen Umständen nicht nur einzelnen Personen, sondern dem gesamten institutionellen Gefüge.[354]

3. Fazit

In diesem Kapitel sind zwei Vertrauenskonzeptionen vorgestellt worden. Aus dem spieltheoretischen Ansatz von Russell Hardin soll die Charakterisierung von Vertrauen als einer begründbaren Haltung eines Vertrauensgebers gegenüber einem Vertrauensträger übernommen werden. Vertrauen basiert auf kognitiven Erwartungen des Vertrauensgebers über die Vertrauenswürdigkeit des Vertrauensträgers, lässt sich aber - hier weichen wir von Hardin ab - nicht auf diese reduzieren. Tatsächlich ist es in seltenen Fällen möglich, dass das Vertrauensgefühl eines Vertrauensträgers auch dann erhalten und handlungsleitend bleibt, wenn dieser weiß, dass der "Vertrauensträger" überhaupt nicht vertrauenswürdig ist. In solchen Fällen ist das entgegengebrachte Vertrauen zwar unangemessen, aber echt.

Mit Hardin stimmen wir weiterhin darüber überein, dass die Gründe dafür, dass ein Vertrauensgeber einem anderen vertraut, nicht ständig hinterfragt werden müssen. Der Vertrauensgeber kann aber Gründe dafür angeben, warum er jemanden für vertrauenswürdig hält oder nicht. Persönliche Erfahrungen mit anderen oder Informationen über sie können als Evidenz für oder gegen die Vertrauenswürdigkeit dieser Personen sprechen, unser Vertrauen in sie stärken oder schwächen. Dadurch entsteht ein Wissen über potentielle Vertrau-

---

[354] Das Misstrauen kann dabei gar nicht immer auf konkrete Personen gerichtet werden, weil "Fehlfunktionen" häufig das Ergebnis des Zusammenwirkens vielfältiger Faktoren sind. Dennis F. Thompson bezeichnet dieses Problem als "the problem of many hands": *"In any complex organization, an offence is often the result of a pattern of conduct or series of harms to which many different individuals contribute, often in relatively small ways and often under some pressure or without full knowledge."* Vgl. Dennis F. Thompson (2005), S. 250.

ensträger, auf dem sich die Erwartungen bezüglich ihrer Vertrauenswürdigkeit gründen können.
Die Annahme, dass rationale Erwartungen bezüglich der Vertrauenswürdigkeit eines Vertrauensträgers auf einer spieltheoretischen Kosten-Nutzen-Kalkulation beruhen, teilen wir jedoch nicht. Das spieltheoretische Modell des Menschen als Homo oeconomicus, der in seinen Handlungsentscheidungen darum bemüht ist, seinen Vorteil zu vermehren, und das daraus resultierende Rationalitätsverständnis werden als einseitig zurückgewiesen. Mehr noch: Dieses Konzept menschlichen Entscheidens und Handelns entspringt selbst einer von Spieltheoretikern wie Hardin nicht weiter hinterfragten ökonomischen Weltsicht, die der Vielfalt menschlicher Handlungsmotivation nicht gerecht wird. Zudem ist nicht einsehbar, wie ein tatsächliches Vertrauensproblem gelöst werden sollte, wenn die Handelnden als rationale Nutzenmaximierer vorgehen würden. Die spieltheoretische Rekonstruktion von Vertrauensproblemen als Gefangenendilemma verdeutlicht die Schwierigkeit: Vertrauen ist bei einer einmaligen Interaktion nicht möglich. Das Dilemma soll deshalb durch eine potentiell unendliche Folge von Wiederholungen überwunden werden. Nur dann hätten die Akteure nach Maßgabe des Nutzenkalküls ein Interesse daran, in den Einzelspielen zu kooperieren. Bernd Lahno weist jedoch darauf hin, dass ein solcher Effekt nicht notwendig folgt. Denn auch in einer potentiell unendlich wiederholten Spielfolge - einem Superspiel - sind durchaus gemischte Strategien denkbar, bei denen es für den Vertrauensträger rational ist, gelegentlich nicht zu kooperieren. Stabile Verhaltenserwartungen und ein Ausweg aus der Struktur des Gefangenendilemmas können also auch nicht über die Einführung von Superspielen gewonnen werden. Das Verdienst der Spieltheorie besteht dennoch darin, dass sie durch das Gefangenendilemma illustriert, wie ein Vertrauens- bzw. Kooperationsproblem in Anbetracht unvollständiger Informationen entsteht. Sie zeigt auf, welches Problem gelöst werden muss, um unter solchen Umständen eine Kooperation zu ermöglichen. Sie stellt aber selbst keine adäquate Lösung bereit.
Bernd Lahno erklärt im Gegensatz zu Theoretikern wie Hardin, dass sich das Vorhandensein von Vertrauen darauf auswirkt, wie die betei-

ligten Akteure ein Vertrauensproblem wahrnehmen. Wird in einer Situation vertraut, dann unterscheidet sich diese grundlegend von einer Situation, in der nicht vertraut wird. Von daher kann bei der Analyse von Vertrauensverhältnissen auch nicht von einer tatsächlichen Situationswiederholung im Sinne eines Superspiels ausgegangen werden. Die durch Vertrauen geprägte Beziehung wird zu einem eigenständigen Objekt, das nicht nur wegen seiner Nützlichkeit, sondern um seiner selbst willen wertgeschätzt wird. Vertrauen formt so die Interessen und Präferenzen der Akteure und überwindet die Dilemmastruktur einer Situation ohne Vertrauen.

Lahno sieht nun die Möglichkeitsbedingung für die Ausbildung von Vertrauen darin, dass ein Vertrauensgeber einen Vertrauensträger als verantwortlich handelnde Person wahrnimmt und sich mit ihm durch gemeinsame Normen und Wertvorstellungen verbunden fühlt. Die Wahrnehmung einer solchen Verbundenheit motiviert einen Vertrauensträger in einer Vertrauenssituation dazu, von seinem individuellen Vorteil abzusehen. Verbundenheit und das darauf fußende Vertrauen können auf verschiedene Weise entstehen: durch persönliches Wohlwollen, durch fortgesetzte Kooperation und durch das Eingebundensein von Vertrauensgeber und Vertrauensträger in einen gemeinsamen institutionellen Rahmen, der das Verhalten der Akteure orientiert und dessen Normen sowohl vom Vertrauensträger als auch vom Vertrauensgeber als verbindlich anerkannt werden. Diese drei Arten von Verbundenheit können Vertrauen begründen. Da sich das Krankenhaus aber durch eine hohe Komplexität und eine relative Anonymität auszeichnet, werden wir uns im Folgenden auf die dritte von Lahno ausgewiesene Grundlage von Verbundenheit und Vertrauen konzentrieren: das Eingebundensein von Vertrauensgeber und Vertrauensträger in einem gemeinsamen institutionellen Rahmen, dessen Regeln von beiden als verbindlich anerkannt werden.

V. Der Homo honestus

Für den Anwendungskontext Krankenhaus stellen wir folgende These auf: Die Bindung des medizinischen Personals an ein Berufsethos und die Erwartungen der Patienten bezüglich der entsprechenden Normbindungen des Personals stellen im Lahnoschen Sinne eine Grundlage für die Ausbildung und den Erhalt von Vertrauensbeziehungen zwischen den Patienten und dem medizinischen Personal im Krankenhaus dar. Das ist insbesondere dann der Fall, wenn diese Beziehungen in einer relativ anonymen Umgebung ausgebildet werden müssen. Damit die vertrauensfördernde Wirkung des Berufsethos erhalten bleibt, müssen allerdings sowohl die Berufsangehörigen als auch die Patienten davon ausgehen können, dass die entsprechenden berufsethischen Normen in der Praxis auch weitgehend befolgt werden können. Das bedeutet: Die vertrauensermöglichende und stabilisierende Wirkung berufsethischer Normen ist eng an ihre wahrgenommene Umsetzung und Umsetzbarkeit in der Berufspraxis gebunden.
In diesem Kapitel werden wir uns zunächst mit dem ökonomischen Ansatz von Michael Baurmann zur Ausbildung von Normbindungen auseinandersetzen. Dabei soll uns speziell der von ihm konstruierte Handlungstyp des "dispositionellen Nutzenmaximierers" interessieren - als eine Option für eine Position zwischen dem Homo oeconomicus und einem rigorosen Pflichterfüller.[355] Der von Baurmann vertretene Ansatz soll daraufhin untersucht werden, ob er Normbindungen plausibel rekonstruieren kann. Im Anschluss wollen wir unseren Typus des normgebundenen Akteurs entwickeln: den Homo honestus. Er soll uns dabei helfen, die Situation berufsethisch motivierter Mitarbeiter im Krankenhaus besser zu erfassen.

[355] Wir beziehen uns dabei speziell auf die Kapitel 6 und 7 aus Michael Baurmanns Arbeit "*Der Markt der Tugend*".

1. Normgebundenes Handeln im Rahmen des ökonomischen Modells

Eingangs sei darauf hingewiesen, dass Baurmann "Normbindungen" und normkonformes Verhalten unter der Voraussetzung erklären will, dass es Akteuren grundsätzlich um die Mehrung ihres eigenen Vorteils geht. Im Gegensatz zu uns, geht es ihm nicht um die Beschreibung einer "anständigen Person" und den Umständen, unter denen die Aussetzung einer Normbefolgung durch eine solche Person gerechtfertigt sein kann. Baurmann will zeigen, unter welchen Umständen die Entstehung von Normbindungen und gesellschaftlichen Institutionen (und deren Aufrechterhaltung) über Nützlichkeitserwägungen eigeninteressierter Akteure ausreichend motiviert werden können. Trotz dieser verschiedenen Erkenntnisinteressen werden wir gerade in der Abgrenzung unseres Handlungstypus von Baurmanns dispositionellen Nutzenmaximierer besser verstehen können, was es für eine anständige Person bedeuten muss sich an bestimmte Normen gebunden zu haben und unter welchen Umständen die Aussetzung einer Normbefolgung durch einen "anständigen Mitarbeiter" im Krankenhaus gerechtfertigt sein kann.

1.1 Typen des rationalen Handelns nach Baurmann

Um die Position des dispositionellen Nutzenmaximierers verstehen zu können, betrachten wir zunächst Baurmanns Typologie des rationalen Handelns. Baurmann stützt seine Typologie auf Max Webers Unterscheidung zwischen Zweckrationalität und Wertrationalität. Im Falle der Zweckrationalität macht sich der Handelnde nach Baurmann die ihm in einer bestimmten Situation offen stehenden Handlungsalternativen bewusst, überlegt sich die wahrscheinlichen Folgen der entsprechenden Handlungen und wählt diejenige Alternative, *"die nach Abwägung aller Aspekte nach seinen Maßstäben am besten ist"*.[356]

[356] Michael Baurmann (2000), S. 286. Noch einmal anders formuliert, heißt es bei Baurmann: *"Gemäß diesem Modell* [zweckrationalen Handelns, c.s.] *wählt ein rationaler Entscheider aus seiner jeweils gegebenen Alternativmenge jene Möglichkeit, die aufgrund seines empirischen Wissens über die wahrscheinlichen Folgen seiner Handlungen relativ zu seinen Bewertungs-*

Wertrational handelt ein Akteur dann, wenn er *"ohne Rücksicht auf die vorauszusehenden Folgen handelt", "nach 'Geboten' oder 'Forderungen', die der Handelnde an sich gestellt glaubt"*.[357]
Ausgehend von diesen Begriffen nimmt Baurmann zwei weitere Differenzierungen vor. Er unterscheidet zwischen zwei Arten von "Entscheidungsregeln" und zwischen zwei Arten von "Handlungsgründen" für rationale Handlungen, die nach seinem Dafürhalten in den Weberschen Konzepten der Wert- und Zweckrationalität enthalten sind. Nach Baurmann zeichnet sich zweckrationales Handeln bei Weber durch eine "Zweck- bzw. Folgenorientierung" des Handelns und das Streben nach der Erzielung eines "subjektiven Nutzens" ("Nutzenfundierung") aus. Wertrationales Handeln kombiniert dagegen den Handlungsgrund der "Verwirklichung ideeller Werte" ("Wertfundierung") mit der Entscheidungsregel der "Normbindung".[358]
Im Idealtypus des zweckrationalen Handelns erkennt Baurmann das Modell des Homo oeconomicus. Dessen einzige Handlungsmotivation besteht im beständigen Streben nach der *"Maximierung seines subjektiven Nutzens"*. Den Idealtypus wertrationalen Handelns führt Baurmann im Ursprung auf die Kantische Moralphilosophie zurück. Danach sind Handlungen nur dann moralisch wertvoll, *"wenn sie sich 'kategorisch' an dem Gebot eines ethischen Normenkodex orientieren"*.[359] Die Verwirklichung ideeller Werte erfordert nach dieser Auffassung, dass das Handeln moralischen Normen folgt, die sich aus einem allgemeinen Gesetz herleiten lassen. Ein derartig kantisches Moral- und Handlungskonzept hat sich nach Baurmann im Idealtypus des Homo sociologicus niedergeschlagen - obschon Baurmann feststellt, dass diesem Handlungstypus die Kenntnis bestimmter ideeller Werte nicht nur durch die kantische "praktische Vernunft", sondern auch im Laufe seiner Sozialisation zuteilwerden kann.[360]

---

kriterien den größten Erwartungswert besitzt." Vgl. Michael Baurmann (2000), S. 287.

357 A.a.O., S. 293. Max Weber (1972), S. 12 f.

358 Vgl. Michael Baurmann (2000), S. 292.

359 A.a.O., S. 293.

360 A.a.O., S. 294.

Weber selbst legt nicht nahe, dass der Idealtypus des zweckrationalen Handelns dem entspricht, was Baurmann als die Charakteristika des Homo oeconomicus bezeichnet. Weber definiert lediglich:

> "Zweckrational handelt, wer sein Handeln nach Zweck, Mitteln und Nebenfolgen orientiert und dabei sowohl die Mittel gegen die Zwecke, wie die Zwecke gegen die Nebenfolgen, wie endlich auch die verschiedenen möglichen Zwecke gegeneinander rational abwägt [...]."[361]

Ein zweckrational entscheidender Mensch muss demnach kein Egoist sein, dem es ausschließlich um die Vermehrung seines eigenen Nutzens geht. Dass es einem zweckrationalen Akteur um die bestmögliche Erfüllung seines Eigeninteresses gehen *kann*, wird von Weber nicht geleugnet. Darum geht es ihm aber nicht. Für Weber sind nicht die Motive oder Gründe einer Handlung für die Typisierung als zweckrational ausschlaggebend, sondern, wie zitiert, das Element des Abwägung der Mittel gegen die Zwecke, der Zwecke gegen die Nebenfolgen und der verschiedenen möglichen Zwecke gegeneinander. Ob jemand hierfür egoistisch das Für und Wider von Handlungsalternativen daran abwägt, welche Option ihm persönlich die meisten Vorteile verschafft, oder ob jemand beispielsweise bei einer Rettungsaktion den Wert eines Menschenlebens mit dem von Fünfen abwägt, spielt keine Rolle. Was sich - im Einvernehmen mit Baurmann - allenfalls sagen lässt, ist, dass es für einen zweckrationalen Akteur keine absoluten Gebote oder Verbote geben kann. Diese bestehen nur für den wertrationalen Akteur.

Den Sachverhalt, dass ein zweckrationaler Akteur im Sinne Webers nicht zwangsläufig egoistisch sein muss, erkennt Baurmann zunächst auch an, wenn er schreibt, dass in Webers Modell zweckrationalen Handelns *"anders als im Modell des Homo oeconomicus keine Annahmen über den Inhalt der Bewertungskriterien eines Entscheiders* [gemacht werden], *insbesondere nicht die Annahme, dass jeder Entscheider nur seinen Eigennutzen maximieren will"*.[362] Dennoch behauptet Baurmann wenige Seiten später, dass *"in dem Idealtypus zweckrationalen Handelns (...) das Modell des Homo oeconomicus un-*

---

361 Max Weber (1972), S. 13.

362 Michael Baurmann (2000), S. 287.

schwer wiederzuerkennen" ist.[363] Außerdem legt er im Folgenden nahe, dass sich zweckrationales Handelns und das sozialwissenschaftliche Verhaltensmodell des Homo oeconomicus, das sich ja gerade über die Orientierung der Akteure an der Maximierung ihres Eigennutzens definiert, entsprechen.[364] Das scheint zumindest über die Annahme hinauszugehen, dass der Homo oeconomicus für eine Teilmenge zweckrationaler Akteure stünde. Die im Text von Baurmann angeführten Beispiele sprechen des Weiteren weitgehend dafür, dass ein rationaler Akteur zur Verwirklichung eines "subjektiven Nutzens" solche Handlungsergebnisse anstrebt, die ihm persönliche Vorteile verschaffen sollen. Dazu zählen finanzielle Gewinne[365] genauso wie das Wohlergehen in Beziehungen zu anderen[366]. Allerdings lässt Baurmanns abwechselnde Verwendung der Begriffe "subjektiver Nutzen", "Eigeninteresse", "Selbstinteresse", "private Interessen" "individuelle Interessen" im *"Markt der Tugend"* streckenweise offen, was genau er unter dem Begriff "subjektiver Nutzen" versteht.[367]

Auch Baurmanns Rekonstruktion des wertrationalen Handlungstypus als Homo sociologicus, der in seinem Handeln den Handlungsgrund der "Verwirklichung ideeller Werte" mit der Entscheidungsregel der "Normbindung" verbindet, ist angreifbar. Weber selbst schreibt:

> "Rein wertrational handelt, wer ohne Rücksicht auf die vorauszusehenden Folgen handelt im Dienst seiner Überzeugungen von dem, was Pflicht, Würde, Schönheit, religiöse Weisung, Pietät, oder die Wichtigkeit einer 'Sache' gleichviel welcher Art ihm zu gebieten scheinen. Stets ist (im Sinne unserer Terminologie) wertrationales Handeln ein Handeln nach 'Geboten' oder gemäß 'Forderungen', die der Handelnde an sich gestellt glaubt."[368]

---

363 A.a.O., S. 293.

364 Vgl. a.a.O., S. 295.

365 Vgl. a.a.O., S. 334 f.

366 Vgl. a.a.O., S. 427 f.

367 Bei der Charakterisierung des "dispositionellen Nutzenmaximierers", dem es um die Maximierung seines "subjektiven Nutzens" geht, wird Baurmann aber auch im "*Markt der Tugend*" konkret: *"Schließlich ist der dispositionelle Nutzenmaximierer nicht anders als der situative Nutzenmaximierer ausschließlich an der Mehrung seines eigenen Vorteils interessiert."* Vgl. a.a.O., S. 471.

368 Max Weber (1972), S. 12.

Es ist richtig, dass sich ein Kantianer, der für Baurmann das "historische Vorbild" des wertrational Handelnden darstellt, nach allgemeingültigen Geboten und Verboten richtet. Nun ist aber nicht jeder, der im Weberschen Sinne wertrational handelt, ein Kantianer. Weber geht es bei seiner Typenbildung allein darum, dass der Wertrationale - ohne abzuwägen - in einer bestimmten Weise handelt, weil er dem entsprechenden Verhalten einen Eigenwert zubilligt, weil er damit Gesetze oder Gebote befolgen will, *"die er an sich gestellt glaubt"*, weil er damit einer bestimmten Gesinnung entspricht. Eine solche Gesinnung ist aber nicht an die Anwendung des kategorischen Imperativs gekoppelt, mithilfe dessen man nach Kant herausfinden kann, ob eine Handlungsmaxime moralisch ist oder nicht. Sie muss auch nicht konsensfähig sein, d. h. sie muss mit dem, was andere für richtig und geboten halten, nicht übereinstimmen. Sie kann sogar den in einer Gesellschaft geltenden Normen zuwiderlaufen. Deshalb ist auch nicht gesagt, dass Menschen, die nach bestimmten Wertvorstellungen handeln, eo ipso förderlicher für die Existenz eines stabilen Gemeinwesen wären als solche, die allein zweckrational handeln. Auch das Verhalten der Mitglieder einer Terrororganisation könnte im Sinne von Webers Definition wertrationalen Handelns beschrieben werden. Mit den Handlungskategorien der Zweck- und Wertrationalität nimmt Weber keine moralische oder sittliche Wertung vor.

Nach der Aufspaltung der Weberschen Idealtypen rationalen Handelns in Handlungsgründe und Entscheidungsregeln konstruiert Baurmann aus den gewonnenen Spaltprodukten zwei weitere Handlungstypen. Einmal einen Handlungstypus, bei dem die Folgenorientierung des Handelns mit einer Wertfundierung einhergeht - den "Homo politicus" -; zum anderen einen Handlungstypus, der die Entscheidungsregel der Normbindung mit dem Handlungsgrund der Nutzenfundierung kombiniert. Dieser wird als "Homo sapiens" bezeichnet. Die gewonnenen Merkmalskombinationen rationalen Handelns veranschaulicht Baurmann in folgender Tabelle:[369]

[369] Vgl. Michael Baurmann (2000), S. 308.

Entscheidungsregeln			
		folgenorientiert	**normgebunden**
Handlungsgründe	**Subjektiver Nutzen**	**1** **Homo oeconomicus**	**2** **Homo sapiens**
	Ideelle Werte	**3** **Homo politicus**	**4** **Homo sociologicus**

Typen des rationalen Handelns nach Baurmann

Die für Baurmann entscheidende Neukombination liegt beim zweiten rationalen Handlungstypus vor, dem Homo sapiens. Eine Normbindung des Handelns wäre hier nach Baurmann unter dem Aspekt der individuellen Nutzenverfolgung der Akteure begründbar. Mit Hilfe dieses Modells hofft Baurmann die *"Existenz einer stabilen sozialen Ordnung auf der Grundlage eines rationalen und nutzenfundierten Handelns"*[370] einheitlich und sparsam zu erklären.

Diese Neukombination ist nicht unproblematisch, weil sie sich nur durch einiges Umbiegen des Weberschen Gedankenguts aus den Kategorien des wertrationalen und zweckrationalen Handelns extrahieren lässt. Uns geht es im Folgenden aber nicht um die Exaktheit von Baurmanns Weber-Rekonstruktion. Wir wollen herausfinden, ob Baurmann mit seiner Typisierung Normbindungen plausibel beschreiben kann. Schauen wir uns dazu in einem ersten Schritt an, wie Baurmann den Homo sapiens charakterisiert und wie sich dieser vom klassischen Homo oeconomicus unterscheiden soll.

1.2 Der Homo sapiens

Baurmann will innerhalb eines ökonomischen Verhaltensmodells die Voraussetzung dafür schaffen, normkonformes Handeln als rationales Handeln im Sinne einer nutzenmaximierenden Rationalität zu erklären und zu begründen. Dabei setzt er voraus, dass die Akteure in einer Gesellschaft prinzipiell eigeninteressiert handeln, d. h., dass sie *"ausschließlich an der Mehrung* [ihres] *eigenen Vorteils interessiert"*

[370] A.a.O., S. 309.

sind.[371] Dafür konzipiert er einen Akteur, der eine Präferenz zur Normbefolgung entwickeln kann. Diese "Normbefolgungspräferenz" bezeichnet Baurmann als "Handlungsdisposition". Voraussetzung für die Ausbildung einer solchen Präferenz ist, dass sie dem jeweiligen Akteur aufgrund seiner ursprünglichen Interessenlage nützt, und zwar so, dass sie ihm Kooperationsvorteile verschafft, die er ohne diese "Bindung" nicht realisieren könnte. Ist das der Fall, wird er aufgrund der Disposition zur Normbefolgung nicht mehr in jedem Einzelfall den zu erwartenden Nutzen verschiedener Handlungsalternativen zum Entscheidungs- und Handlungsmaßstab nehmen, sondern eine Handlungsnorm, durch die eine bestimmte Handlung ausgezeichnet wird.[372] Den entsprechenden Handlungstypus bezeichnet Baurmann als "dispositionellen Nutzenmaximierer" oder als "Homo sapiens".
Im Rahmen eines spieltheoretischen Ansatzes ist die Konzeption einer Präferenzgenese zumindest ungewöhnlich. Denn dort werden Präferenzen im Allgemeinen als gegeben vorausgesetzt - und als stabil. Sie repräsentieren das, was einem Akteur nützt bzw. was in seinem Interesse liegt. Deshalb kann Baurmann auch nicht von irgendwelchen Präferenzänderungen[373] sprechen, sondern nur von solchen, die das wie auch immer zu spezifizierende Interesse bzw. die "ursprünglichen Interessen" eines Akteurs begünstigen. Unter diese Kategorie fällt nach Baurmann die Ausbildung einer Präferenz für Normkonformität.
Eine Disposition zur Normbefolgung wird nach Baurmann entstehen und auch bestehen bleiben, wenn sie für die Ziele und Interessen des entsprechenden Akteurs "per Saldo" vorteilhafter ist,

> "[...] als wenn er bei jeder Gelegenheit fortwährend aufs neue nach geeigneten Mitteln und Wegen zur Verwirklichung dieser Ziele und Interessen Ausschau hält."[374]

Das spieltheoretische Primat der Nutzenmaximierung bleibt somit erhalten. Es wird in Baurmanns System lediglich auf eine höhere Stufe verschoben: auf die Ebene der Entscheidungsregeln. Diese müssen so

371 A.a.O., S. 471.
372 Vgl. a.a.O., S. 319 f.
373 Vgl. a.a.O., S. 319.
374 A.a.O., S. 320.

"gewählt" sein, dass sie den ihnen folgenden Akteuren mehr nützen als eine Nutzenabwägung in jedem Einzelfall.[375]
Einen Vorteil für den dispositionellen Nutzenmaximierer sieht Baurmann darin, dass diesem Handlungstypus neue Handlungsoptionen offen stehen. Baurmann schreibt:

> "Das Modell des dispositionellen Nutzenmaximierers beinhaltet eine Vergrößerung der Möglichkeiten und Fähigkeiten eines rationalen Nutzenmaximierers. Er erhält neue Optionen - seine Autonomie wird erweitert."[376]

Nach Baurmann kann ein dispositioneller Nutzenmaximierer autonomer handeln als der Homo oeconomicus, weil er nicht darauf festgelegt ist, in jedem Einzelfall seinen Eigennutz zu maximieren.[377] Nützlich ist eine Normbindung für den dispositionellen Nutzenmaximierer, weil er sich mit ihrer Hilfe gegenüber anderen Personen auf eine bestimmte Verhaltensweise festlegen kann und ihm deshalb mehr Möglichkeiten zur Kooperation offen stehen als es ohne seine Fähigkeit zur "Normbindung" der Fall wäre. Diese Nützlichkeit zeigt sich nach Baurmann gerade im ureigenen Territorium des Homo oeconomicus: dem Markt. Kann man sich dort auch in Anbetracht widerstreitender Anreize zum Trittbrettfahren auf die Einhaltung seiner Versprechen und Verträge "festlegen", so werden sich potentielle Geschäftspartner auch eher auf eine Zusammenarbeit einlassen.[378] Das verspricht nach Baurmann langfristig höhere Gewinne für den, der sich an Normen binden kann. Inwiefern ein dispositioneller Nutzenmaximierer durch seine Fähigkeit zur "Normbindung" tatsächlich in den Genuss dieser Vorteile kommen kann, werden wir erörtern.

1.3 Die Normbindung des Homo sapiens

Baurmann gibt uns ein Beispiel, um die denkbaren Grade der Normbindung eines dispositionellen Nutzenmaximierers zu verdeutlichen. In diesem Beispiel schließt der neunzigjährige Anton einen Vertrag

---

375 Vgl. a.a.O., S. 326. Siehe auch Hartmut Kliemt (1985), insbesondere Teil D.

376 Michael Baurmann (2000), S. 327.

377 Baurmann stellt aber auch fest, dass die "Bindung", zu der der dispositionelle Nutzenmaximierer fähig ist, seine Entscheidungsfreiheit im Einzelfall einschränkt. Vgl. a.a.O., S. 330.

378 Vgl. a.a.O., S. 329f.

mit dem zwanzigjährigen Bernd. Inhalt des Vertrages ist, dass Anton Bernd eine Summe Geldes als Vorleistung dafür gibt, das Bernd nach dem Tode von Anton dessen Enkel Christian versorgt. Antons Vorleistung ist so hoch, dass es sich für Bernd auf jeden Fall lohnt, sich an die Norm "zu binden", die ihm vorschreibt, die eingegangene Verpflichtung nach Antons Tod zu erfüllen. So schreibt Baurmann:

> "Das Geschäft ist für B lohnend, da es sich bei seiner Vergütung um einen Betrag handelt, der die von ihm zu erbringenden Leistungen ausreichend honoriert. B hat demnach guten Grund, durch eine Normbindung seines Handelns das nötige Vertrauen von A zu erlangen."[379]

Bernds "Normbindung" ist nach Baurmann die Voraussetzung für den Vertragsschluss zwischen Anton und Bernd. Sie ist nach Baurmann unter diesen Umständen für Bernd rational begründet, auch wenn sie zu einem späteren Zeitpunkt - nämlich nach Antons Ableben - Bernds Wünschen nicht mehr entsprechen wird.

> "Zum Zeitpunkt t_0 wird der Wunsch des Akteurs nach der Bindung seines Handelns an eine Norm, die Vertragserfüllung vorschreibt, dann rational begründet sein, wenn es von seiner Normbindung abhängt, dass der mögliche Partner sich zu einem Vertragsabschluss und zu seiner Vorleistung bereit findet."[380]

Baurmann erwägt weiter, dass Bernd, sofern er nicht erwarten kann, dass er auch zukünftig zu Vertragsabschüssen "dieser Art" kommt, seine Normbindung zum Zeitpunkt der Vertragserfüllung aufgeben kann, weil sie ihm dann nichts mehr nützt. Wäre das der Fall, hätten wir es mit einer "revidierbaren Normbindung" zu tun. Hielte sich Bernd nach Antons Tod indes wirklich an den Vertrag, dann hätte er die Fähigkeit zu einer "unrevidierbaren Normbindung". Er könnte sich dauerhaft an eine Norm binden. Baurmann erklärt:

> "[...] ja, man kann sagen, dass B mit dem Beginn seiner Vertragserfüllung die Prinzipien rationaler Nutzenmaximierung generell verleugnet, denn nach dem Ableben von A lässt sich nicht mehr behaupten, dass es den In-

---

379 A.a.O., S. 334.

380 A.a.O., S. 333. Baurmann gibt hier in einer Fußnote an, dass *"Probleme im Zusammenhang mit der Identifizierbarkeit bzw. bloßen Vortäuschung einer Normbindung"* an dieser Stelle zunächst unberücksichtigt bleiben sollen.

teressen von B in irgendeiner Hinsicht dient, wenn er seinen Vertragspflichten treulich nachkommt."[381]

Baurmann hält die erste Variante für plausibler: die temporäre Normbindung. Eine "Normbindung" wird hier gelöst, wenn es sich für den dispositionellen Nutzenmaximierer nicht mehr lohnt sie beizubehalten. Ist das der Fall, kann er zur Entscheidungsregel der situativen Nutzenmaximierung zurückkehren.[382] Der Vertrag zwischen Anton und Bernd hat nach Baurmann in dieser Variante nur dann eine Chance auf Erfüllung, wenn Anton weitere "gleichartige" und "für ihn lohnende" Verträge abschließen möchte und deshalb in Anbetracht der zu erwartenden Gewinne ein Interesse daran hat, dass andere potentielle Vertragspartner seine Normbindung wahrnehmen.[383] Das funktioniert nach Baurmann am besten, wenn er sich kontinuierlich an seine Abmachungen in gleichen Vertragssituationen hält.
Welchen Sinn hat es aber von einer Normbindung zu sprechen, wenn diese a) in der geschilderten Weise disponibel wäre, und b) derart bereichsspezifisch zu fassen ist, wie es in Baurmanns Beispiel dargestellt wird? Durch das Beispiel von Anton und Bernd wird nicht nur auf eine prinzipielle Formbarkeit von Handlungsdispositionen hingewiesen. Es wird impliziert, dass eine Normbindung, die sich nicht mehr auszahlt, verschwindet. Wenn es Bernd tatsächlich darum ginge, auch anderen Akteuren das nötige Vertrauen für das Eingehen einer für ihn nützlichen Kooperation einzuflößen, ist es außerdem nicht plausibel, dass er sich nur bei solchen Verträgen wie bei dem mit Anton an seine Versprechen halten müsste. Sollten sich etwa andere Großväter für Bernds Glaubwürdigkeit interessieren, dann werden sie diese in verschiedenartigen Situationen prüfen können, nicht nur anhand der Einhaltung oder Nichteinhaltung von Verträgen, die die Versorgung hinterbliebener Enkelsöhne zum Inhalt haben.[384]

---

381 A.a.O., S. 334.

382 Vgl. a.a.O., S. 335.

383 Vgl. a.a.O., S. 335.

384 Es ist freilich nicht eindeutig zu bestimmen, was Baurmann mit "gleichartigen" Verträgen meint, d. h. ob es sich dabei tatsächlich um "gleiche" Verträge handeln soll, oder um solche die sich nur in einer bestimmten Hinsicht gleichen, etwa darin, dass der Vertrauensträger nicht dazu in der Lage sein

1.4 Thomas Hobbes: Warum Vertragsbrüche irrational sind

Schon Thomas Hobbes ging davon aus, dass Verträge deshalb zustande kommen, weil ihr Abschluss im Eigeninteresse der beteiligten Akteure liegt. Daraus folgt nach Hobbes aber nicht, dass die Pflicht einmal geschlossene Verträge zu erfüllen, erlöschen würde, wenn die Vertragserfüllung nach Vertragsabschluss nicht mehr im Eigeninteresse eines Vertragspartners liegt. Im 15. Kapitel des Leviathan thematisiert Hobbes das natürliche Gesetz der Gerechtigkeit. Gerechtigkeit bedeutet, *"dass die Menschen ihre geschlossenen Verträge erfüllen"*[385] sollen. Nur ein Tor, so Hobbes, könne ernsthaft glauben, dass der Bruch eines Vertrages im vergesellschafteten Zustand rational wäre, auch wenn dieser Bruch ihm de facto zum eigenen Vorteil gereichen würde.[386] Mit nichts anderem haben wir es aber im Beispiel von Baurmann zu tun. Bernd macht sich aus egoistischen Motiven eines Vertragsbruchs schuldig, wenn er sich nach dem Ableben Antons nicht an die getroffenen Vereinbarungen hält. Dadurch verstößt er gegen das Gebot der Gerechtigkeit und somit gegen eine grundlegende Kooperationsnorm in der Gesellschaft.

Dieser Verstoß ist nach Hobbes nun nicht nur ungerecht, sondern auch unvernünftig: Bernd kann das Risiko entdeckt zu werden nämlich nicht ohne weiteres kalkulieren. Wie bereits erwähnt, kann ein Verstoß gegen die Gerechtigkeitsnorm zu vielen Gelegenheiten und von vielen tatsächlichen oder potentiellen Kooperationspartnern in einer Gesellschaft entdeckt und sanktioniert werden, also nicht nur in spezifischen Vertragssituationen und nicht nur unter Beobachtung einer klar begrenzbaren Population von Norminteressenten. Bernd kann sich nicht darauf verlassen, dass sich alle möglichen Interaktionspartner bezüglich seiner Anständigkeit permanent täuschen lassen. Das kann zwar sein, dann hat er Glück; oder aber er hat so viel Macht und Einfluss, dass seine Betrügereien langfristig gedeckt bleiben bzw. im Fall des Bekanntwerdens nur minimal sanktioniert werden. Wenn wir aber nicht von einem derart korrupten System ausge-

---

wird zu prüfen, ob sein Vertragspartner den Vertrag tatsächlich einhalten wird oder nicht.

385 Thomas Hobbes ([1651] 1996), S. 119.

386 Vgl. a.a.O., S. 121.

hen wollen, ist ein Vertragsbruch eben auch innerhalb eines ökonomischen Ansatzes nicht rational, weil der Erfolg, den man aus einem Vertragsbruch ziehen kann, nicht erwartbar, nicht kalkulierbar ist. In Hobbes Worten heißt es:

> "Wer also seinen Vertrag bricht und folglich erklärt, dass er meint, er könne es mit gutem Grund tun, kann nicht in eine Gesellschaft aufgenommen werden, die sich um des Friedens und der Verteidigung willen zusammenschließt, es sei denn durch den Irrtum derer, die ihn aufnehmen; und wenn er aufgenommen wird, können sie ihn nicht behalten, ohne ihren gefährlichen Irrtum zu bemerken. Solche Irrtümer kann ein Mensch vernünftigerweise nicht als Mittel zu seiner Sicherheit einkalkulieren; und deshalb geht er zugrunde, wenn man ihn aufgibt oder aus der Gesellschaft ausstößt. Und wenn er in der Gesellschaft lebt, dann nur durch den Irrtum anderer, den er nicht vorhersehen oder einkalkulieren konnte, und folglich gegen die Vernunft seiner Erhaltung, und das, weil alle Menschen, die nicht zu seiner Vernichtung mitwirken, ihn nur schonen aus Unwissenheit darüber, was gut für sie ist."[387]

Ein entscheidender Kritikpunkt Hobbes' am Bruch der Gerechtigkeitsnorm zielt außerdem auf den Sinn von Verträgen als Institution ab: Werden gültige Verträge im rechtlichen Zustand nicht eingehalten, dann wird die Institution des Vertrages selbst in Frage gestellt. Zu diesem Vertrag gehört nicht nur der Vertragsabschluss zwischen den Akteuren, sondern auch die Vertragserfüllung durch die beteiligten Vertragspartner. Gehen Akteure in dem Wissen einen Vertrag ein, dass sie diesen Vertrag nicht erfüllen werden, wenn ihnen dies zum Zeitpunkt der Vertragserfüllung zu keinem weiteren Vorteil verhilft, so führt das die Institution des Vertrages - und mithin auch die Nützlichkeit dieser Institution - ad absurdum.[388]

Nun können wir Baurmann nicht vorwerfen, dass er die Risiken und Kosten, die für jemanden bestehen und entstehen, der eine Normbindung nur vortäuscht, nicht beachtet. Baurmann widmet diesem Thema sogar ein ganzes Kapitel, das die genannten Hobbesschen Ein-

[387] A.a.O., S. 122 f.

[388] Vgl. Thomas Hobbes ([1642] 1959), S. 98 f. Diese Situation unterscheidet sich maßgeblich von einer Situation, in der unvorhersehbare Faktoren auftreten, die einem Vertragspartner die Erfüllung des Vertrages tatsächlich unmöglich machen.

sichten durchaus berücksichtigt, denn für einen dispositionellen Nutzenmaximierer muss es ja

> "vom Standpunkt seines Eigeninteresses aus [...] als optimal erscheinen, wenn er eine entsprechende Reputation [für seine Tugendhaftigkeit, die sich aus seiner Disposition zur Normbindung ergibt, c.s.] erwerben kann, seine Tugend aber in Wirklichkeit nur vortäuscht und die zusätzlichen Vorteile gewinnt, die sich unter dem Deckmantel der Tugend erzielen lassen".[389]

Im Beispiel des Vertragsschlusses zwischen Anton und Bernd weist Baurmann jedoch noch extra darauf hin, dass die Vortäuschung einer Normbindung nicht zum Thema werden soll. Allein, es ist schwer zu verstehen, wie man das Thema der Täuschung an dieser Stelle sinnvoll ausklammern könnte. Stellen wir uns folgende Frage: Würden wir in Anbetracht einer für uns wichtigen Angelegenheit jemandem vertrauen, von dem wir wüssten, dass er ein dispositioneller Nutzenmaximierer ist und deshalb per definitionem allein zu "revidierbaren Normbindungen" fähig ist? Vermutlich nicht. Anton, der ja in Baurmanns Beispiel die Erfüllung oder Nichterfüllung des Vertrages mit Bernd nicht mehr miterleben wird, kann sich nicht darauf verlassen, dass die Anreizsituation für Bernd nach seinem Ableben eine "Normbindung" weiterhin vorteilhaft erscheinen lassen wird. Ein dispositioneller Nutzenmaximierer müsste also im Vorfeld eines Vertragsschlusses zumindest den Anschein erwecken, dass er sich genuin an Normen binden kann. Erweckt er aber diesen Anschein, ohne diese Fähigkeit tatsächlich zu besitzen, dann täuscht er sein Gegenüber.

---

389 Michael Baurmann (2000), S. 414. Baurmann geht aber anders als Hobbes nicht davon aus, dass eine Täuschungsstrategie generell irrational wäre. Er schreibt: "*[...] angesichts der Vorsicht, die walten muss, um einen 'guten Eindruck' nicht zu verspielen, ist es oft klüger, wirklich vertrauenswürdig zu sein, als sich die Mühe zu machen, Vertrauenswürdigkeit nur vorzuspielen und die Ausnahmen auszuspähen, in denen man diese Täuschung ausnutzen kann. Doch auf der anderen Seite darf man die erheblichen Gewinne nicht vergessen, die einem erfolgreichen Täuscher winken können. Man kann deshalb kaum davon ausgehen, dass eine Täuschungsstrategie für einen dispositionellen Nutzenmaximierer unter allen Bedingungen irrational und unklug ist.*"

1.5 Was unterscheidet den dispositionellen von einem situativen Nutzenmaximierer?

Um das Konzept der revidierbaren Normbindung des dispositionellen Nutzenmaximierers beizubehalten, macht Baurmann zwei zusätzliche Annahmen. Zum einen erklärt er, dass Veränderungen menschlicher Dispositionen mit Verzögerung erfolgen und Normbindungen trotz ihrer prinzipiellen Revidierbarkeit eine relative Beständigkeit aufweisen. Eine eventuelle Neuanpassung an eine geänderte Interessenlage geht nur langsam vonstatten. Die Einbeziehung dieses Trägheitsfaktors erlaubt es, so Baurmann, die Unterscheidung zwischen einem dispositionellen Nutzenmaximierer und einem situativen Nutzenmaximierer aufrechterhalten.[390] Die zweite Plausibilisierungsannahme besagt, dass ein dispositioneller Nutzenmaximierer seine Handlungsdispositionen nicht bewusst nach Maßgabe der Nutzenmaximierung ausbildet oder wieder rückbildet. Das Modell des dispositionellen Nutzenmaximierers geht nach Baurmann nur davon aus,

> "dass die Ergebnisse von Persönlichkeitsänderungen im Interesse der betreffenden Person sind und deshalb im wesentlichen so aufgefasst werden können, als ob [Hervorhebung c.s.] sie das kalkulierte Resultat einer nutzenmaximierenden Entscheidung sind."[391]

Baurmann stellt diese Erklärung seinen Ausführungen zur Rationalität des Homo sapiens nach, so dass man den Eindruck gewinnt, dass er mit der Einführung einer "als ob" Rationalität versucht, sein Modell gegen Kritik zu immunisieren. Diese Einschränkung passt zudem nicht mit der am Anfang dargestellten Typologie rationalen Handelns zusammen, wonach das Handeln rationaler Akteure durch die Anwendung von Entscheidungsregeln und Handlungsgründen gekennzeichnet sein soll. Gerade die Anleihen, die Baurmann bei Max Weber macht, werden dann unverständlich.

Gehen wir deshalb noch einmal der Verwendung der Begriffe "situativer Nutzenmaximierer" und "dispositioneller Nutzenmaximierer" im Text nach, um herauszufinden, ob der dispositionelle Nutzenmaximierer tatsächlich als eigenständiger Handlungstyp begriffen werden

---

390 Vgl. a.a.O., S. 341 f.

391 A.a.O., S. 342.

kann oder nicht. Unter einer situativen Nutzenmaximierung versteht Baurmann die einzelfallbezogene Folgenorientierung eines Homo oeconomicus.[392] Zu einer Normbindung ist dieser nach Baurmann nicht fähig. Baurmann definiert:

> "Ein Homo oeconomicus entscheidet sich als rationaler Nutzenmaximierer in jeder Handlungssituation für die Alternative mit dem größten Erwartungsnutzen. Man kann ihn deshalb auch als situativen Nutzenmaximierer bezeichnen. Als situativer Nutzenmaximierer ist ein Homo oeconomicus nicht in der Lage, nach einer anderen Entscheidungsregel zu handeln. Seine Fähigkeit, in jeder Situation seinen subjektiven Nutzen zu maximieren, ist auch sein Schicksal."[393]

Ein situativer Nutzenmaximierer ist nach dieser Definition mit dem Handlungstypus des Homo oeconomicus gleichzusetzen. Dispositionelle Nutzenmaximierer können sich dagegen an Normen binden, aber nur wenn und solange ihnen das - auf eine unklar umrissene Weise - nützt. Sie müssen nach Baurmann

> "[...] nicht in jeder Situation nach der Entscheidungsregel folgenorientierter Einzelfallabwägung handeln, sondern können in ihren Handlungen an eine Norm gebunden sein. Sie können die Disposition erwerben, eine normativ ausgezeichnete Alternative unabhängig davon zu wählen, welche Konsequenzen die Normbefolgung in einem konkreten Einzelfall hat."[394]

und:

> "[Sie] können ihr Entscheidungsverhalten sukzessive an ihre Interessenlage anpassen. Ob sie in einer Sequenz von Situationen dispositionell-normgebunden oder strikt einzelfallbezogen und folgenorientiert (situativ) handeln, ist grundsätzlich davon abhängig, welche Entscheidungsregel vorteilhafter für sie ist."[395]

---

392 Vgl. a.a.O., S. 307.
393 A.a.O., S. 324 f.
394 A.a.O., S. 325
395 Ebd.

Baurmann fasst zusammen:

> "Dispositionelle Nutzenmaximierer können in der Wahrnehmung ihrer Interessen entweder folgenorientiert oder normgebunden handeln, und sie werden nach der Strategie handeln, die erfolgversprechender ist."[396]

Das bedeutet, dass der Homo sapiens kein so eigenständiger Handlungstyp ist, wie man nach Baurmanns anfänglichen Erläuterungen hätte meinen können. Der Homo sapiens hat nach dieser Darstellung immer die Möglichkeit in die Rolle des Homo oeconomicus zurückzufallen. Mehr noch: wenn es für ihn "erfolgversprechender" ist nach Maßgabe einer situativen Nutzenmaximierung zu agieren, dann wird die Aufgabe seiner "Normbindung" nicht nur möglich, sondern notwendig. Demzufolge können wir hier nicht von zwei verschiedenen Handlungstypen sprechen - einem folgenorientierten und einem normgebundenen -, sondern allenfalls von verschiedenen Arten der Nutzenmaximierung. Angewandt auf das schon dargestellte Beispiel von Anton und Bernd heißt das:

> "Wenn sie [die Normbindung, c.s.] seinen Interessen nicht mehr entspricht, wird eine Normbindung von einer für ihn [Bernd] vorteilhaften Handlungsweise verdrängt. Der Umstand, dass er zum Zeitpunkt t_1 eine Normbindung aufweist, würde also B [...] prinzipiell nicht daran hindern, in dem Zeitraum, in dem seine Gegenleistungen fällig werden, zu einer Strategie situativer Nutzenmaximierung zurückzukehren."[397]

Ein solcher Ansatz unterscheidet sich wesentlich von einem aristotelischen, an den man denken könnte, wenn von der Entwicklung einer "Haltung" zur Normbefolgung die Rede ist. Bei Aristoteles formt der durch Gewöhnung ausgeprägte Habitus die Persönlichkeit eines Individuums dauerhaft, bestimmt den Charakter des Individuums, ist Bestandteil seiner Identität.[398] Dem gegenüber behauptet Baurmann:

> "Die Faktoren und motivationalen Kräfte, die diese Disposition erzeugen, werden dann nicht wie eine Leiter nach Gebrauch überflüssig, sondern sind Säulen, auf die sie permanent angewiesen bleibt."[399]

---

396 Ebd.

397 A.a.O., S. 335.

398 Vgl. Aristoteles (1985), S. 26 f., 2. Buch, Kapitel 1.

399 Michael Baurmann (2000), S. 336.

Es geht Baurmann also nicht nur darum, die Entstehungsgeschichte von Normen und Normbindungen aus ihrer Nützlichkeit heraus zu erklären; er will diese Normbindungen auch im etablierten Zustand aus ihrer Vorteilhaftigkeit für den Normbefolger heraus begründen. In Baurmanns Ansatz findet durch den Erwerb einer Disposition zur Normbefolgung keine Veränderung der Persönlichkeit des Akteurs statt. Ein Akteur würde nicht wie bei Aristoteles etwa durch die Einübung gerechten Handelns dazu gebracht, dass er am gerechten Handeln selbst Freude empfindet und es als solches präferiert. Nur wenn es darüber hinaus zu seinem persönlichen Vorteil wäre, d. h. wenn die Kosten der Normbefolgung von etwaigen Kooperationsgewinnen übertroffen werden, würde ein dispositioneller Nutzenmaximierer seine "Bindung" an die Gerechtigkeitsnorm aufrechterhalten.
Trotz dieser Charakterisierung erhebt Baurmann den Anspruch, dass der dispositionelle Nutzenmaximierer einen Mittelweg zwischen einem rigorosen Normbefolger und dem Homo oeconomicus eröffnet. Er schreibt:

> "Der dispositionelle Nutzenmaximierer mit der Fähigkeit zu einer revidierbaren Normbindung repräsentiert [...] einen Mittelweg. Zwar ist er in der Lage, eine situative Nutzenmaximierung zugunsten einer Normbindung aufzugeben. Er ist aber nicht unwiderruflich gebunden, sondern nur solange die relevanten Anreizstrukturen stabil bleiben und eine Beibehaltung einer Disposition konstant die bestmögliche Alternative ist."[400]

Was es bedeutet, dass die Beibehaltung einer Disposition *"konstant die bestmögliche Alternative"* ist, wird an dieser Stelle (Kapitel 6) nicht zur Genüge geklärt. Einige Sätze zuvor schreibt Baurmann, dass eine normgebundene Handlungsweise gegenüber einer folgenorientierten Strategie dem Akteur "kontinuierlich" den größeren Nutzen einbringen muss. An anderen Stellen heißt es, dass das normgeleitete Handeln eines Akteurs dessen subjektiven Nutzen "per saldo" maximieren müsse.[401] Es ist aber nicht dasselbe, ob einem Akteur eine Normbindung "kontinuierlich" oder "per saldo" nützt. Damit eine Normbindung einem Akteur kontinuierlich nützt, muss sie ihm in jedem Einzelfall größere Vorteile verschaffen, als es ohne sie der Fall

[400] A.a.O., S. 336.
[401] Vgl. a.a.O., S. 340, S. 320.

wäre. Dann wäre aber kein Unterschied zu einer situativen Nutzenmaximierung mehr zu erkennen. Ein "per saldo"-Nutzen kann sich zwar für den "Normbefolger" auch aus einer kontinuierlichen Vorteilhaftigkeit seiner Normbindung ergeben. Er muss es aber nicht. Dass eine Normbindung einem Normbefolger "per saldo" nützt, kann auch heißen, dass sie ihm überwiegend oder meistens nützt. Eine Aufklärung dieser unterschiedlichen Begriffswahl ergibt sich ansatzweise erst im nächsten Kapitel. Baurmann gibt dort drei verschiedene Möglichkeiten für eine rational begründete Normbindung an. Sowohl unter jeder einzelnen der folgenden Bedingungen als auch in ihrem Zusammenwirken ist die normgebundene Handlungsweise eines dispositionellen Nutzenmaximierers nach Baurmann aus ökonomischer Sicht *"rational begründet und stabil"*[402]:

1. "Wenn der Inhalt einer Norm eine Handlungsweise ist, deren Ausführung regelmäßig, d. h. in jedem Einzelfall in seinem Interesse ist."
2. "Wenn der Inhalt einer Norm eine Handlungsweise ist, deren Ausführung in der Regel, d. h. in der Mehrzahl der Einzelfälle in seinem Interesse ist."
3. "Wenn die Tatsache der Normbindung selber regelmäßig oder in der Regel in seinem Interesse ist."

Baurmann betont die Relevanz der dritten Bedingung für die Stabilität der Bindung eines dispositionellen Nutzenmaximierers an bestimmte Kooperationsnormen. Diese Bedingung zielt darauf ab, dass sich die nützlichen Konsequenzen einer Normbindung für einen Akteur daraus ergeben, dass diese von anderen Personen anerkannt wird und so zur Voraussetzung Nutzen bringender künftiger Kooperationen wird. Mit dieser Bedingung haben wir es nach Baurmann auch beim Beispiel der Vertragsschließung zwischen Anton und Bernd zu tun. Wenn die Beibehaltung einer Norm schon nicht in jedem oder in den meisten Fällen im Interesse des Akteurs sein muss, so muss die erkennbare Normbindung dem Akteur doch regelmäßig mehr oder bessere Kooperationsmöglichkeiten eröffnen als ein Verhalten ohne die Fähigkeit zur Normbindung. Diese Beschreibung erinnert an die Vertrauenskonzeption von Russell Hardin, die wir im letzten Kapitel

[402] A.a.O., S. 347.

vorgestellt haben. Dort konnte man mit der Vertrauenswürdigkeit eines Vertrauensträgers rechnen, wenn diesem an einer fortgesetzten nützlichen Kooperation mit einem Vertrauensgeber oder mit anderen Personen gelegen war, die von seinem Handeln erfahren konnten.
Sowohl Hardins Vertrauenswürdigkeit eines rationalen Akteurs als auch Baurmanns Normbindung eines dispositionellen Nutzenmaximierers sind auf die Sicherung möglichst großer Kooperationsvorteile ausgerichtet. In diesem Sinne entsprechen beide dem Rationalitätskriterium, das die klassische Spieltheorie für die Handlungen eines Homo oeconomicus vorgibt: Es sollen solche Handlungen ausgeführt werden, die dem einzelnen mit möglichst hoher Wahrscheinlichkeit und unter Aufwendung möglichst geringer Kosten möglichst große Vorteile sichern. Eine rein situative Nutzenmaximierung im Sinne Baurmanns wäre so gesehen freilich überhaupt nicht rational. Nach Baurmanns Erläuterungen ist der situative Nutzenmaximierer nämlich gezwungen bei jeder Handlung neu zu entscheiden, welche Alternative in der konkreten Situation am nützlichsten für ihn ist. Diese Art der Nutzenmaximierung ist ständig auf das Vorhandensein relevanter Informationen angewiesen und kann letztlich nur unmittelbare Vorteile realisieren. Kooperatives Verhalten zur Beförderung langfristiger Interessen könnte, wie Baurmann richtig bemerkt, nur über äußere Kontrollen und Sanktionen sichergestellt werden, die wiederum erhebliche Kosten verursachen. Der dispositionelle Nutzenmaximierer weiß indes, so Baurmann, dass eine wahrnehmbare Selbstbindung ihm "per saldo" einen größeren Nutzen einbringen wird als eine fortlaufende situative Nutzenmaximierung. Folgenorientiert bleibt er jedoch ebenso sehr wie der situative Entscheider.
Wie wird nun aber entschieden, ob eine Disposition zur Normbefolgung einem Akteur "per saldo" etwas nützt? Unter dem Begriff "per saldo" versteht man in der Buchführung eine regelmäßige Differenzberechnung zwischen Einkünften und Ausgaben. In Baurmanns Konzept wird diese Differenz zwischen dem Nutzen einer Disposition zur Normbindung und den Kosten dieser Normbindung errechnet. Ist der Nutzen relativ zu den spezifischen Zwecken eines Akteurs größer als die Kosten der Aufrechterhaltung einer Normbindung, bleibt die Normbefolgungsdisposition erhalten; übersteigen die Kosten jedoch

den Nutzen, geht sie verloren. (Die Kosten einer Normbindung können dabei auch in nicht verwirklichten Gewinnen bestehen.) Es handelt sich augenscheinlich nicht um eine einmalige Bilanzierung, sondern um eine, die immer wieder erfolgen muss. In welchen Abständen dies zu tun ist und wer hier tatsächlich wie bilanziert - die Akteure selber, ihre grundsätzlich auf Selbsterhalt ausgerichtete "menschliche Natur" oder ein spieltheoretisch geschulter Wissenschaftler - wird durch Baurmanns Ausführungen nicht geklärt.
Es ist klar geworden, dass die Interessen, die der Homo oeconomicus und der Homo sapiens realisieren wollen, nicht verschieden sind. Verschieden ist nach Baurmann lediglich die Art und Weise, in der das Interesse an einer Maximierung des eigenen Nutzens verfolgt werden soll. In der Welt des Homo oeconomicus kann eine Normkonformität anderer Personen nach Baurmann nur durch eine dauerhafte Beeinflussung der Handlungsanreize durch positive oder negative Sanktionen erreicht werden. Dadurch wird das Verhalten des Normadressaten in jedem Einzelfall von außen gesteuert. In der Welt des Homo sapiens ist es laut Baurmann dagegen auch möglich die inneren Handlungsdeterminanten der Akteure zu beeinflussen. Ein Norminteressent - derjenige, der möchte, dass sich die anderen an eine bestimmte Norm halten - muss dann dafür sorgen, dass die Ausbildung einer Disposition zu einem normgebundenen Handeln, im Interesse des Normadressaten liegt. Baurmann erklärt in seinen Ausführungen aber nicht, wie man sich die Beeinflussung der inneren Handlungsdeterminanten der Akteure vorzustellen hat - wenn nicht durch äußere Anreize. Klar ist nur, dass es sich um die Herausbildung einer bestimmten Haltung der Akteure handeln soll, einer Haltung aber, die, wenn sie sich für den Akteur nicht auszahlt, wieder verloren geht. Wird sie nicht mehr als Voraussetzung für eine gewinnbringende Kooperation "nachgefragt", dann geht sie nach einer gewissen Verzögerung verloren - und der Homo sapiens wird seine Handlungsentscheidungen wieder nach Maßgabe einer situativen Nutzenmaximierung treffen. Insgesamt verliert der Typus des dispositionellen Nutzenmaximierers so zumindest in eine Richtung an Schärfe: Er soll einerseits kein situativer Nutzenmaximierer sein, kehrt aber andererseits zur Maßgabe einer situativen Nutzenmaximierung zurück, wenn die Kos-

ten einer Normbindung deren Nutzen für ihn über einen nicht definierten Zeitraum hinweg übersteigen. Fest steht allein, dass man von einem Homo sapiens keine allgemeine Normbefolgung erwarten kann, wenn keine äußeren Handlungsanreize bestehen, die eine Normbefolgung für ihn dauerhaft vorteilhaft machen. Er ist niemand, der sich nach dem Prinzip der Verallgemeinerbarkeit von Normen richtet, sondern ein Handlungstyp, der wie der Homo oeconomicus allein dem Prinzip der Maximierung seines persönlichen Nutzens verpflichtet ist.

1.6 Die Beeinflussbarkeit der "Normbindung" des Homo sapiens

Betrachten wir Baurmanns Homo sapiens nun im Kontext einer Organisation. Gerade dieses Umfeld ist für uns von Interesse, wenn wir später auf das Berufsethos des medizinischen Personals im Krankenhaus zurückkommen wollen. Baurmann fasst unter dem Begriff Organisation

> "[...] jede Art kollektiven Handelns, das nicht rein spontan verläuft, sondern eine planmäßige Koordination einschließt."[403]

Als ein kooperatives Unternehmen bezeichnet er den Sachverhalt,

> "[...] dass eine relativ große Gruppe von Personen über einen längeren Zeitraum hinweg im Rahmen einer festen organisatorischen Struktur in direktem persönlichen Kontakt zusammenwirkt."[404]

In einem solchen Unternehmen ist es weder möglich noch wünschenswert alle Einzelheiten in den vielgestaltigen Abläufen durch Vorschriften und Sanktionen zu reglementieren und zu kontrollieren. Darauf ist im vorigen Kapitel bereits eingegangen worden. Die eigenständige Lösung komplexer Aufgaben erfordert Freiräume für die Unternehmensmitglieder, damit Initiative und Innovation überhaupt möglich werden. Damit derartige Freiräume in einem Unternehmen nicht oder zumindest nicht zu stark ausgenutzt werden, ist es darauf angewiesen, dass seine Mitarbeiter auch dann noch im Sinne des Unternehmensinteresses handeln, wenn es für sie unter dem Aspekt einer situativen Nutzenmaximierung irrational wäre. Damit diese Be-

---

403 A.a.O., S. 392, Fußnote 34.
404 A.a.O., S. 452.

dingung erfüllt ist, muss ein Unternehmen nach Baurmann Anreize setzen, die es für einen dispositionellen Nutzenmaximierer vorteilhaft erscheinen lassen, die Normen des Unternehmens zu befolgen. Das wird nach Baurmann dann der Fall sein, wenn die Kosten der Normbefolgung durch den Nutzen der Mitgliedschaft in einer Organisation übertroffen werden.[405]

Aus Sicht einer situativen Nutzenmaximierung erleidet ein Mitarbeiter schon dann einen Verlust, wenn er die sich bietenden Gelegenheiten zum Faulenzen, zum Betrug oder zur Unterschlagung nicht kontinuierlich nutzt. Die Nichtwahrnehmung eines Vorteils bedeutet für ihn einen Schaden. Auf der anderen Seite muss er freilich vor dem Ergreifen solcher Gelegenheiten einkalkulieren, dass er entdeckt und bestraft werden kann. Auch ein dispositioneller Nutzenmaximierer wird sich nun aber nicht konsequent nach den Regeln der Organisation richten. Auch wenn er nicht ständig darauf erpicht ist, seinen eigenen Vorteil zu maximieren, und in den meisten Fällen durchaus normgerecht handeln mag, kann er gerade in Bereichen, in denen das Entdeckungsrisiko bekannter Weise gering ist und / oder die zu erwartenden Gewinnaussichten einen Normbruch sehr verlockend erscheinen lassen, gegen die entsprechenden Normen verstoßen. Ein Unternehmen kann nun nach Baurmann verschiedene Maßnahmen ergreifen, um die Normbindung seiner Mitarbeiter gezielt zu erhöhen, mit dem Ziel nämlich, dass weniger Mitarbeiter das Entdeckungsrisiko eines Normbruchs eingehen bzw. dass weniger Mitarbeiter einen Normbruch als verlockend ansehen werden. Es kann nach Baurmann eine "starke Normbindung" zum Auswahlkriterium für die Aufnahme in eine Organisation und zu einer "Bleibebedingung" machen. Die Überprüfung der Normbindung eines potentiellen Mitarbeiters wird ein Unternehmen nach Baurmann über eine sorgfältige Recherche seiner Reputation im Vorfeld seiner Einstellung vornehmen können. Das Unternehmen wird z. B. versuchen, möglichst genaue Informationen über das frühere Verhalten der entsprechenden Person in anderen Unternehmen zu erhalten. Es wird sich Zeugnisse, einen möglichst lückenlosen Lebenslauf und Referenzschreiben vorlegen lassen und ggf. frühere Arbeitgeber befragen. Darüber hinaus kann

---

405 Vgl. a.a.O., S. 400.

man die Normbindungen der Mitarbeiter in einem Unternehmen nach Baurmann gezielt durch monetäre oder nicht-monetäre Anerkennung[406], sowie die Übertragung von mehr Verantwortung und größeren Entscheidungskompetenzen honorieren und dadurch verstärken.[407] Die Organisation fungiert so als ein "Norminteressent", dem bestimmte Mittel zur Verfügung stehen

> "[...] um die Handlungsdeterminanten der Normadressaten in einer fühlbaren Weise zugunsten einer Normbindung ihres Handelns zu verändern".[408]

In der Tat kann aber eine Organisation, die davon ausgeht, dass es sich bei ihren Mitarbeitern um dispositionelle Nutzenmaximierer handelt, gar nicht annehmen, dass diese Mitarbeiter eine "starke Normbindung" mitbringen werden. Sie kann lediglich davon ausgehen, dass derartig disponierte Mitarbeiter eine Tendenz zur Normbefolgung haben können, die je nachdem, ob ihnen eine Normbefolgung "per saldo" nützt, mehr oder weniger stark ausgeprägt sein wird. Die Maßnahmen des Unternehmens zur Beeinflussung der "Handlungsdeterminanten der Normadressaten" können also nur so aussehen, dass sie eine Normbefolgung für die entsprechenden Mitarbeiter vorteilhafter bzw. ein Normbruch kostenträchtiger machen als es ohne sie der Fall wäre. Das hat aber keinen Einfluss auf die "Normbindungsfähigkeit" dieser Mitarbeiter. Zwar bemerkt Baurmann, dass ein Unternehmer zwischen

---

406 Auf einer Tagung zum Thema "Berufsethos im Krankenhaus" in Teutschenthal im Jahr 2006 äußert Baurmann im Rahmen seines Vortrages *"Anreize, Anerkennung und Vertrauen. Das Arzt-Patient-Verhältnis als soziales Gleichgewicht"*, dass sich auch Formen der nicht-monetären Anerkennung letztlich auszahlen müssen. So können sich etwa aus der Anerkennung der Vertrauenswürdigkeit eines Mitarbeiters und der Kommunikation dieser Anerkennung tatsächliche Kooperationsgewinne für diesen Mitarbeiter ergeben. Anerkennungsformen, die sich für den Anerkennungsträger nicht früher oder später auszahlen, hält Baurmann für nicht wirksam. Ähnliche Aussagen finden sich auch in Michael Baurmann (2002), S. 116 ff.

407 Vgl. Michael Baurmann (2000), S. 405. Siehe auch: Michael Baurmann (2002), S. 107-132.

408 Michael Baurmann (2000), S. 403.

"Kontroll- und Überwachungsmaßnahmen unterscheiden [muss], die unterstellen, dass eine Person jede Möglichkeit zu einem opportunistischen Handeln wahrnehmen wird, und solchen Maßnahmen, die der Überprüfung der Annahme dienen, dass eine Person Eigenschaften hat, die ein solches opportunistisches Handeln gerade ausschließen."[409]

Es ist es aber aufgrund der vorstehenden Auseinandersetzung mit Baurmanns Modell der Normbindung eines dispositionellen Nutzenmaximierers klar geworden, dass ein Mitarbeiter als Vertreter dieses Typus gerade die Eigenschaft, die opportunistische Normbrüche glaubhaft ausschließen könnte, gar nicht besitzt: Er kann sich nämlich nicht an Normen binden. Würden wir an die Stelle des dispositionellen Nutzenmaximierers indes jemanden setzen, der die Fähigkeit zu einer Normbindung mitbrächte, könnten die Anreize in einem Unternehmen tatsächlich, wie von Baurmann intendiert, so gesetzt werden, dass sie die vorhandene Normbindung ihrer Mitarbeiter stärken. Das könnte geschehen, indem die Vertrauenswürdigkeit der "anständigen Mitarbeiter" anerkannt und das opportunistische Verhalten Nutzen maximierender Kollegen sanktioniert wird, so dass diejenigen, die sich tatsächlich an bestimmte Normen gebunden haben, durch ihre Bindung und die daraus resultierende Normbefolgung nicht gegenüber ihren Nutzen maximierenden Kollegen dauerhaft ins Hintertreffen geraten und so Schaden nehmen.

1.7 Fazit

Wie gezeigt, unternimmt Baurmann im Rahmen eines ökonomischen Erklärungsmodells den Versuch zu rekonstruieren, wie Normbindungen zustande kommen, wie sie sich erhalten und unter welchen Umständen sie wieder gelöst werden. Er will erläutern, wie Normbindungen funktionieren, ohne voraussetzen zu müssen, dass die entsprechenden Normen in irgendeiner Weise objektiv und unveränderlich wären. Baurmann setzt voraus, dass sich rationale Akteure nur dann an Normen binden, wenn eine Normbefolgung für sie "per saldo" vorteilhaft ist. Baurmann stellt einen Handlungstypus vor, der weder in die Kategorie des klassischen Homo oeconomicus, noch in die des rigorosen Pflichterfüllers fallen soll, welcher seine moralische Pflicht

---

[409] A.a.O., S. 468.

ohne Rücksicht auf seine eigenen Interessen erfüllt. Dieser dispositionelle Nutzenmaximierer wird von Baurmann als die kluge mittlere Position ins Feld geführt. Wie in der vorausgehenden Darstellung deutlich geworden ist, verschwimmen die Grenzen zwischen diesem Homo sapiens und dem Homo oeconomicus jedoch. Baurmann verfolgt zwar die Absicht, mit dem Homo sapiens einen eigenständigen Handlungstyp zu konstruieren, der sich durch seine Fähigkeit zur Normbindung vom Homo oeconomicus und durch die Nutzenfundierung seines Handelns vom Homo sociologicus unterscheiden soll. Bei genauerem Hinsehen tritt der Homo sapiens aber als jemand in Erscheinung, der gelernt hat, wie man seinen Nutzen langfristig noch besser maximieren kann. Man könnte sagen, dass der Prototyp des Homo oeconomicus im Homo sapiens weiterentwickelt worden ist. Er ist weitsichtiger und klüger - ja eigentlich auch nach spieltheoretischen Kriterien erst wirklich rational geworden. Das heißt allerdings nicht, dass er mit etwas aufwarten könnte, was wir als Fähigkeit zur Normbindung, als Tugendhaftigkeit oder Anstand bezeichnen würden. Das ist auch dann nicht der Fall, wenn Baurmann konstatiert, dass der Homo sapiens "*eine echte moralische Haltung*" entwickeln und sich selbst zu einer "*moralischen Persönlichkeit mausern*" kann.[410] Die Befolgung von Normen und das, was Baurmann Moral nennt, bleiben für den Homo sapiens letztlich Instrumente zur Sicherung größerer Vorteile. Sollen Normen aber etwas anderes sein als bloße Faustregeln, dann müssen sie von den Akteuren auch als verpflichtend betrachtet werden. Es ist nicht nachzuvollziehen, wie davon die Rede sein könnte, wenn Normen mit wechselnden Anreizsituationen und Interessenlagen ihre Verbindlichkeit verlören, weil ihre Befolgung den Nutzen der ihnen folgenden Akteure nicht mehr maximiert. In einer solchen Rekonstruktion hätten wir es gerade nicht mit einer Verbindlichkeit dieser Normen zu tun.

Im Anschluss gehen wir der Möglichkeit nach, dass auch Akteure mit einer genuinen Normbindung den entsprechenden Normen nicht immer folgen werden, selbst dann nicht, wenn es ihnen prinzipiell möglich wäre. Wir werden zeigen, dass die Ursache für die Nichtbefolgung von moralischen bzw. berufsethischen Normen für diese Akteu-

---

[410] Vgl. a.a.O., S. 545.

re nicht darin liegt, dass eine fortgesetzte Normbefolgung keine nutzenmaximierenden Effekte mehr hätte, sondern darin, dass eine fortgesetzte Normbefolgung solchen Akteuren in einem davon abweichenden Sinne nicht mehr "zumutbar" ist, weil dadurch ihre billigenswerten Interessen verletzt werden. Inwiefern das die Verpflichtungskraft der entsprechenden Normen berührt, wird zu erörtern sein. In Abgrenzung zu Baurmanns Homo sapiens wollen wir den Handlungstyp des Homo honestus entwickeln.

2. Der Homo honestus

Wir wollen wissen, was von einem anständigen Mitarbeiter im Krankenhaus erwartet werden kann, wenn die Umsetzung berufsethischer Normen in seinem Umfeld zunehmend schwieriger wird. Das Szenario, das es zu verstehen gilt, sieht folgendermaßen aus: Zwar kann ein Akteur eine berufsethische Norm als richtig, verpflichtend und, in unserem Fall, als wesentlich für eine gute Berufsausübung begreifen. Dennoch muss seine Pflicht zur Normbefolgung eingeschränkt werden, wenn Umstände bestehen, unter denen eine fortgesetzte Normbefolgung ihn von der Wahrnehmung seiner eigenen billigenswerter Interessen abhalten wird. Dieser Aspekt unterscheidet sich von der Frage nach der Vorteilhaftigkeit einer Normbefolgung für die Akteure, die im Ansatz von Baurmann zum Gradmesser für die "Vernünftigkeit" von Normbindungen angenommen wird.

2.1 In foro interno - in foro externo

Eine klassische Passage, die für den soeben skizzierten Phänomenbereich relevant ist, findet sich im Leviathan von Thomas Hobbes. Dort macht Hobbes im 15. Kapitel eine Unterscheidung bezüglich des Verpflichtungscharakters der natürlichen Gesetze auf. Er schreibt:

> "Die Naturgesetze verpflichten vor dem Gewissen, aber in der Praxis nur, wenn Sicherheit vorhanden ist. Die Naturgesetze verpflichten in foro interno, das heißt, sie zwingen zu dem Wunsch, dass sie Platz greifen mögen; aber nicht immer in foro externo, das heißt zu ihrer Umsetzung in die Tat. Denn wer in einer Zeit und an einem Ort, wo niemand sonst so handelt, maßvoll und lenkbar wäre und alles erfüllte, was er verspricht, würde sich nur zur Beute anderer machen und seinen sicheren Ruin herbeiführen, entgegen der Grundlage aller Naturgesetze, die auf die Erhal-

> tung der menschliche Natur abzielen. Und wer wiederum bei hinreichender Sicherheit, dass andere dieselben Gesetze gegen ihn befolgen, sie selbst nicht befolgt, sucht nicht Frieden, sondern Krieg und folglich die gewaltsame Vernichtung der Natur."[411]

Unter Gesetzen versteht Hobbes grundlegende Normen des Zusammenlebens, wie die schon besprochene Gerechtigkeitsnorm, *"dass die Menschen ihre geschlossenen Verträge erfüllen"* sollen.[412] Die Hobbes'sche Differenzierung zwischen der Verpflichtungskraft der Gesetze vor dem Gewissen und der Verpflichtungskraft derselben in der Praxis unterstreicht, dass Umstände denkbar sind, in denen bestimmte Gesetze in der Praxis eben nicht zu ihrer Befolgung verpflichten. Das ist bei Hobbes dann der Fall, wenn sich die Akteure nicht mehr hinreichend sicher sein können, dass sich "die anderen" auch an diese Gesetze halten. Befolgte man sie dennoch, so würde man sich nach Hobbes den eigenen Untergang bereiten und *"zur Beute jener werden, welche sie nicht befolgen."*[413] Ein solches aufopferndes Verhalten kann aber nicht vernünftig genannt werden. Denn der Sinn der Gesetze liegt nach Hobbes gerade darin, dass sie die Selbsterhaltung (Self-Preservance) der einzelnen Akteure fördern sollen.

Es ist zu bedenken, dass die Unsicherheit bezüglich der zu erwartenden Gesetzestreue der Akteure bei Hobbes die Unsicherheit im Naturzustand meint, in dem jeder ein Recht auf alles hat. Sicherheit entsteht nach Hobbes erst durch die Etablierung einer Gesellschaft, in der die Befolgung der Gesetze durch den Souverän erzwungen werden kann. Von einem Rückfall in den Naturzustand würde Hobbes dann sprechen, wenn es dem Souverän nicht mehr gelänge, die entsprechenden Gesetze durchzusetzen, und deshalb auch keine Gesetzestreue mehr erwartet werden könnte. Ein solches Szenario können wir nicht ohne weiteres auf Zustände in einer etablierten Gesellschaft übertragen, auch dann nicht, wenn bezüglich der Interpretation und der Erwartbarkeit von Normbefolgungen tatsächlich eine Unsicherheit besteht. Interessant bleibt aber der Gedanke, dass die Pflicht zur Befolgung von Normen in der zitierten Textpassage von

[411] Thomas Hobbes ([1651]1996), S. 132 f. Eine ähnliche Passage findet sich bereits in Thomas Hobbes ([1642] 1959), Kapitel 3, § 27, S. 110.

[412] Thomas Hobbes ([1651] 1996), S. 119.

[413] Thomas Hobbes ([1642] 1959), § 27.

gewissen äußeren Bedingungen abhängig gemacht wird, insbesondere davon, ob "die anderen" dieser Norm ebenfalls folgen. Ist das nicht der Fall, verpflichten die entsprechenden Normen bei Hobbes lediglich zu dem Wunsch und dem Bemühen darum, dass sie gelten mögen und allgemein befolgt werden können.

2.2 Legitime Selbstsorge und Grenzen der Belastbarkeit

Um den Bezug zum Anwendungskontext dieser Arbeit nicht aus den Augen zu verlieren, betrachten wir zur Illustration ein Beispiel aus dem Krankenhausalltag[414]: eine Krankenschwester bei der Nachtschicht auf einer Inneren Station eines großstädtischen Akutkrankenhauses. Die Schwester hat 30 Patienten zu betreuen, darunter viele Pflegefälle, und kann im Notfall auf einen Bereitschaftsarzt zurückgreifen, der nach seiner Tagschicht bereits völlig übermüdet ist. Die Krankenschwester hat in ihrer Schicht zwei Neuzugänge, muss eine ältere Dame halbstündig auf den Schieber setzen und die generelle Überwachung aller 30 Patienten gewährleisten. Sie hat ausführliche Dokumentationsarbeiten zu erledigen, bestückt die Apotheke, stellt die Medikamente für den nächsten Tag ein und bereitet das Frühstück vor. Unter dem Personal herrscht zu diesem Zeitpunkt die Furcht vor der Schließung bzw. der Zusammenlegung der Station mit einer anderen des Hauses. Die Mitarbeiter einer Beraterfirma sind im Krankenhaus schon einige Wochen aktiv. Die Begriffe Rationalisierung und Einsparung sind in aller Munde. Auch das Verhältnis unter den Kollegen ist nicht entspannt, wobei die Spannungen, die schon früher existiert hatten, sich durch den größeren Druck (weniger Personal, mehr Patienten durch die kürzeren Liegezeiten, mehr Dokumentation, Angst vor Schließung) noch verstärkt haben.
Die Krankenschwester in diesem Beispiel tut das, was sie kann: Die Patienten werden versorgt, alle anderen Arbeiten werden ebenfalls erledigt. Sie betont, wie wichtig es ihr ist, dass sie ihre Arbeit "geschafft" hat. Aber sie selber ist frustriert. Sie sagt, dass sie nicht so

414 Das Beispiel stammt aus meinen Praxisbeobachtungen aus dem Jahr 2005. Die Krankenschwester verweigerte damals allerdings eine Tonbandaufnahme des Interviews. Die Aussagen in diesem Abschnitt basieren auf meinen Beobachtungen während der Nachtschicht und dem durch Stichpunkte dokumentierten Interview.

arbeiten kann, wie sie möchte. Ihre Tätigkeit verkäme immer mehr zur "Fließbandarbeit", vor allem die persönliche Zuwendung zum Patienten bliebe auf der Strecke. Ihren eigenen Ansprüchen kann sie so nicht mehr gerecht werden. Zum Beispiel wäre sie gern auf die ältere Patientin eingegangen, die das Abführmittel bekommen hatte und sich schämte, weil wegen ihr die beiden anderen im Zimmer die ganze Nacht keinen Schlaf fanden. Die Schwester merkt, dass sie überfordert ist. Sie spricht von ständiger Müdigkeit, klagt über ein schlechtes Gewissen gegenüber den Patienten. Sie kann sich aber auch nicht mehr Zeit nehmen um auf einzelne Patienten einzugehen, weil sie sonst Arbeit für ihre Kollegen in der Frühschicht übriglassen müsste. Sie steht in einem Konflikt zwischen verschiedenen Anforderungen und Verpflichtungen: Verpflichtungen gegenüber den Patienten, ihren Kollegen, dem Krankenhaus, aber eben auch gegen sich selbst und ihre Familie. Sie ist sich bewusst, dass sie ihre Arbeit unter den gegebenen Umständen zwar gerade noch schaffen, selbige aber nicht mehr gemäß ihres Selbstverständnisses als Krankenschwester "gut" machen kann, wenn sie sich dabei nicht selbst kaputt machen will.
Aus diesem "sich nicht selbst kaputt machen wollen" spricht eine legitime Selbstsorge der Krankenschwester, nicht Faulheit oder Egoismus. Sie befürchtet nicht, dass sie sich mit dem Festhalten an bestimmten Vorstellungen einer fürsorglichen Pflege einen persönlichen Vorteil vergeben würde, sondern dass ihr die Umsetzung dieser Vorstellungen in der Praxis schadet. Im geschilderten Beispiel war von Überforderung und Anforderungskonflikten die Rede. Im Gespräch mit der Schwester klang auch an, dass die Umsetzung einer fürsorglichen, d. h. dem individuellen Patienten zugewandten Pflege, durch einen einzelnen auf ihrer Station zu einer Hintanstellung im Kollegenkreis führen kann, weil "den anderen" diese Gewissenhaftigkeit lästig wird. Dieses "Lästigwerden" kann darin begründet liegen, dass sich "das Team" ein Festhalten an der Norm einer fürsorglichen und zugewandten Pflege in Anbetracht des steigenden Rationalisierungsdrucks nicht mehr leisten zu können meint. Es kann auch daher rühren, dass das Festhalten an der Norm durch einzelne Kollegen denen, die zwar nicht mehr danach handeln, sich aber auch noch nicht völlig

davon befreit haben, ein schlechtes Gewissen verursacht. Das Aufrechterhalten normkonformen Verhaltens kann die Schwester so in eine Außenseiterposition manövrieren. Ihr Versuch auch angesichts widriger Bedingungen eine fürsorgliche, über eine bloße Grundpflege hinausgehende Pflege zu leisten, findet dann nicht nur keinen Rückhalt im Kollegenkreis, sondern wird sogar mit Ausschluss bestraft. Gerade in Berufen, in denen Teamarbeit eine große Rolle spielt, sind die negativen Folgen einer solchen Entwicklung für den einzelnen nicht zu unterschätzen. Je nach Belastbarkeit können Mitarbeiter in solchen Fällen unterschiedlich schnell an ihre physischen und psychischen Grenzen gelangen, so dass ihnen eine fortwährende Umsetzung bestimmter berufsethischer Normen nicht mehr oder nur noch sehr eingeschränkt zugemutet werden kann.

2.3 Die (Un)Zumutbarkeit normkonformen Handelns

Die Grenzen der Belastbarkeit und die des Zumutbaren sind individuell sehr verschieden und nicht objektiv bestimmbar.[415] Sie hängen nicht nur von der körperlichen und psychischen Konstitution des einzelnen ab, sondern auch vom jeweiligen Umfeld. Diesbezüglich spielen etwa die Ressourcen eine Rolle, die den erlebten Belastungen in einem bestimmten Umfeld gegenüberstehen. Am Arbeitsplatz zählen dazu die Anerkennung, die der Beruf mit sich bringt, das Vorhandensein von Handlungsspielräumen oder die positiv erlebte Interaktion im Kollegenkreis.[416] Was als zumutbar erlebt wird, variiert außerdem damit, was "die anderen" im privaten und beruflichen Umfeld als zumutbar empfinden und was nicht. Weiterhin hängt die Einschätzung dessen, was einem Akteur in einer bestimmten Situation legitimer Weise zumutbar ist und was nicht, davon ab, wie schwerwiegend die

---

415 Siehe dazu auch Stephan Schlothfeldt (2009), S. 57.

416 Siehe z. B. Bernard Braun et al. (2010a), S. 123. Außerhalb des Arbeitsplatzes zählen ein stabiles Familienleben und Freundschaften zu den Ressourcen, die das Erleben von Belastungen am Arbeitsplatz senken können. Siehe außerdem Bakker und Demerouti (2007). Nach deren "Job Demands-Ressources Modell" (JD-R model) kann etwa die gegenseitige Unterstützung im Kollegenkreis als eine Ressource verstanden werden, die eine hohe Arbeitsbelastung von Mitarbeitern so abfedern kann, dass z. B. die Burnout-Anfälligkeit dieser Mitarbeiter reduziert wird. Vgl. Arnold B. Bakker, Evangelia Demerouti (2007).

Auswirkungen der "Unterlassung" einer Normbefolgung sein werden. Es gibt Extremsituationen, in denen wir anerkennen, dass jemand an die Grenzen seiner Belastbarkeit gelangt ist und dennoch zum Handeln verpflichtet bleibt, etwa wenn es bei einer Hilfeleistung um Leben und Tod geht. Der Arzt, der aufgrund von Personalmangel 48 Stunden durchgearbeitet, kaum geschlafen und wenig gegessen hat, muss im Notfall dennoch einen Patienten entsprechend dem geltenden Sorgfaltsmaßstab versorgen, auch wenn er damit an seine Belastungsgrenze stößt und Gefahr läuft, sie zu überschreiten. Fraglich ist aber, inwieweit eine sorgfältige, an berufsethischen Normen orientierte Patientenversorgung dauerhaft gefordert werden kann, wenn das medizinische Personal im Krankenhaus unter den bestehenden Bedingungen regelmäßig an den Grenzen seiner Belastbarkeit arbeitet.[417] Darüber hinaus muss berücksichtigt werden, dass nicht jeder, der überlastet ist, dies auch zur Kenntnis nimmt. Mitarbeiter, die permanent hohen Belastungen ausgesetzt sind, können die Aufmerksamkeit für ihre eigenen Bedürfnisse verlieren. Sie nehmen dann möglicherweise erst wahr, dass etwas nicht stimmt, wenn sie grobe Fehler gemacht haben, psychisch oder physisch krank werden oder ihr privates Umfeld zerbricht.[418] Bei derartigen Fällen haben die Betroffenen die Grenzen des Zumutbaren offenbar längst überschritten, zu ihrem eigenen Schaden aber auch zum Schaden der Patienten.

---

417 Aus rechtlicher Sicht müsste der Arzt aus unserem Beispiel in einer solchen Situation ebenso regelmäßig eine so genannte "Überlastungsanzeige" an die ihm vorgesetzten Stellen senden, die die bestehende Überlastungs- und Gefährdungssituation dokumentiert. Durch solche Anzeigen sollen Vorgesetzte auf bestehende Mängel aufmerksam gemacht werden. Sie haben dann die Pflicht, diese Mängel zu beseitigen. Das Abfassen einer Überlastungsanzeige entbindet den Arzt jedoch nicht von der Pflicht, seine Arbeit so sorgfältig wie möglich zu verrichten. Sie kann ihn lediglich dann, wenn ihm aufgrund der Überlastungssituation ein Fehler unterläuft, ggf. in einem zivil-, arbeits- oder strafrechtlichen Verfahren entlasten.

418 Solche Symptome weisen auf ein "Burnout-Syndrom" hin. Zwei nüchterne Auseinandersetzungen mit dem Thema finden sich in Matthias Burisch (2006) und Wolfgang Schmidbauer (2002).

2.4 Kosten-Nutzen-Analyse vs. Zumutbarkeitsabwägung

Wenn sich keine absoluten Obergrenzen von Belastbarkeit und Zumutbarkeit angeben lassen, muss die Bestimmung dessen, was ein Zuviel an Belastung bedeutet und was die Grenzen der Zumutbarkeit überschreitet, im Einzelfall erfolgen. Dabei spielt die in der Jurisprudenz im Fall von Unterlassungsdelikten gestellte Frage eine Rolle, ob eine Normbefolgung *"eigene, billigenswerte Interessen* [des Normbefolgers, c.s.] *in erheblichem Umfang beeinträchtigt"*[419] und sie so ggf. für ihn unzumutbar macht. Ob das der Fall ist, muss in Anbetracht der konkreten Umstände, der betroffenen Rechtsgüter und der physischen und psychischen Voraussetzungen des Akteurs erwogen werden, dessen Verhalten zur Beurteilung steht.[420]

Eine Normaussetzung, die mit der Unzumutbarkeit normkonformen Handelns begründet wird, unterscheidet sich von einer Normaufgabe aufgrund mangelnder Vorteilhaftigkeit der Normbefolgung für einen nutzenmaximierenden Akteur. Die Abwägungen, die der Nichtbefolgung einer Norm bei einem dispositionellen Nutzenmaximierer und einem Homo honestus vorausgehen, sind verschiedener Art. Um den Unterschied zu verdeutlichen, sei zunächst noch einmal herausgestellt, dass der Begriff "Schaden" für den dispositionellen Nutzenmaximierer und den Homo honestus verschiedene Bedeutungen hat: Der dispositionelle Nutzenmaximierer "erleidet" schon dann einen Schaden, wenn er seinen Nutzen nicht "per saldo" maximieren kann, wenn ihm also die Befolgung von Normen über kurz oder lang keine bessere Befriedigung seiner Präferenzen sichert als es ohne die Normbefolgung möglich wäre. Dafür ist es unerheblich, auf welchem "Nutzenniveau" sich ein dispositioneller Nutzenmaximierer zum Zeitpunkt der Nutzenkalkulation bewegt. Es spielt auch keine Rolle, um welche Präferenzen es dem einzelnen in seiner Abwägung gehen mag. In der Sprache des Homo honestus entspräche die Nicht-Verwirklichung von

---

419 Vgl. Alfred Künschner (1992), S. 179.

420 Obschon die Beurteilung der Zumutbarkeit normgemäßen Handelns daran ansetzt, was demjenigen, von dem eine Normbefolgung erwartet wird, unter den gegebenen Umständen zumutbar ist, werden die Interessen der Begünstigten einer Normbefolgung bzw. der durch die Normaussetzung Geschädigten bei der rechtlichen Zumutbarkeitsbeurteilung nicht außer Acht gelassen. Vgl. z.B. Helmar Bley (1981), S. 47.

Nutzenpotentialen für sich selbst indes noch keinem Schaden. Von einem Schaden für einen Homo honestus ist erst dann die Rede, wenn ein Akteur durch eine fortgesetzte Normbefolgung nicht mehr fähig ist, sein Leben gut zu führen, wenn er also in diesem Sinne seine "billigenswerten" Interessen nicht mehr angemessen verfolgen kann. Unter solchen Umständen ist eine Normbefolgung für ihn unzumutbar. Die Verpflichtungskraft als richtig anerkannter Normen stünde dann der legitimen Selbstsorge des Normbefolgers dilemmatisch gegenüber. Die Beantwortung der Frage, wann die "billigenswerten" Interessen eines Akteurs durch normkonformes Handeln gefährdet werden, hängt stark von den Umständen des Einzelfalls ab. Dennoch muss dabei - anders als bei der Nutzenabwägung eines dispositionellen Nutzenmaximierers - daran angeknüpft werden, was in einer Gesellschaft als Maßstab dafür angesehen wird, dass der einzelne sein Leben gut führen kann. Es wird also nicht jedes subjektive Interesse, das jemand haben mag und durch eine Normbefolgung gefährdet sieht, in einer Zumutbarkeitsabwägung berücksichtigt werden. Eine solche Abwägung setzt schon voraus, dass es in einer Gesellschaft Interessen gibt, die grundsätzlich als schützenswerter betrachtet werden als andere. Allerdings sind selbst die in der Verfassung verbrieften Grundrechte, mit Ausnahme von Artikel 1 GG, nicht von einer fallabhängigen Abwägung mit anderen Grundrechten ausgenommen.

Ein weiterer Unterschied zwischen der Kosten-Nutzen-Abwägung, die ein dispositioneller Nutzenmaximierer zur Beurteilung der Vorteilhaftigkeit einer Normbefolgung vornimmt, und der Zumutbarkeitsabwägung normkonformen Verhaltens durch einen Homo honestus liegt in folgendem Aspekt: Im Gegensatz zum dispositionellen Nutzenmaximierer, der regelmäßig den Nutzen, den eine Normbefolgung für ihn hat, mit den für ihn entstehenden Kosten dieser Normbefolgung abwägt, beginnt der Homo honestus seine Zumutbarkeitsabwägung erst, wenn er merkt, dass er mit seinem normkonformen Verhalten an seine Belastungsgrenzen stößt. Anders als der dispositionelle Nutzenmaximierer beachtet er nicht nur die Auswirkungen der Normbefolgung bzw. deren Aussetzung auf seine eigenen Interessen, sondern eben auch auf das Wohlergehen derer, denen eine Normbefolgung eigentlich zugutekommen sollte. Auslöser des Abwägungsprozesses ist beim Homo honestus eine moralische Zwickmühle: Er weiß, dass er sich schadet, wenn er an der Normbefolgung festhält, hält aber die entsprechenden Normen dennoch für richtig und verpflichtend, - in unserem Anwendungskontext deswegen, weil er sie als wesentlich für eine gute Berufsausübung betrachtet. Beim dispositionellen Nutzenmaximierer stellt sich im Falle der fehlenden Nützlichkeit einer Normbefolgung für ihn selbst nicht die Frage, ob dessen ungeachtet noch eine Verpflichtungskraft der entsprechenden Norm bestünde. Erweist sich eine Normbefolgung für den dispositionellen Nutzenmaximierer als unnütz, wird er sie - nach einer gewissen Verzögerung vielleicht, aber ohne moralische Dissonanz - fallenlassen. Eine von Nützlichkeitserwägungen unabhängige Verpflichtungskraft von Normen und "moralische Zwickmühlen" gibt es in seiner Welt nicht.

Für den Homo honestus wird der Zwiespalt zwischen der erlebten Verpflichtungskraft bestimmter Normen und der Sorge um sich selbst noch dadurch erschwert, dass die als verpflichtend erlebten Normen ganz anders als beim dispositionellen Nutzenmaximierer Teil seiner Person, seiner Identität sind. Den entsprechenden Normen nicht mehr Folge leisten zu können, obwohl man sie für richtig hält, bedeutet für den Homo honestus daher auch eine Gefährdung seiner selbst.[421] Die Identität des dispositionellen Nutzenmaximierers wird indes überhaupt nicht durch seine revidierbaren Normbindungen, zu denen er in Abhängigkeit von Nützlichkeitserwägungen fähig ist, in der Weise geprägt, dass die Revision einer Normbindung für ihn einen Verlust oder Schaden bedeuten könnte. Anders als beim Homo honestus hat es für einen dispositionellen Nutzenmaximierer keinen Eigenwert bestimmten Normen verpflichtet zu sein.

[421] Es ist indes nicht notwendig, dass ein Normwandel die Identität der Berufsangehörigen dauerhaft untergräbt. Gibt es nachvollziehbare Gründe für einen solchen Wandel, kann er von den Berufsangehörigen - nach Reflexion - in die eigene Identität übernommen werden. Voraussetzung dafür ist, dass die neuen Normen bzw. Norminhalte von den Berufsangehörigen als verpflichtend anerkannt werden können.

2.5 Verantwortung trotz Pflichtbegrenzung?

Wenn die Einhaltung einer Norm als unzumutbar eingeschätzt werden muss, ist man nicht verpflichtet dieser Norm Folge zu leisten. Der Sozialrechtler Helmar Bley schreibt in diesem Sinne:

> "Eine Pflicht (im weitesten Sinne, nicht nur im Sinn von Rechtspflicht) reicht [...] nur so weit, wie das angesonnene Verhalten zumutbar ist. Sie endet mit dessen Unzumutbarkeit."[422]

Endet aber damit die Verantwortung derjenigen, die diese Norm, trotz der Unzumutbarkeit der Normumsetzung, als wesentlich für ein gutes Zusammenleben in einer Gesellschaft bzw., bezogen auf unseren Fall, für eine gute Berufsausübung ansehen? Ist die Krankenschwester aus unserem Beispiel, die weiß, dass die aktive Zuwendung zum Patienten neben seiner bloßen Versorgung wichtig für den Genesungsprozess ist, von ihrer moralischen Verantwortung entbunden, wenn es ihr nicht mehr zumutbar ist, diese Zuwendung zu verwirklichen? Oder wozu könnte etwa eine Physiotherapeutin im Krankenhaus noch verpflichtet sein, die weiß, dass die Mobilisierung einer demenzkranken Frau einer Versteifung der Gelenke vorbeugen könnte, der aber eine Leistungserbringung dauerhaft nicht zumutbar ist, weil die Krankenkasse eine solche Mobilisierung für Demenzkranke nicht bezahlt? Solche Fragen pressieren besonders dann, wenn sich Situationen, in denen die Befolgung berufsethischer Normen unzumutbar wird, häufen, wenn also aus Einzelfällen, in denen Personen die Einhaltung einer Norm nicht zuzumuten ist, die Regel wird. Dann geraten das Berufsethos und diejenigen, die sich ihm verpflichtet fühlen, immer stärker unter Druck und in die Gefahr, sich "abzuarbeiten". Ein Wandel des Berufsethos oder sogar sein "Abbau" sind programmiert. Grundsätzlich nutzenmaximierende Mitarbeiter werden den entsprechenden berufsethischen Normen sicher nicht mehr folgen und die "unbedingten" Normerfüller, die eine Normbefolgung nur dann aussetzen würden, wenn sie ihnen unmöglich wäre, werden sich bis auf wenige Ausnahmen langfristig physisch und psychisch krank arbeiten, wenn es ihnen nicht gelingt, aufgrund des bestehen-

---

[422] Helmar Bley (1981), S. 19.

den Konfliktes zwischen Normbindung und der Unmöglichkeit der Normbefolgung rechtzeitig aus dem Beruf auszuscheiden.
Dass sich Normen wandeln oder sogar wegfallen, ist nicht ungewöhnlich und als solches auch noch nicht problematisch. Solchen Entwicklungen muss aber gerade angesichts der vertrauensfördernden Wirkung berufsethischer Normen - zumindest im Prinzip - allgemein zugestimmt werden können. Eine allgemeine Zustimmung oder Anerkennung eines inhaltlichen Wandels kann beispielsweise durch neues Wissen begründet sein, wonach etwa eine verstärkte Förderung der Selbständigkeit von Patienten durch die Pflege für den Heilungsprozess förderlicher ist als die Passivbehandlung von Patienten. Die Frage, ob es gute Gründe für einen Normwandel gibt oder nicht, kann aber nur entschieden werden, wenn etwaige Veränderungen wahrgenommen, sichtbar gemacht und in Hinblick auf ihre möglichen Konsequenzen beurteilt werden können. Für unseren Anwendungsbereich hieße das, dass die Auswirkungen administrativer und ökonomischer Rahmenbedingungen und Vorgaben auf die Umsetzbarkeit berufsethischer Normen, und mithin auf die Qualität der medizinischen Versorgung im Krankenhaus, aufgezeigt werden müssen. Um eine solche Transparenz herzustellen, bedarf es der Hilfe derjenigen, die im System Krankenhaus tätig sind: der Mitarbeiter. Denn sie sind es, die wissen, was tatsächlich auf den Stationen passiert. In Anbetracht der Unzumutbarkeit berufsethisch korrekten Verhaltens sind sie dazu verpflichtet auf diejenigen Bedingungen in ihrem Arbeitsumfeld aufmerksam zu machen, die der Befolgung berufsethischer Normen entgegenstehen. Die Aufmerksamkeit der Mitarbeiter auf Veränderungen des gelebten Ethos und das Aufmerksammachen auf diese Veränderungen sind die Voraussetzung für die Reflexion darüber, ob die betreffenden Änderungen allgemein zustimmungsfähig sind oder nicht.

2.6 Publizität

Die Forderung nach Transparenz findet sich in Ansätzen schon bei Immanuel Kant. Im zweiten Anhang zu seiner Schrift "*Zum ewigen Frieden*" (1795) heißt es:

"Alle auf das Recht anderer Menschen bezogenen Handlungen, deren Maxime sich nicht mit der Publizität verträgt, sind unrecht."[423]

Diese "transzendentale Formel" wird speziell für den Bereich des öffentlichen Rechts angeführt. Sie wird von Kant aber auch als ein allgemeines ethisches Prinzip - und damit der Tugendlehre angehörig - verstanden. Nach Kant ist es ein negatives Prinzip, d. h. dass man durch seine Anwendung herausfinden kann, *"was gegen andere nicht recht ist"*.

In Abwandlung von Kant könnte man für den Bereich berufsethischer Normen sagen, dass inhaltliche Veränderungen dieser Normen auf jeden Fall dann fragwürdig werden, *"wenn sie der Beurteilung der Öffentlichkeit entzogen werden* [müssen], *etwa weil sie dem Prinzip der allgemeinen Zustimmbarkeit mit Sicherheit widerstreiten."*[424] Versuchen wir uns das an einem Beispiel klarer zu machen. Eines der grundlegenden Prinzipien der Charta zur ärztlichen Berufsethik[425] ist das Prinzip des Patientenwohls:

"Dieses Prinzip basiert auf der grundsätzlichen Verpflichtung, den Interessen des Patienten zu dienen. Altruismus trägt zu dem Vertrauen bei, das im Mittelpunkt des Arzt-Patienten-Verhältnisses steht. Ökonomische Verhältnisse, gesellschaftlicher Druck und administrative Anforderungen dürfen dieses Prinzip nicht unterlaufen."[426]

In dieser Formel wird das klassische Verständnis des ärztlichen Ethos ausgedrückt, mit dem wir uns bereits im Geschichtskapitel dieser Arbeit vertraut gemacht haben. Demgegenüber möchte ich exemplarisch eine bereits im Praxisteil dieser Arbeit zitierte Beschreibung der medizinischen Praxis stellen, durch die die oben genannte grundsätzliche Verpflichtung der Ärzte auf die Interessen des Patienten in Frage gestellt wird. Ein Chirurg berichtet folgendes:

---

[423] Immanuel Kant ([1795] 1984), S. 50.

[424] Pirmin Stekeler-Weithofer (2005), S. 344.

[425] Charta zur ärztlichen Berufsethik (2002). Dieses Dokument ist in Zusammenarbeit verschiedener amerikanischer und europäischer Gesellschaften entstanden. Dazu gehören: das American Board of Internal Medicine, die American Society of Internal Medicine, das American College of Physicians, die European Federation of Internal Medicine.

[426] Das hier formulierte Prinzip entspricht § 2 der Musterberufsordnung der deutschen Ärztinnen und Ärzte.

> "Ich kenne Beispiele aus meinem Fachbereich, die nach einem Prinzip funktionieren, das auch für andere medizinische Therapien anwendbar ist. Dazu gehören Schmerzkatheter, wie zum Beispiel der so genannte Racz-Katheter für Rückenschmerzpatienten. Den Betroffenen wird ein Rundum-sorglos-Paket angeboten, dazu gehört der erwähnte Katheter. Sie liegen zwei bis drei Tage in der Klinik und erhalten zusätzlich Physiotherapie und psychologische Beratung. Diese Therapie bringt der Klinik je nach Abrechnungsmodus rund 2.500 Euro. Das Legen des Katheters dauert in der Regel weniger als zehn Minuten. Wenn sie 30 solcher Patienten drei Tage betreuen, haben Sie wenig Aufwand und am Ende 75.000 Euro eingenommen."[427]

Ökonomische Erwägungen spielen in diesem Fall eine indikations- und therapieleitende Rolle. Stimmt es, dass der Nutzen der beschriebenen Therapie wissenschaftlich nicht belegt ist - so jedenfalls die Autorin des Artikels aus dem die Interviewpassage entnommen wurde - wird in diesem Fall sogar eine potentielle Schädigung der Patienten (operative Eingriffe sind immer riskant) für das Erreichen eines unbestimmten Gesundheitsnutzens in Kauf genommen. In jedem Fall illustriert das Beispiel aber eine Vorgehensweise im Krankenhaus, bei der das Interesse der Patienten an einer angemessenen medizinischen Versorgung nicht im Vordergrund der Behandlung steht. Es wird in erster Linie das Interesse an einer Therapie befriedigt, das aus ökonomischen Erwägungen der Leistungserbringer erst beim Patienten geweckt wurde. Eine wenig kritische Indikationsstellung, teilweise verursacht durch den Druck der Geschäftsleitung auf die Chefärzte, wurde auch von einigen meiner ärztlichen Interviewpartner gerade für den operativen Bereich konstatiert. Allerdings lässt sich bislang nicht nachweisen, dass die Einflussnahme ökonomischer Erwägungen auf Indikationsstellung und Therapie in deutschen Krankenhäusern generell an der Tagesordnung wäre.[428] In der repräsentativen Umfrage von Braun et al. wiesen die Befragten eher darauf hin, dass ande-

---

[427] Vgl. Ulrike Bartholomäus (2010), S. 76.

[428] Mittlerweile werden allerdings die Hinweise auf den Einfluss ökonomischer Erwägungen gerade auf die Auswahl der Therapie im Krankenhaus immer lauter. Siehe z. B. den bereits erwähnten Artikel aus dem Deutschen Ärzteblatt vom 10. April 2012 mit dem Titel *"Ökonomischer Druck drängt Chirurgen zu bestimmten Methoden"*. Im gleichen Artikel wird bemängelt, dass in Arztverträgen häufig Bonuszahlungen für Fallzahlsteigerungen vereinbart werden. In die gleiche Richtung weist Catrin Gesellensetter (2012).

re Krankenhäuser Patientenselektion betreiben würden, d. h. dass diese versuchen lukrative Fälle an sich zu ziehen und kostengenerierende Fälle an andere Einrichtungen zu verweisen. Braun et al. bestätigen aber immerhin, dass die Geschäftsführungen der von ihnen untersuchten Krankenhäuser für die Zukunft eine gewisses "Portfoliomanagement" ihrer Leistungen anstreben und dass man sich nur noch eine bestimmte Anzahl von Fällen leisten könne, die sich für das Krankenhaus bzw. die Abteilung nicht rechnen.[429] Solche vorsichtigen Äußerungen der Geschäftsleitungen und die Tatsache, dass das medizinische Personal von Patientenselektion nur unter der Zusicherung größter Anonymität und oft mit Verweis auf Dritte spricht, weist darauf hin, dass sich die Befragten darüber im Klaren sind, dass einer solchen Einflussnahme ökonomischer Erwägungen auf die medizinische Versorgung von der Öffentlichkeit nicht zugestimmt werden würde. Besteht aber dieser Verdacht, ist es umso wichtiger auf Akzentverschiebungen des heilkundlichen Berufsethos hinzuweisen. Das ist die Voraussetzung dafür, dass die Ursachen und potentiellen Folgen einer Ethosänderung ergründet werden und auf Grundlage dessen entschieden werden kann, ob den entsprechenden Änderungen allgemein zugestimmt werden kann oder nicht.

2.7 Vom kritischen Subjekt zum öffentlichen Diskurs

Wir haben uns die Frage gestellt, welcher Art die Verantwortung ist, die in Anbetracht der Unzumutbarkeit der Befolgung bestimmter berufsethischen Normen bei den individuellen Akteuren des Typus "Homo honestus" verbleibt. Dabei haben wir eine Hinweisungspflicht ausgemacht: Der individuelle Mitarbeiter ist gerade in Anbetracht der Unzumutbarkeit der Befolgung traditioneller berufsethischer Normen dazu verpflichtet auf die Umstände aufmerksam zu machen, die diese Unzumutbarkeit begründen und ggf. Änderungen des praktizierten bzw. praktizierbaren Ethos mit sich bringen.

Nähern wir uns der Beantwortung unserer Frage nun noch einmal mithilfe einer weiteren Schrift Immanuel Kants an. In *"Was ist Aufklärung?"* (1784) macht Kant auf die kritische Funktion des moralischen Subjekts in der Gesellschaft aufmerksam. Dabei wird deutlich,

[429] Vgl. Bernard Braun et al. (2010a), S. 232.

dass nicht allein die Befolgung Vernunft gegebener Normen das moralische Subjekt ausmacht, sondern gerade auch seine Fähigkeit zu einer öffentlichen Kritik an solchen Umständen, die die Befolgung als verpflichtend anerkannter Normen behindern. Ein Akteur im Sinne Kants ist allerdings kein Revolutionär. In der Tat ist Kant sehr an der Erhaltung einer funktionstüchtigen Ordnung gelegen. Deshalb wird die Freiheit zum kritischen Vernunftgebrauch von ihm auch eingeschränkt. In den Bereichen, in denen man in fremdem Auftrag handelt, sei man nun Hochschulprofessor, Arzt oder Pfarrer, muss man seiner ressortspezifischen Pflicht genügen, sofern man die Satzungen des jeweiligen Amtes überhaupt mit seinem Gewissen vereinbaren kann. Glaubte ein Pfarrer etwa, dass die Satzungen seiner Kirche im Widerspruch zu seiner Religion stünden, erklärt Kant, dürfte dieser überhaupt nicht weiter im Amt verbleiben, sondern müsste dieses niederlegen.[430] Allein in der Rolle des *Gelehrten*, also aus einer gewissen Distanz zu seiner beruflichen Rolle, kann der Geistliche auf Fehlerhaftes hinweisen und so versuchen, ein Problembewusstsein bei seinen Zeitgenossen zu wecken. In Hinblick darauf, dass die erwähnten Amtsträger auch Vertrauensträger sind, ist die von Kant geforderte Bereichstrennung teilweise nachvollziehbar. Den Vertrauensträgern soll von Seiten der Gesellschaft und von Seiten ihrer "Schutzbefohlenen" Vertrauen entgegengebracht werden können. Ein Kassenarzt, der seine spärliche Zeit in der Sprechstunde damit verbringt, den Patienten über die negativen Folgen der letzten Gesundheitsreform aufzuklären, wirkt nicht vertrauenswürdig, weil er seine eigentliche Aufgabe nicht erfüllt. Nach Kant müsste er seine Bedenken bezüglich der Vernünftigkeit bestimmter Vorgaben aus der Arbeit mit dem Patienten heraushalten und seinen Dienst so gut erfüllen, wie er es eben vermag, oder aber, wenn er diese Vorgaben nicht mit seinem Gewissen bzw. seinem Berufsethos vereinbaren kann, den Dienst quittieren.

Diese letzte Alternative ist jedoch zu rigoros. Wir haben darauf hingewiesen, dass eine dem Berufsethos des medizinischen Personals entsprechende Patientenversorgung für die Mitarbeiter im Krankenhaus unzumutbar werden kann. Ist dem so, dann ist es der Patienten-

---

430 Vgl. Immanuel Kant ([1784] 1999), S. 23.

versorgung langfristig auch nicht zuträglich, wenn die Mitarbeiter im Bemühen um eine normgerechte Patientenversorgung ihre Belastungsgrenzen überschreiten oder aus Gewissensgründen aus dem Beruf ausscheiden. Dann muss ihnen zugebilligt werden, dass sie in ihrem Bemühen um eine normgerechte Versorgung "nachlassen" dürfen, aber eben unter der Voraussetzung, dass sie auf die Unzumutbarkeit eines berufsethisch korrekten Verhaltens aufmerksam machen, und zwar diejenigen, die auf die Ursachen dieser Unzumutbarkeit Einfluss nehmen können.

Von Kant werden von einem moralischen Subjekt sowohl normgerechtes Verhalten, soweit dieses überhaupt möglich ist, als auch eine Kritik der Umstände gefordert, die einer Normbefolgung entgegenstehen. In unserem Ansatz stellen wir indes in Anbetracht der Unzumutbarkeit normkonformen Verhaltens die Pflicht zum Hinweis auf diejenigen Umstände, die die Befolgung berufsethischer Normen für den einzelnen unzumutbar machen und ggf. den Hinweis auf Änderungen des gelebten Ethos *an die Stelle* der Normerfüllung. Selbst diese Hinweisungspflicht ist schon sehr anspruchsvoll: Sie verlangt vom einzelnen Mitarbeiter Aufmerksamkeit, Reflexionsfähigkeit - und Mut. Aufmerksamkeit und Reflexionsfähigkeit der Mitarbeiter werden durch den häufig bestehenden Zeitdruck, bürokratische Vorgaben und routinierte Abläufe gegenwärtig nicht gestärkt. Außerdem reagieren vorgesetzte Stellen auf das "Aufmerksammachen" ihrer Mitarbeiter, z. B. in Form von wiederkehrenden Überlastungsanzeigen, nicht selten gar nicht oder lediglich mit der unfreundlichen Antwort, dass selbige "unerwünscht" und daher zu unterlassen seien.[431] Einmal in Kenntnis gesetzt, können Vorgesetzte aber die konkrete Verantwortung für eine berufsethisch korrekte Patientenversorgung legitimer Weise nicht an ihre Mitarbeiter zurückgeben, auch dann nicht, wenn sie sich selbst außerstande sehen die bestehenden Arbeitsbedingungen so zu beeinflussen, dass die Befolgung berufsethische Normen wieder zumutbar wird. Ist dem so, muss ein öffentlich geführter Diskurs darüber einsetzen, wie die medizinische Versorgung in deutschen Krankenhäusern aussehen soll, welches Ethos dafür notwendig ist und welche Ressourcen für die Umsetzung eines sol-

[431] Siehe z. B. Bernard Braun et al. (2010a), S. 120.

chen Ethos mobilisierbar sind. Die kritische Reflexion dessen, was von einer guten medizinischen Versorgung erwartet werden können muss, ist dann nicht mehr nur Sache des medizinischen Personals, der Geschäftsführungen und Krankenhausträger, sondern eine Sache der ganzen Gesellschaft. Mithilfe der von Kant proklamierten Fähigkeit zur kritischen Reflexion muss gerade dann, wenn traditionelle Normen von neuen Anforderungen und Normen Konkurrenz bekommen, herausgefunden werden, welche Normen in der medizinischen Versorgung Vorrang genießen und unbedingt allgemein befolgbar sein sollen.[432]

2.8 Mehr als individuelle Verantwortung: Normgerechtes Handeln zumutbar machen

Auch unter schwierigen Rahmenbedingungen ist es also nicht sinnvoll das Individuum seiner moralischen Verantwortung zu entheben: Einmal der Verantwortung, seine Arbeit so gut zu machen, wie es ihm zumutbar ist, zum anderen der Verantwortung, Entwicklungen, die normgerechtes Verhalten unzumutbar machen, aufmerksam zu beobachten, zu reflektieren und zu monieren. Dass diese Verantwortlichkeiten in der Praxis nicht von allen in der gleichen Weise und mit der gleichen Intensität erfüllt werden können und dass der Erfolg individueller Bemühungen stark von den institutionellen Gegebenheiten abhängt, steht außer Frage.

Im Beispiel der Nachtschwester hatten wir festgestellt, dass sie ihre Patienten aufgrund vielfältiger Anforderungen und der daraus resultierenden Belastungen nicht mehr so versorgen kann, wie es ihr die Fürsorgenorm ihres Berufsethos vorschreibt. Die Umsetzung einer über die Grundversorgung hinausgehenden Pflege ist ihr in Anbetracht der bestehenden Arbeitsbedingungen nicht mehr oder nur noch sehr eingeschränkt zumutbar. Unter solchen Umständen liegt es in der Verantwortung der Schwester diejenigen, die auf die bestehenden Arbeitsbedingungen Einfluss nehmen können, auf die Missstände aufmerksam zu machen, die der Umsetzbarkeit berufsethi-

[432] Die von mir auf Immanuel Kant zurückgeführte Reflexion von Normen im Rahmen eines öffentlichen Diskurses wurde von Philosophen wie Karl-Otto Apel, John Rawls und natürlich Jürgen Habermas fortgeführt und weiter qualifiziert. Siehe z. B. Jürgen Habermas (1992), S. 53-125.

scher Normen entgegenstehen. Dieses Aufmerksammachen wird dabei sicher eine größere Resonanz hervorrufen, wenn es nicht nur von einer einzelnen Person ausgeht. Sehen sich die informierten Stellen, z. B. die Pflegedienstleitung oder das Qualitätsmanagement, nicht zu einer Einflussnahme in der Lage, müssen sie sich an ihre Vorgesetzten wenden. Gerade die Krankenhausträger, die mit ihrer ethischen Ausrichtung und der Qualität ihrer Patientenversorgung um Patienten werben, werden dann zu Adressaten einer Norm, nach der die Verhältnisse so zu beeinflussen sind, dass die Einhaltung berufsethischer Normen wieder zumutbar wird. Wollen sie, dass traditionelle berufsethische Normen in der Praxis weiterhin umgesetzt werden, stehen sie in der Verantwortung Bedingungen zu schaffen, die eine Normbefolgung durch die Berufsangehörigen wieder zumutbar machen. Wird das indes nicht als möglich erachtet, z. B. weil nicht genügend Geld zur Aufstockung des Personals vorhanden ist oder offene Stellen aus schierem Personalmangel nicht besetzt werden können, so sollte von den verantwortlichen Stellen öffentlich erklärt werden, dass die Befolgung der entsprechenden Normen in der Praxis vom medizinischen Personal nicht mehr erwartet werden kann. Wird unter derartigen Umständen aber die Einhaltung dieser Normen weiter vom Personal eingefordert, wird sie von Klinikleitungen etwa sogar als Aushängeschild für ein spezielles Krankenhaus genutzt, ohne dass eine realistische Chance auf eine zufrieden stellende Normumsetzung bestünde, dann verkommen Hinweise auf das Berufsethos des Personals zur Farce und betrügen diejenigen, die der Organisation Krankenhaus und ihren Mitarbeitern vertrauen.

3. Fazit

In diesem Abschnitt sind wir der Frage nachgegangen, was von einem anständigen Mitarbeiter erwartet werden kann, wenn die Umsetzung berufsethischer Normen angesichts der bestehenden Arbeitsbedingungen unzumutbar wird. Wir haben Kants Publizitätsformel auf die eventuelle Änderung berufsethischer Normen bzw. der Inhalte dieser Normen angewendet. Wir haben die Forderung formuliert, dass diese Änderungen den Norminteressenten offen gelegt werden können müssen, damit die Verhältnisse, in denen solche Änderungen stattfinden, nicht als unrecht zu verurteilen sind. Weiterhin haben wir uns mit der von Kant proklamierten kritischen Funktion des moralischen Subjekts auseinandergesetzt.

Wir haben gezeigt, dass angesichts der Unzumutbarkeit einer Normerfüllung zwar für den einzelnen Akteur des Typus Homo honestus keine Pflicht zur Normerfüllung besteht. Es besteht für ihn aber die Pflicht auf die Umstände hinzuweisen, die die Erfüllung der entsprechenden Normen erschweren. Die entsprechenden Hinweise müssen an diejenigen gerichtet werden, die auf die bestehenden Arbeitsbedingungen Einfluss nehmen können. Selbige werden dann zum Adressaten einer Norm, nach der die bestehenden Verhältnisse dahingehend zu beeinflussen sind, dass die Befolgung berufsethischer Normen - wenn diese nach Reflexion als grundlegend für eine gute Berufsausübung angesehen werden - wieder allgemein zumutbar wird. Mit diesem Schritt wird dem Eingebundensein moralischer Akteure in ein System mit anderen Akteuren Rechnung getragen. Die Reflexion darüber, welche Normen in Anbetracht des Ziels einer guten medizinischen Versorgung allgemein zustimmungsfähig sind und verwirklicht werden sollen, wird nicht als rein individuelles Unternehmen gefasst, sondern als ein kollektives.

Wir haben in diesem Kapitel den Homo honestus als einen Typus charakterisiert, der sich zum einen von einem Nutzenmaximierer unterscheidet, zum anderen aber auch von einem rigorosen Pflichterfüller, der den von ihm als richtig eingesehenen Normen solange folgt, wie es ihm möglich ist, selbst wenn er dadurch seine Belastungsgrenzen dauerhaft überschreitet und seine eigenen billigenswerten Interessen gefährdet.[433] Anders als der Nutzenmaximierer und anders als der rigorose Pflichterfüller ist der Homo honestus jemand, der sich zwar an allgemein zustimmungsfähige Normen binden kann und für den diese Bindung Bestandteil seiner Identität ist. Seine Bindung an ethische bzw. berufsethische Normen kann er daher auch nicht ohne weiteres revidieren. Ist ihm eine Normbefolgung aber nur noch unter der Voraussetzung möglich, dass er dadurch seine eigenen billigenswer-

433 Das schließt aber nicht aus, dass eine Gesellschaft von Zeit zu Zeit Menschen bedarf, die sich für andere oder für eine gute Sache aufopfern.

ten Interessen erheblich gefährdet und über kurz oder lang selbst zu Schaden kommt, ist er nicht mehr zu einer Normbefolgung verpflichtet. Eine fortgesetzte Normbefolgung ist unter diesen Umständen für ihn unzumutbar. An die Stelle der Pflicht zur Normbefolgung tritt dann die Pflicht auf die Umstände aufmerksam zu machen, die die Unzumutbarkeit der Normbefolgung bewirkt haben.

Zusammenfassend bieten wir folgende Definition für den Homo honestus an:

- Der Homo honestus verkörpert den Handlungstypus des anständigen Mitarbeiters. Dieser kann sich an verallgemeinerungsfähige berufsethische Normen binden. Die Verbindlichkeit dieser Normen ist nicht davon abhängig, ob ihm ihre Befolgung über kurz oder lang größere Vorteile verschafft oder nicht. Bestehen jedoch Bedingungen, unter denen eine fortgesetzte Normbefolgung die billigenswerten Interessen des Mitarbeiters erheblich gefährdet, so ist ihm eine Normbefolgung dauerhaft nicht mehr zuzumuten. Die Pflicht zur Normbefolgung endet unter diesen Umständen. An ihre Stelle tritt eine Hinweispflicht, einmal auf die Bedingungen, die die Unzumutbarkeit einer Normbefolgung bewirken, zum anderen auf sich bereits vollziehende Änderungen des gelebten Ethos. Auf Grundlage dieser Hinweise kann in einer Organisation und ggf. in einer Gesellschaft darüber reflektiert werden, ob und ggf. wie die Befolgung traditioneller berufsethischer Normen wieder zumutbar gemacht werden kann, wenn diese weiterhin als wesentlich für eine gute medizinische Versorgung anerkannt wird, oder ob das Ziel einer guten medizinischen Versorgung mit dem Abbau der entsprechenden Normen bzw. ihrem Wandel vereinbar ist.

VI. Der Homo honestus im Krankenhaus

In den vorausgehenden Kapiteln haben wir den Typus des Homo honestus entwickelt. Als grundlegende Eigenschaft des Krankenhauspersonals, das diesem Typus des "anständigen Mitarbeiters" angehört, haben wir das Bedürfnis und das Bemühen darum festgestellt, seine Arbeit gut zu machen. Voraussetzung für dieses "gute Arbeiten" ist eine innere Bindung an berufsethische Normen. Die Fähigkeit zur Bindung an solche Normen haben wir als eine wichtige Grundlage für die Ausbildung und den Erhalt von Vertrauen in das medizinische Personal im Krankenhaus festgestellt. Sie motiviert die Angehörigen von Ärzteschaft und Pflege als Treuhänder ihrer Patienten dazu, in der Patientenversorgung von der Verwirklichung eigener Vorteile abzusehen und ggf. das Patienteninteresse gegen die Interessen Dritter zu verteidigen. Wir haben aber auch gezeigt, dass eine Bindung an berufsethische Normen nur dann erhalten bleibt, wenn die Befolgung der entsprechenden Normen unter den bestehenden Bedingungen die billigenswerten Interessen der Berufsangehörigen nicht erheblich gefährdet. Liegt eine solche Gefährdung vor, sind die Berufsangehörigen darin gerechtfertigt, in der Befolgung berufsethischer Normen nachzulassen. Anstelle der Pflicht zur Normbefolgung tritt dann die Pflicht des einzelnen Mitarbeiters für die Umstände, die eine Normbefolgung unzumutbar machen, aufmerksam zu sein und vorgesetzte Stellen davon zu unterrichten. Beharren diese Stellen auf der Umsetzung der entsprechenden Normen, obliegt es ihnen, sich für die Schaffung von Bedingungen einzusetzen, unter denen eine Normbefolgung für das Personal zumutbar ist. Sehen sich die entsprechenden Stellen dazu nicht in der Lage, müssen die bestehenden Probleme zumindest transparent gemacht werden. Gegenüber der Gesellschaft dürfen keine Erwartungen an eine Befolgung bestimmter berufsethischer Normen im Krankenhaus geweckt werden, wenn eine solche dem Personal de facto unter den bestehenden Bedingungen nicht zumutbar ist. Unter Einbeziehung der Öffentlichkeit muss dann eine Debatte darüber geführt werden, welche Erwartungen eine gute Krankenhausversorgung erfüllen soll, welche Ressourcen für die Er-

füllung dieser Erwartungen eingesetzt werden können und sollen, und welche berufsethischen Normen in Anbetracht dessen allgemein befolgbar sein müssen.
Die Aufmerksamkeit des Personals für die Veränderungen im Krankenhaus und das Aufmerksammachen vorgesetzter Stellen und ggf. der Öffentlichkeit ist in jedem Fall die Voraussetzung dafür, dass die vor sich gehenden Entwicklungen im Krankenhaus, einschließlich der davon betroffenen berufsethischen Normen, auf ihre allgemeine Zustimmungsfähigkeit hin reflektiert werden können. Einen solchen Prozess innerhalb einer Organisation und wenn nötig darüber hinaus zuzulassen, ist besonders in Zeiten mit vielen Veränderungen die Basis für den Erhalt eines wesentlich über geteilte Normen und Wertvorstellungen begründeten Vertrauens in die Krankenhäuser und das darin wirkende Personal.
Im Schlusskapitel dieser Arbeit soll nun geprüft werden, inwieweit die von uns aufgestellten Kategorien mit den in der Krankenhausmanagement-Literatur propagierten Steuerungs- und Führungsmethoden kompatibel sind. Wir untersuchen an ausgewählten Beispielen, ob in dieser Literatur die innere Bindung der Mitarbeiter an ein Berufsethos als zu schützende Ressource begriffen wird, auch dann noch, wenn sich diese Bindung gegen bestimmte Änderungen in der Organisation als widerständig erweist, oder ob das Berufsethos der Mitarbeiter vielmehr als anpassungsbedürftige Störvariable in einem sich wandelnden System verstanden wird. Diesbezüglich werden wir die Managementliteratur auch daraufhin untersuchen, ob und ggf. wie darin der mögliche Konflikt zwischen der traditionellen berufsethischen Orientierung am Patientenwohl und der Orientierung am Wohl der Organisation thematisiert wird.[434]

---

[434] Wir stützen uns in unserer Untersuchung auf Fachzeitschriften für Führungskräfte im Krankenhaus wie "f&w" (Führen & Wirtschaften), "KU Gesundheitsmanagement", "Das Krankenhaus", "Management & Krankenhaus", und auf Fachbücher für das Krankenhausmanagement wie "Krankenhausmanagement mit Zukunft", "Professionelles Management im Krankenhaus", "Personalführung in Medizinbetrieben", "Personalmanagement im Krankenhaus" und "Management der sozialen Verantwortung im Krankenhaus". Die herangezogene Management-Literatur ist im Wesentlichen im Zeitraum zwischen 2002 und 2011 publiziert worden.

Als "Rüstzeug" für diese Untersuchung setzen wir uns zuvor mit dem von Amitai Etzioni in den 1960-er Jahren vorgeschlagenen Konzept der "Normativen Organisation" auseinander. Diesen Organisationstyp grenzen wir von zwei weiteren von Etzioni aufgestellten Organisationstypen ab: der Zwangsorganisation und der utilitaristischen Organisation. Darauf aufbauend zeigen wir, wie sich Etzionis Darstellung des Krankenhauses als einer normativen und insbesondere als einer professionellen Organisation mit einer entsprechenden Gewichtung des berufsethisch gebundenen Personals von heutigen Management- und Führungskonzeptionen in diesem Sektor unterscheidet. Diese Verschiedenartigkeit führen wir wesentlich darauf zurück, dass die für Etzioni grundlegende Unterscheidung zwischen normativen und utilitaristischen Organisationen in der neueren Managementliteratur keine Anerkennung mehr findet. In unserer Diskussion beziehen wir uns auf Etzionis frühe Ausführungen in "*A Comparative Analysis of Complex Organizations*" (1961 und 1975) und "*Modern Organizations*" (1964), werden aber auch auf Überlegungen aus seiner Arbeit "*The Moral Dimension*" (1988) zu sprechen kommen. Außerdem stützen wir uns auf die Arbeit von Stefan Bär, der in seiner Dissertation "*Das Krankenhaus zwischen medizinischer und ökonomischer Vernunft*" (2011) u. a. die sich wandelnde Vorstellung davon, was der Zweck der Organisation Krankenhaus ist und wie sie dementsprechend gesteuert und geführt werden muss, beleuchtet.

1. Die Professionelle Organisation als Normative Organisation

1.1 Organisationstypologie nach Etzioni

Organisationen sind nach Etzioni "*absichtlich konstruierte und rekonstruierte soziale Einheiten zur Verfolgung spezifischer Ziele*". Ihr Bestehen ist kein "Selbstzweck". Organisationen sind vielmehr Instrumente zur Verfolgung bestimmter Zwecke und werden durch die Verfolgung dieser Zwecke legitimiert. Organisationen zeichnen sich nach Etzioni erstens durch die Aufteilung der Arbeits-, Macht- und Kommunikationsverantwortlichkeiten aus, und zweitens durch das "*Vorhandensein einer oder mehrerer Machtzentren, die die Organisation*

und ihre Mitglieder kontrollieren und auf die Verwirklichung der Organisationsziele hinwirken, die Leistung der Organisation überwachen und dort neue Strukturen schaffen, wo Effizienzsteigerungen erforderlich werden". Außerdem können Organisationen Personal "ersetzen", *"d. h. sie können ungenügend arbeitende Mitglieder entlassen und anderen die entsprechenden Aufgaben zuweisen"*.[435]
Etzioni unterscheidet Organisationen zunächst nach den in ihnen vorherrschenden Macht- und Kontrollstrukturen und nach dem mehr oder weniger vorhandenen Engagement der so genannten "lower participants" (z. B. Insassen von Gefängnissen, Patienten im Krankenhaus, Angestellte und Kunden eines Unternehmens etc.)[436] für die Organisation und ihre Ziele (involvement). Die Macht, die eine Organisation gegenüber diesen Mitgliedern ausübt, und das bestehende oder nicht bestehende Engagement dieser Mitglieder bestimmen zusammen die Compliance-Struktur der Organisation[437], also das, wodurch die Befolgung der in einer Organisation geltenden Vorschriften bzw. Normen durch die Organisationsmitglieder in verschiedenen Organisationstypen hauptsächlich sichergestellt wird. Neben Zwangsorganisationen (coercive organizations), in denen die Normkonformität der Mitglieder durch die Anwendung oder Androhung physischer Gewalt gewährleistet wird und die Mitglieder der Organisation weitgehend von der Organisation und ihren Zielen "entfremdet", also gerade nicht engagiert sind (z. B. Häftlinge im Gefängnis)[438], gibt es so genannte utilitaristische Organisationen, in denen auf ihren eigenen Vorteil bedachte Personen über materielle Anreize (z. B. Gehalt) dazu gebracht werden, die von der Organisation gewünschten Verhaltenswei-

---

435 Vgl. Amitai Etzioni (1964), S. 3, Übersetzung c.s.

436 Etzioni fasst mit dem Begriff "lower participants""*those of various degrees of involvement, subordination, and performance obligations"*. Im Gegensatz zu den "lower participants" zeichnen sich die "higher participants" durch einen *"permanent power advantage over lower participants because of their organizational position"* aus. Sie sind nach Etzioni weniger untergeordnet als die "lower participants", aber in der Regel stärker engagiert als diese. Vgl. Amitai Etzioni (1961), S. 20. Für eine genauere Erläuterung dieser Begriffe siehe S. 17 ff.

437 A.a.O., S. 12.

438 A.a.O., S. 27 f.

sen an den Tag zu legen. Den hier angewandten Steuerungsmechanismus bezeichnet Etzioni als "remunerative power", das mehr oder weniger bestehende Engagement der Mitglieder (etwa der Angestellten oder der Kunden) als berechnend (calculative involvement).[439] Die in einer solchen utilitaristischen Organisation erreichte "Normbefolgungstendenz" der Mitglieder entspricht in etwa dem, was Michael Baurmann über die Normbefolgung eines dispositionellen Nutzenmaximierers im *"Markt der Tugend"* aussagt. Allerdings geht Etzioni eben nicht davon aus, dass die über externe Anreize erreichte Normbefolgung der Organisationsmitglieder einer tatsächlichen Normbindung entspräche.[440] Von einer solchen Normbindung ist bei Etzioni erst dann die Rede, wenn er auf normative Organisationen zu sprechen kommt, in denen hoch engagierte Mitglieder den Organisationsnormen hauptsächlich deshalb folgen, weil sie diese als "legitim" anerkennen (moral involvement). Die hierbei zum Tragen kommende Macht bezeichnet Etzioni als "normativ". Etzioni definiert den Typus der normativen Organisation so:

> "Normative organizations are organizations in which normative power is the major source of control over most lower participants, whose orientation to the organization is characterized by high commitment. Compliance in normative organizations rests principally on internalization of directives accepted as legitimate. Leadership, rituals, manipulation of social and prestige symbols, and resocialization are among the more important techniques of control used."[441]

Für das Verständnis von Etzionis Ansatz ist es hilfreich sich zu vergegenwärtigen, dass es sich bei den von ihm entwickelten Organisationstypen um Idealtypen handelt. Idealtypen werden gebildet, um eine theoretische Charakterisierung eines "reinen" Falles vornehmen zu können. Reale Beispiele für Organisationen, wie etwa das Krankenhaus, können dabei nur mehr oder weniger deutliche Annäherungen an einen der drei reinen Organisationstypen sein. So lassen sich Krankenhäuser z. B. laut Etzioni zwar dem Typus der normativen Or-

---

439 Vgl. Amitai Etzioni (1961), S. 31 f.

440 Dementsprechend auch Etzioni (1975), S. 116: *"Manipulation of pay, fines, and bonuses does not lead to internalization of values. At best it produces superficial, expedient, overt commitment."*

441 Amitai Etzioni (1961), S. 40.

ganisation zuordnen, bei dem ein vergleichsweise hohes Engagement der Organisationsmitglieder mit der Organisation und ihren Zielen anzutreffen ist. Im Vergleich zu anderen normativen Organisationen wie etwa der Kirche wird das Verhalten der Organisationsmitglieder aber weniger über normative Kontrollen und stärker über Anreize gesteuert, die eine Befolgung der Organisationsvorgaben vorteilhafter für ein Organisationsmitglied machen als die Nichtbefolgung dieser Vorgaben. Damit können Krankenhäuser zwar den normativen Organisationen zugeordnet werden, befinden sich aber schon an der Grenze zu den utilitaristischen Organisationen.

1.2 Das Bedürfnis nach Legitimität

Etzioni orientiert sich bei seiner Verwendung des Begriffs "Legitimität" an Max Weber. Weber hat erkannt, so Etzioni, dass Organisationen ihre Mitglieder durch Belohnungen und Strafen zwar dazu bringen können den bestehenden Normen zu folgen. Diese Art der Steuerung hat jedoch den Nachteil, dass sie die Mitglieder von der Organisation und ihren Zielen entfremdet. Das zeigt sich darin, dass:

> "He [the subject, c.s.] conforms because of ulterior motives. His conformity is likely to be limited to the matters explicitly backed by power. He will be unlikely to volunteer information, show initiative, or cooperate, except when he is explicitly forced to."[442]

Hingegen stärkt es die Normbefolgungstendenz der Mitglieder, wenn die Vorgaben der Organisationsführung und die damit verbundene Macht von den Organisationsmitgliedern als "legitim" wahrgenommen werden. Etzioni schreibt:

> "[...] when the exercise of power is seen as legitimate by those subject to it - that is, when the orders issued or rules set conform to the values to which the subject is committed - compliance will be much deeper and more effective. The subject will 'internalize' the rules. He will find the discipline less alienating, and he will continue to follow rules and orders when the organization's power is weakened or absent."[443]

---

442 Amitai Etzioni (1964), S. 51.

443 Ebd. Weber selbst formuliert in "Wirtschaft und Gesellschaft", dass das Bedürfnis nach der Befolgung einer legitimen Ordnung, die als vorbildlich, verbindlich und "gelten sollend" verstanden wird, ein praktisch ins Gewicht

Dabei, so betont Etzioni, wirkt diese Legitimität weder durch einen Einfluss auf die materiellen Interessen der Mitglieder, noch macht sie die Normbefolgung für die Mitglieder unbedingt angenehmer. Etzioni erklärt:

> "[Legitimation, c.s.] does not increase the material interest of the subordinate in compliance; it does not make the order or rule necessarily pleasant - i.e., gratifying to the subject. But it fulfils a third kind of need, the need to follow norms which match rather than conflict with one's values."[444]

Das Bedürfnis Normen zu folgen, die mit den eigenen Werten übereinstimmen, wird von Etzioni an dieser Stelle als ein eigenständiges Bedürfnis beschrieben, das bei der Steuerung von Organisationen berücksichtigt werden muss. Daraus resultierende Normbindungen werden dementsprechend auch nicht gelöst, wenn sie dem Normbefolger über kurz oder lang keinen zusätzlichen Vorteil mehr verschaffen.

1.3 Compliance und Organisationsziele

Etzioni trifft seine Differenzierung der Organisationstypen im Wesentlichen in Abhängigkeit davon, wie die "Compliance" der Organisationsmitglieder in verschiedenartigen Organisationen sichergestellt wird. Er stellt dabei auch einen Bezug zwischen der spezifischen Art einer Organisation, die Befolgung von Normen zu sichern, und der Art der in der entsprechenden Organisation verfolgten Ziele her. Etzioni unterscheidet zwischen den "order goals", den "economic goals" und den "culture goals" von Organisationen. "Ordnungsziele" bestehen nach Etzioni darin, das in den Augen einer bestimmten sozialen Einheit "abweichende Verhalten" von Personen zu kontrollieren, Ab-

---

fallendes Maß für die Einhaltung einer Ordnung neben zweckrationalen Motiven für die Einhaltung dieser Ordnung oder der "Eingelebtheit" eines ordnungsgemäßen Verhaltens, ist. Bei ihm heißt es: *"Eine nur aus zweckrationalen Motiven innegehaltene Ordnung ist im allgemeinen weit labiler als die lediglich kraft Sitte, infolge der Eingelebtheit eines Verhaltens, erfolgende Orientierung an dieser: die von allen häufigste Art der inneren Haltung. Aber sie ist noch ungleich labiler als eine mit dem Prestige der Vorbildlichkeit oder Verbindlichkeit, wir wollen sagen: der 'Legitimität', auftretende."* Vgl. Max Weber (1985), S. 16.

[444] Ebd.

weichler (z. B. Straftäter) zu separieren bzw. zu bestrafen.[445] Organisationen mit ökonomischen Zielen produzieren dagegen Waren oder Dienstleistungen:

> "These include not only the manufacturing industries but also various service organizations, from the post office, and insurance companies to movie theaters, Chinese laundries, banks, and brokerage firms."[446]

Organisationen mit kulturellen Zielen definiert Etzioni schließlich folgendermaßen:

> "Organizations that have culture goals institutionalize conditions needed for the creation and preservation of symbolic objects, their application, and the creation or reinforcement of commitment to such objects."[447]

Zu ihnen gehören laut Etzioni auch professionelle Organisationen wie Universitäten und Krankenhäuser.[448]
Etzioni geht davon aus, dass Organisationen, die Ordnungsziele verfolgen, diese am besten durch eine Zwangsorganisation erreichen können. Organisationen mit ökonomischen Zielen werden dagegen utilitaristisch sein und die Normbefolgung ihrer Mitglieder vornehmlich über Anreize sicherstellen, die eine Normbefolgung für die Mitglieder vorteilhafter erscheinen lässt als die Nichtbefolgung dieser Normen. Organisationen, die kulturelle Ziele verfolgen, werden schließlich eine normative Compliance-Struktur aufweisen, innerhalb der die Organisationsmitglieder den Normen der Organisation folgen, weil sie sie als legitim anerkennen,[449] d. h. als im Wesentlichen mit ihren eigenen Werten übereinstimmend erleben. Etzioni weist zudem darauf hin, dass eine Verschiebung der dominanten Zielorientierung einer Organisation von einem Zieltypus zu einem anderen mit einer Veränderung in der Compliance-Struktur dieser Organisation einhergehen würde:

---

445 Vgl. Amitai Etzioni (1975), S. 104 f.
446 A.a.O., S. 105.
447 Ebd.
448 Ebd. und a.a.O., S. 116.
449 Vgl. Amitai Etzioni (1975), S. 106.

"For example, the more production-orientated a prison or a forced-labor camp becomes, the more utilitarian [...] we would expect its compliance structure to be."[450]

Analog wäre es für eine normative Organisation, die zunehmend erlösorientiert arbeitet, zu erwarten, dass die ursprünglich vorherrschende normative Compliance in Richtung einer stärker an Lukrativitätskriterien ausgerichteten Compliance, wie sie für utilitaristische Organisationen typisch ist, verschoben wird.

1.4 Die Professionelle Organisation

Professionelle Organisationen zählen nach Etzioni zu den normativen Organisationen. Etzioni definiert:

"Professional organizations are defined according to two characteristics: their goals and the rank at which professionals are employed. Their chief goals are professional goals, such as therapy, research, and teaching, and most of their performers are professionals. The rank at which professionals are employed differentiates two major types of professional organizations. In one, professionals constitute the middle ranks of the organization, as in the general and mental hospitals, universities and schools which have been discussed. [...]. A second type [...] includes organizations which serve professional goals and whose lower participants are professionals. Of this type are research organizations [...], whose lower participants are research workers and assistants; planning organizations [...], whose lower participants are engineers, architects, city planners and related professionals [...]; law firms; architectural firms; and some divisions of advertising, public relations, and broadcasting corporations, as well as the editorial wings of newspapers."[451]

1.4.1 Kontrolle in Professionellen Organisationen

Die "normative Kontrolle" in professionellen Organisationen wie Krankenhäusern und Universitäten wird nach Etzioni durch lang andauernde Auswahlprozesse der potentiellen Mitglieder und ihrer Sozialisation in Ausbildung, Studium und am Arbeitsplatz selbst durchgeführt.[452] Die eingeforderten Normen werden von den Organisationsmitgliedern so internalisiert, dass

[450] A.a.O., S. 107.

[451] Amitai Etzioni (1961), S. 51 f.

[452] Vgl. Amitai Etzioni (1961), S. 52.

"[...] informal controls and symbolic sanctions are highly effective. Social powers, formalized in the professional code of ethics and the professional association and supported by the social bonds of the professional community and professional elites, carry great weight."[453]

Den berufsethischen Normen der Berufsangehörigen wird hier unter anderem ein Gewicht bei der Organisationssteuerung zugeschrieben. Dadurch, dass Personen für eine Position ausgewählt werden, die die entsprechenden Normen bereits internalisiert haben (etwa weil ihre Eltern schon Ärzte waren), und / oder durch eine Einübung der entsprechenden Normen in der Ausbildung und in der Berufspraxis kann die Normbefolgung der Mitarbeiter weitgehend über "informelle Kontrollen" und "symbolische Sanktionen" erreicht werden. Dennoch stellt Etzioni fest, dass die Compliance in professionellen Organisationen auch durch Anreize gesteuert wird, die beim Typus der utilitaristischen Organisation zur Anwendung kommen, aber eben nicht vornehmlich. Etzioni schreibt diesbezüglich:

"Professional organizations utilize mainly normative controls, though utilitarian compliance occurs here to a greater extent than in any other normative organization."[454]

Für unsere Überlegungen ist an dieser Stelle noch folgende Beobachtung Etzionis interessant:

"High intrinsic satisfaction from work, positively associated with positive involvement, characterizes the work of professionals, although this commitment is sometimes dissociated from the organization and the job and vested in the work itself, for which the profession - not the organization - serves as a reference group and object of involvement."[455]

Da Etzioni professionelle Organisationen mit der Verfolgung professioneller Ziele assoziiert, ist die stärkere Bindung der Professionellen an die Profession und ihre Normen für ihn kein allzu konfliktträchtiges Feld. Die Normen der Profession sind dann für die Organisationsnormen selber prägend. Wenn sich indes zu den genuin professionellen Zielen einer Organisation verstärkt ökonomische Ziele gesellen, kann es zu erheblichen Konflikten zwischen den Professionsnormen

453 Ebd.
454 Amitai Etzioni (1961), S. 51.
455 A.a.O., S. 53.

und den Vorgaben einer zunehmend utilitaristischen Organisation kommen. Auf derartige Konflikte werden wir im zweiten Teil dieses Kapitels genauer eingehen.

1.4.2 "Masking" und "Displacement" von Organisationszielen

Etzioni unterscheidet bei allen Organisationstypen zwischen den ausgewiesenen Zielen einer Organisation ("stated goals") und ihren tatsächlichen Zielen ("actual goals").[456] Laut Etzioni ist es diesbezüglich etwa möglich, dass

> "[...] organizational leaders quite consciously express goals which differ from those actually pursued because such masking will serve the goals the organization actually pursues. Thus, an organization whose real goal is to make a profit might benefit if it can pass as an educational, nonprofit organization [...]."[457]

Im von Etzioni gewählten Beispiel wird ein "culture goal" von der Organisationsführung bewusst als Organisationsziel ausgewiesen, um das eigentliche ökonomische Ziel, nämlich Gewinnerwirtschaftung, besser zu erreichen. Das eigentliche Ziel wird zum Zweck der besseren Erreichung dieses Ziels bewusst "verkleidet". In anderen Worten: Die Organisation täuscht etwas vor.

Des Weiteren ist es nach Etzioni möglich, dass Organisationen Ziele, für deren Umsetzung sie ursprünglich geschaffen wurden, durch andere ersetzen. Es findet eine Zielverschiebung statt ("displacement of goals"). Etzioni erläutert:

> "The mildest and most common form of displacement is the process by which an organization reverses the priority between its goals and means in a way that makes the means a goal and the goals a means. The most common means so displaced is the organization itself."[458]

Etzioni beschreibt weiter:

> "[...] in the process of forming them (organizations, c.s.), of granting them resources, and of recruiting personnel, interest groups are formed which are frequently concerned more with perceiving and building up the organization itself than in helping it to serve its initial purpose. These in-

456 Dazu z. B. Amitai Etzioni (1975), S. 104 und Amitai Etzioni (1964), S. 6 f.

457 Amitai Etzioni (1964), S. 7.

458 A.a.O., S. 10.

terest groups use the organizational goals as means to recruit funds, to obtain tax exemptions or status in the community, in short, as means to their own goals."[459]

Sowohl die bewusste Vortäuschung von Organisationszielen als auch die beschriebene Zielverschiebung innerhalb einer Organisation stellen in Etzionis Augen "Entstellungen" dar. Es werden bestimmte Ziele und damit auch bestimmte Orientierungen der Organisationsmitglieder demonstriert, die in der Organisationswirklichkeit entweder keine Rolle spielen oder vornehmlich als Mittel zur Erreichung anderer Zwecke benutzt werden.
Außerdem ist es nach Etzioni möglich, innerhalb einer Organisation mehrere Zwecke zu verfolgen.[460] So können in einem Krankenhaus beispielsweise die Ziele "Behandlung kranker Menschen", "Ausbildung des medizinischen Personals" und "Forschung" gleichzeitig verfolgt werden. Nach Etzioni können solche "multi-purpose organizations" in der Erreichung ihrer Ziele durchaus effektiv sein, wenn sich nämlich die Verfolgung eines Ziels positiv auf die Erreichung der anderen Ziele auswirkt. Allerdings haben solche Organisationen auch ein höheres Konfliktpotential als Organisationen, die nur ein Ziel verfolgen. Beispielsweise könnte das Behandlungsziel eines Krankenhauses am besten verwirklicht werden, wenn prinzipiell alle Menschen, die einer medizinischen Behandlung bedürfen, dort aufgenommen werden, während es unter dem Gesichtspunkt der Forschung besser wäre, Patienten selektiv aufzunehmen, so dass den Forschenden je nach ihrem Forschungsschwerpunkt Patienten mit ganz spezifischen Krankheitsbildern zur Verfügung stünden.[461]
Es ist anzumerken, dass Etzioni in seinen Ausführungen auf Organisationen eingeht, in denen verschiedene "Kulturziele" nebeneinander verfolgt werden: die Behandlung Kranker, Forschung und Lehre. Was er an dieser Stelle nicht berücksichtigt, ist das gleichrangige Verfolgen von Kulturzielen und ökonomischen Zielen, wie es etwa für Krankenhäuser in privater Trägerschaft charakteristisch ist, zu deren expliziten Zielen ja die Gewinnerzielung gehört. Bei ihnen geht es nicht

---

459 Ebd.
460 Vgl. Amitai Etzioni (1964), S. 14 f.
461 A.a.O., S. 15.

vornehmlich darum, genügend Mittel für die Verfolgung der Ziele Behandlung kranker Menschen, Forschung und Lehre zur Verfügung zu haben. Die Gewinnerzielung wird zu einem gleichwertigen, wenn nicht gar zum dominanten Ziel der Organisation. Ist letzteres der Fall, wird Medizin zu einem Geschäft, das nach ökonomischen Maßstäben zum Zweck der Gewinnerzielung betrieben wird. Ziel und Mittel sind im Vergleich zu einer professionellen Organisation, wie sie Etzioni charakterisiert, vertauscht. Hat ein solcher Übergang stattgefunden, ist aus dem Nebeneinander verschiedener Ziele bzw. Zielarten ein "goal displacement" geworden. Mit einer solchen Verschiebung innerhalb der Zielhierarchie der Organisation wäre das Krankenhaus keine professionelle, sondern eine utilitaristische Organisation, mit einer entsprechend veränderten Compliance-Struktur.

1.4.3 Charisma und Zielorientierung in Professionellen Organisationen

Nach Etzioni unterscheiden sich Organisationen auch danach, an welchen Stellen der Organisation "charismatische" Mitglieder auf die normativen Orientierungen der anderen Mitglieder sinnvoller Weise einwirken können. Unter "Charisma" versteht Etzioni *"the ability of an actor to exercise diffuse and intense influence over the normative orientations of other actors"*.[462] Solche charismatischen Mitglieder gehören nach Etzioni zu den "higher participants" bzw. zur "Elite" einer Organisation und nicht zu ihren "lower participants". Sie treffen Entscheidungen, die direkt die Ziele und Zwecke der Organisation betreffen. Charismatische Organisationsmitglieder können nicht nur an der Spitze einer Organisation positioniert sein ("top-structure"), sondern auch auf verschiedenen Hierarchiestufen einer Organisation auftauchen ("line structure"). Letzteres ist nach Etzioni zum Beispiel in der Katholischen Kirche und beim Militär der Fall.

In professionellen Organisationen wie dem Krankenhaus liegt nach Etzioni im günstigen Fall eine andere "Charisma-Verteilung" vor. Etzioni spricht hier von einer R-Struktur, in der sich charismatische Mitarbeiter in den mittleren Positionen einer Organisation finden sollten. Etzioni schreibt:

---

[462] Amitai Etzioni (1961), S. 203.

"In effective R organizations the top ranks, which consist mainly of either lay administrators or non-practicing professionals, are primarily concerned with means-decisions and instrumental activities, such as controlling services in a hospital or the administration of a university. The middle ranks, in which professionals are concentrated, are the ones in which ends-decisions are made and activities directly related to the organizational goals take place. Diagnosis and treatment, what to teach, and which research to conduct are three major types of decisions made by professionals. It is one of the peculiar characteristics of these organizations that those who make the decisions also carry out an important part of the task-performances they control."[463]

Im Gegensatz zu utilitaristischen Organisationen ist die Konzentration von Charisma an der Spitze der Organisation für professionelle Organisationen wie Universitäten und Krankenhäuser nach Etzioni nicht wünschenswert. Etzioni begründet:

"It [the development of charisma in top administrative positions, c.s.] gives the administrator additional power, which may be used to overemphasize values such as economy, efficiency, and instrumental expansion, while direct service of the professional goals of the organization is neglected. It tends to introduce lay interference with professional decisions and goal-related activities - for example in the recruitment and promotion of personnel - which is likely to inhibit the organization's pursuit of its dominant goals."[464]

In einer Fußnote fügt Etzioni hinzu:

"[...] in general, professionals are the organization group closest to the goals of these organizations, while administrators are closer to values such as economy, balanced budget, efficiency - what can be referred to as instrumental values."[465]

Etzioni unterscheidet in seinen Ausführungen klar zwischen der durch die Professionsangehörigen sichergestellten Zielverfolgung in einer professionellen Organisation und der Verwaltungsarbeit derer, die sich darum kümmern, dass die weitgehend von den Professionsangehörigen konkretisierten Organisationsziele angemessen umgesetzt werden können. Während die Professionsangehörigen nach ihren professionellen Standards in ihrer Arbeit selbst konkretisieren, wie denn

463 A.a.O., S. 218 f.

464 Amitai Etzioni (1961), S. 220.

465 Ebd.

eine "gute medizinische Versorgung" aussehen muss, müssen die Verwalter die Zielsetzungen der Professionsangehörigen gewissermaßen als gegeben hinnehmen. Das Vorhandensein ausreichender ökonomischer Ressourcen wird im Kontext der professionellen Organisation immer als ein Mittel betrachtet, nicht aber als ein gleichrangiges Ziel neben anderen Zwecken der Organisation. Diese traditionelle Trennung wird heute zunehmend revidiert, wenn sich die professionelle Organisation Krankenhaus in Richtung einer utilitaristischen Organisation bzw. eines Wirtschaftsunternehmens verändert. Wenn wir später einen Blick auf die aktuelle Krankenhausmanagement-Literatur werfen, werden wir deutlich machen, wie sich gerade im Hinblick auf die Unterscheidung zwischen "Zweckentscheidungen" und "Mittelentscheidungen" Etzionis Sichtweise von einem großen Teil der zeitgenössischen Reflexionen über das Management von Krankenhäusern unterscheidet.

1.5 Exkurs: Von der Krankenhausverwaltung zum Krankenhausmanagement

Um die Entwicklung der Organisation Krankenhaus vom Typus einer professionellen Organisation hin zum Typus einer utilitaristischen Organisation noch besser zu verstehen, wollen wir uns in Ergänzung zu Etzioni in diesem Abschnitt mit einigen Überlegungen des Soziologen Stefan Bär auseinandersetzen. Dieser beschreibt in seiner Arbeit *"Das Krankenhaus zwischen medizinischer und ökonomischer Vernunft"* wie in den letzten Jahren die traditionelle Trennung zwischen Medizin und Verwaltung in deutschen Krankenhäusern zusehends revidiert wurde und die Autonomie der medizinischen Profession gegenüber der Verwaltung schrittweise abnimmt. Als eine Grundvoraussetzung für den Wandel des Krankenhauses von einer professionellen Organisation hin zu einem Krankenhaus als Unternehmen bestimmt Bär die Umstellung in der Führung der Organisation Krankenhaus von einer Krankenhausverwaltung hin zu einem Krankenhausmanagement. Während die Funktion der Krankenhausverwaltung in Zeiten, in denen Krankenhäuser noch nicht insolvent werden konnten - und damit vor der DRG-Einführung - darin bestand, die Bedingungen zu schaffen, unter denen die Mediziner entsprechend ihrer professionellen Standards eine möglichst gute Behandlung von Patienten leisten konnten, hat die staatlich intendierte Stärkung des Wettbewerbs durch die geänderte Finanzierung über Fallpauschalen dazu geführt, dass Krankenhäuser zunehmend als Wirtschaftsunternehmen wahrgenommen und dementsprechend "gemanagt" werden, damit sie im Wettbewerb bestehen können. Mit dem Bemühen um eine Reduktion der Kosten und der Einführung des Qualitätsmanagements im Krankenhaus wird zudem, so Bär, eine Entwicklung ausgelöst, bei der auch die medizinischen Prozesse selber aktiv durch das Management gestaltet werden sollen.[466] Das unternehmerische Denken bleibt dabei nicht bloße "Rahmenbedingung". Es gestaltet konkret das, was in der medizinischen Behandlung von Patienten vor sich geht.

Bär betrachtet auf mehreren Ebenen, wodurch die Aneignung von Managementkonzepten, die ursprünglich aus dem Bereich der Industrie stammen, im Krankenhausbereich begünstigt wird. Zu solchen Managementkonzepten zählen z. B. das Outsourcing nichtmedizinischer Bereiche, der Imperativ der kontinuierlichen Prozessoptimierung, das damit verwandte Konzept des "Lean Management" oder der Anspruch der Etablierung eines "Total Quality Managements" (TQM) in einer Organisation. Neben den veränderten ökonomischen Rahmenbedingungen im Krankenhaussektor benennt Bär die Privatisierungstendenz und das damit einhergehende Erstarken einer privatwirtschaftlichen Organisation als entscheidende Faktoren für die Infiltration des Krankenhauses mit derartigen Steuerungsvorstellungen.[467] Wie vorstehend erwähnt, stuft er außerdem die Veränderungen in der Führungsstruktur der Krankenhäuser, die ihren Ausgang wiederum bei den privaten Häusern genommen haben, als entscheidend ein: Vorwiegend betriebswirtschaftlich qualifizierte Manager leiten heute vielerorts die Krankenhäuser, während früher das Dreigespann aus kaufmännischem Direktor, ärztlichem Direktor und Pflegedirektion die Führung innehatte. Selbst Chefärzte sollen mittlerweile Managerqualitäten besitzen. Darauf weisen nach Bär z. B. Stellenanzeigen für medizinische Geschäftsführer hin, in denen neben der medizinischen Qualifikation eine Zusatzausbildung gefordert wird, in der sich der entsprechende Kandidat betriebswirtschaftli-

---

[466] Stefan Bär (2011), S. 14 f.

[467] A.a.O., S. 127.

ches Wissen angeeignet hat.[468] Auch die in den letzten zwanzig Jahren mehrfach überarbeiteten Empfehlungen der Deutschen Krankenhausgesellschaft zur Gestaltung von Chefarztverträgen zeigen, dass Chefärzte immer konkreter darauf verpflichtet werden, nach wirtschaftlichen Kriterien zu entscheiden und zu handeln.[469]
"Wirtschaftlich" zu entscheiden und zu handeln bedeutet dabei nicht allein die Vermeidung von Verschwendung. Recherchiert man Artikel aus aktuellen Managementzeitschriften, erfährt man, dass es einem Chefarzt heute darum gehen muss *"für gute medizinische Leistung (...) durch Information 'Werbung' bei Patienten, Zuweisern und Krankenkassen"* zu machen. *"Die Leistung muss im Gesundheitsmarkt dargestellt ('verkauft') werden."*[470] Ebenso soll es Aufgabe des Chefarztes sein, die Effizienz seiner Abteilung nicht nur im Auge zu behalten und darauf hinzuwirken *"kostensensitive evidenzbasierte Behandlungspfade"* zu implementieren, sondern auch noch darauf zu achten, dass die Abteilung nach den Effektivitäts- und Effizienzkriterien des DRG-Systems besser dasteht als die "Mitbewerber" auf dem Gesundheitsmarkt.[471] *"Der Chefarzt muss akzeptieren, dass seine Aufgabe neben der persönlichen Leistungserbringung die kontinuierliche Prozessoptimierung in den Dimensionen medizinische Qualität, Servicequalität und Wirtschaftlichkeit ist."*[472] *"Wenn eine Klinik erfolgreich sein will, sollte es keine strikte Trennung zwischen ärztlichen und kaufmännischen Kompetenzen geben [...]."*[473] Anhand dieser Zitate wird deutlich, inwieweit die von Etzioni als charakteristisch beschriebene Trennung zwischen der Zielverfolgung durch die Professionsangehörigen und die Schaffung eines geeigneten Rahmens für diese Zielverfolgung durch die Verwaltung hinfällig wird.
Bär beschreibt nun anhand von Interviewmaterial die sich ändernde Wahrnehmung davon, wie ein Krankenhaus bzw. was in einem Krankenhaus gesteuert werden soll. Er stützt sich dabei auf die Auswertung von Interviews mit Krankenhausverwaltern- bzw. Krankenhaus-

---

468 A.a.O., S. 133.
469 A.a.O., S. 135 f.
470 Hans-Peter Busch (2011), in: Das Krankenhaus 3/2011, S. 229.
471 A.a.O., S. 230.
472 A.a.O., S. 232.
473 Vgl. Thomas Grether (2011), in: f&w 1/2011, S. 35.

managern verschiedener Jahrgänge und illustriert so das sich wandelnde Organisations- und Aufgabenverständnis der Verwalter bzw. Manager im Krankenhaus. Aus seinem Material arbeitet Bär drei Typen des Krankenhausmanagers heraus: Der Typ des klassischen Verwalters ist nach Bär noch kein "Manager" im eigentlichen Sinne. Er begreift sich in erster Linie als "Diener der Medizin". Ihm geht es darum im Auftrag der Gesellschaft, und in diesem Sinne "im öffentlichen Dienst", Bedingungen zu schaffen, die dem Funktionieren des Medizinbetriebs zuträglich sind. Den aus der Industrie stammenden Managementkonzepten begegnet er mit Skepsis. Der zweite Typ, Manager Typ A, ist im Grundsatz wie der Verwalter noch der Medizin verpflichtet. Er betrachtet das Krankenhaus aber zumindest auch unter betriebswirtschaftlichen Kriterien. Der Medizinbetrieb soll durch die Organisation nicht nur am Laufen gehalten, sondern die Rahmenbedingungen sollen optimiert werden, z. B. durch Outsourcing bestimmter nicht-medizinischer Bereiche. Er setzt dort Managementkonzepte ein, wo sie sich als nützlich erweisen. Der "Kernbereich" der Medizin wird aber weiter dem medizinischen Personal überlassen. Im Gegensatz zu diesem Typus denkt und entscheidet der Manager Typ B wesentlich unternehmerisch, und das auf der Basis unternehmerischer Managementkonzepte. Dieser Typus versteht sich nach Bär als "Betreiber der Medizin". Sein Ziel ist es mit der Medizin möglichst gut zu wirtschaften. In der Sicherung des wirtschaftlichen Überlebens des Unternehmens besteht seine wesentliche Aufgabe. Dafür versucht er nicht nur die Rahmenbedingungen der Krankenversorgung zu gestalten, sondern alle Prozesse der Organisation, einschließlich der medizinischen, unter Zuhilfenahme von Managementkonzepten zu optimieren.[474]

Die letzten beiden Managertypen und insbesondere der Manager Typ B arbeiten mit Managementkonzepten, die mehr oder weniger vordergründig darauf ausgerichtet sind, das möglichst gute Überleben der Organisation am Markt zu sichern. Von den Angehörigen dieser Typen werden die in den entsprechenden Konzepten enthaltenen betriebswirtschaftlichen Impulse an die anderen Akteure im Kranken-

[474] Für eine Übersicht über die verschiedenen Typen von Krankenhausmanagern siehe Stefan Bär (2011), S. 246.

haus weitergegeben. Dadurch, dass etwa die Chefarztverträge mit dem Kaufmännischen Direktor eines Krankenhauses ausgehandelt werden, kann dieser, beispielsweise über die Festlegung von Zielvereinbarungen, Einfluss auf das Handeln und Entscheiden der Chefärzte und dem Personal nehmen, das diesen Ärzten untersteht.[475] Aus meinem Interviewmaterial aus dem Jahr 2005, also aus der Zeit als die DRG in deutschen Krankenhäusern verbindlich eingeführt wurden, stammt folgende Aussage einer Krankenschwester, die das "Druckausüben" durch das Management und das Weitergeben dieses Drucks an das medizinische Personal im Krankenhaus illustrieren kann:

> "[...] wichtig ist, dass die Betten voll sind. Und da hat man dann auch den Eindruck, dass unserem Chefarzt bei 'ner Besprechung vielleicht von höherer Stelle gesagt wird: Sie haben jetzt vielleicht nur noch 80 Prozent Auslastung oder 70 Prozent Auslastung, das muss sich ändern, und das merkt man dann schon sehr. Oder auch die Patienten, die früher zwei, drei Tage auf ITS lagen, die kommen jetzt eigentlich schon am nächsten Tag zu uns zurück und das ist dann auch eine Belastung für uns, wenn jetzt Schwerkranke zu uns zurückkommen, wenn wir halt wenig Personal sind, das muss man ja auch alles noch kompensieren. [...] Wenn sie [leitende Ärzte, c.s.] vielleicht gerade Mal wieder von oben eins auf den Deckel gekriegt haben, denk schon, dass die mehr Druck haben, die Betten zu füllen als das früher war. Da hatten sie die Leute sechs, sieben Tage liegen, ohne dass da was ist, die Briefe mussten nicht gleich geschrieben werden. Die sollen jetzt schon fertig sein, wenn der Patient nach Hause geht. Die haben schon viel Druck von ihrem Chef, bzw. der von oben. Umso besser alles läuft, desto besser ist es ja fürs Haus. [...]."[476]

1.5.1 QM als Türöffner für das Management

Für die Implementierung des Gedankens der kontinuierlichen Prozessoptimierung im Krankenhaus hat nach Bär gerade die Einführung des Qualitätsmanagements, die wir in Kapitel III untersucht haben, eine entscheidende Rolle gespielt. Bär schreibt:

> "Es lässt sich [...] erkennen, dass die Einführung von Qualitätsmanagement [...] im Krankenhaus einen Prozess darstellt, der, zunächst von einer gewissen professionellen Skepsis getragen, zögerlich Eingang gefun-

---

[475] Vgl. Stefan Bär (2011), S. 139. Dieser Einfluss kann auch so aussehen, dass Chefärzte Bonuszahlungen für besondere Sparsamkeit bekommen. Vgl. Catrin Gesellensetter (2012).

[476] Stellvertretende Stationsschwester Chirurgie, Konfessionelles Haus.

den hat und zuerst als Qualitätssicherung im Sinne einer Vereinheitlichung von Standards und einer Schaffung von zentralen Datenbeständen verlaufen ist, dann durch externe Verpflichtung in Form gesetzlicher Vorgaben in Form von mehr oder weniger konkurrierenden Managementsystemen sich vollzogen hat, dann aber in Abkehr von einer Qualitätssicherung, die an Erfolgskriterien der abgeschlossenen Behandlung ansetzt, hin zu einer Perspektive auf die Prozesse der 'Erstellung' von Qualität, hier mit einer starken Orientierung an Rahmenvorgaben, die für eine Zertifizierung notwendig sind."[477]

Die Managementsysteme, die unter dem Begriff Qualitätsmanagement laufen, stehen, so Bär, dem Bestreben der Mediziner, die Sicherstellung einer guten Qualität selber zu gewährleisten, eigentlich entgegen, gerade weil die zugrunde liegenden Konzepte aus der Industrie und eben nicht aus der Medizin stammen.[478] Dennoch ist es dem Krankenhausmanagement über die Schaffung von QM-Stellen, die wiederum dem Krankenhausmanagement unterstellt sind, gelungen, in den Krankenhäusern die Einführung von Qualitätsmanagementsystemen, die weitgehend unabhängig von medizinischer Expertise gestaltet werden, durchzusetzen. Die Einführung eines umfassenden Qualitätsmanagements wird von Bär daher als eine Art "Türöffner" für die Durchdringung des Medizinbetriebs mit den Gestaltungsvorstellungen des Managements verstanden. Das Qualitätsmanagement oder gar der Anspruch eines "Total Quality Management" stehen ihm zufolge für eine Entwicklung, bei der das Management zum Zweck der Optimierung der Organisation Einfluss auf nahezu alle Arbeitsabläufe im Krankenhaus nehmen kann.
Als konkretes Beispiel für eine "durchdringende" Organisationsveränderung unter Zuhilfenahme eines industriellen Managementkonzepts weist Bär auf den Versuch der Umstrukturierung der herzchirurgischen Klinik des Universitätsklinikums Freiburg hin, die seinerzeit auf einem Beratungsprojekt durch Porsche Consulting und McKinsey beruhte.[479] Nach Bär sprechen solche Projekte für ein neues Organisationsverständnis, nach dem Krankenhäuser prinzipiell wie andere Wirtschaftsunternehmen - in diesem Fall eben wie eine Autofabrik - or-

---

477 Stefan Bär (2011), S. 124.

478 Ebd.

479 Siehe dazu Alexander Moscho et al. (2006), in: f&w 2/2006, S. 156-159.

ganisiert werden können und aufgrund des bestehenden Konkurrenzdrucks auch organisiert werden sollen.[480] Im erwähnten Fall handelt es sich bei dem zugrunde liegenden Managementkonzept um das Konzept des "Lean Management", bei dem es um die Steigerung der Effizienz der Leistungserbringung durch die Vermeidung nicht Wert schöpfender zugunsten Wert schöpfender Prozesse gehen soll. In der Zeitschrift f&w heißt es 2006 über das erwähnte Projekt:

> "Zwischen Automobilfertigung und Krankenhausbetrieb gibt es erstaunliche Parallelen: Leitziel optimaler Automobilfertigung ist 'Just-in-Time'-Produktion; Leitziel optimaler stationärer Versorgung ist es, den gesamten Behandlungsprozess für den Patienten so weit zu verkürzen, wie es medizinisch unbedingt erforderlich ist."[481]

Die hier gewählte Formulierung ist bemerkenswert: Es ist also Ziel einer *optimalen stationären Versorgung*, den Behandlungsprozess *für den Patienten* so weit zu verkürzen wie es medizinisch *unbedingt erforderlich* ist. Die nach Gesichtspunkten des "Lean Management" bestmögliche, nämlich optimale Versorgung, ist demzufolge keine, die den Patienten entsprechend medizinischer Kriterien bestmöglich versorgen will, sondern eine, die den Patienten gerade so gut versorgt wissen möchte, wie es medizinisch unbedingt nötig ist. Der hier anzutreffende Optimierungsgedanke bezieht sich wesentlich auf eine betriebswirtschaftliche Prozessoptimierung zum Wohle der Organisation und nicht auf eine Optimierung der medizinischen Behandlungsqualität für den Patienten.
Anschließend heißt es im selben Artikel:

> "Für Industrie und Klinik gelten die gleichen Erfolgsfaktoren: kurze Wartezeiten - kurze Verweildauern vor der Operation, niedrige Fehler- und Reparaturquoten -, minimale Re-Op- und Infektionsraten, keine unnötigen Wege am Band - keine Doppeluntersuchungen oder -verrichtungen, wenig Transporte -, wenige intern bedingte Verlegungen, optimierte Bestandshaltung - optimierte Bettenauslastung, reduzierter Raumbedarf für Produktion und Verwaltung -, reduzierter Raumbedarf für Behandlung und Versorgung."[482]

---

[480] Stefan Bär (2011), S. 10.

[481] Alexander Moscho et al. (2006), in: f&w 2/2006, S. 156.

[482] Ebd.

Während in den vorstehenden Zitaten der wirtschaftliche Erfolg des Unternehmens als vornehmliches Ziel der Umstrukturierung nach dem Modell des Lean-Management dargestellt wird, kommt im folgenden Zitat zum Ausdruck, dass die Umstrukturierung durch McKinsey und Porsche immerhin auch dem Patientenwohl dienen könnte. Die Autoren schreiben:

> "Eliminierung von Verschwendung funktioniert nicht nur am Band, sondern auch im Behandlungsprozess: Weniger Abstimmungsrunden, bessere Termineinhaltung, kürzere Wartezeiten reduzieren die Leer- und Verteilzeiten und verschaffen dem Arzt mehr disponible Zeit für die Behandlung und Betreuung von Patienten."[483]

Durch die Optimierung der Arbeitsabläufe soll, so könnte man meinen, den Medizinern also letztlich auch mehr Zeit für die Patientenbehandlung zur Verfügung stehen. Das heißt aber nicht, dass sich die angestellten Ärzte infolge der Umstrukturierung tatsächlich mehr Zeit für den individuellen Patienten nehmen können und in der Konsequenz dem Wohl des einzelnen Patienten besser gedient wäre als vor der Umstrukturierung. Aufgrund des Ziels die Abläufe so ressourcenschonend wie möglich unter Sicherung der unbedingt notwendigen medizinischen Qualität zu gestalten, soll die durch die Rationalisierungsmaßnahmen gewonnene Zeit vielmehr dazu dienen, die gleiche Patientenzahl mit weniger Personal bei einer geringeren Verweildauer der Patienten zu behandeln.[484]

1.6 Der anständige Mitarbeiter in der Organisation

Kehren wir nach dieser Beschreibung der Organisationsveränderung im Krankenhaus durch Stefan Bär noch einmal zu Etzioni zurück. Wir haben bereits darauf hingewiesen, dass Etzioni in seinen organisationstheoretischen Arbeiten das Bedürfnis der Mitarbeiter, insbesondere der "lower participants" betont, solchen Normen zu folgen, die mit ihren Werten weitgehend übereinstimmen. Solche Normen werden als "legitim" anerkannt und auch dann noch eingehalten, wenn ihre Einhaltung nicht fortwährend überwacht wird. Sie werden als verbindlich betrachtet. Dem liegt die von Etzioni in *"The Moral Dimensi-*

[483] A.a.O., S. 157.
[484] A.a.O., S. 159.

on" vertretene These zugrunde, dass es Menschen nicht nur um ihr eigenes Wohlbefinden oder gar dessen stetige Steigerung geht. Menschen wollen auch moralisch handeln. Etzioni schreibt:

> "People do not seek to maximize their pleasure, but to balance the service of two major purposes - to advance their well-being and to act morally. The quest for balance is evident in that, as individuals advance one major over-arching concern, they continuously strive not to neglect the other."[485]

Dass auch die Mitarbeiter von Organisationen moralisch handeln wollen, ist für die Führung einer Organisation auch heute noch beachtenswert, weil die Organisationsnormen, die den moralischen Werten der Mitarbeiter weitgehend entsprechen und von ihnen als legitim empfunden werden, in der Regel ohne einen hohen Kontrollaufwand befolgt werden. Die Bindungsfähigkeit der Mitarbeiter an die entsprechenden Normen ist aus dieser Perspektive also eine schützens- und förderungswürdige Ressource, umso mehr, als wir gerade für den Bereich der professionellen Organisation festgestellt haben, dass externe Kontrollen allein dort schnell an ihre Grenzen stoßen. Auf der anderen Seite können die moralischen Orientierungen von Organisationsmitgliedern aber auch zu einem "Hemmschuh" des Wandels werden, wenn nämlich die Organisationsleitung die Einhaltung von Vorgaben einfordert, die den moralischen Orientierungen der Mitglieder entgegenstehen. Das kann passieren, wenn sich die Rahmenbedingungen, unter denen eine Organisation ihre Ziele verfolgt oder sogar die Organisationsziele selbst, verändern. Etzioni schreibt:

> "The more individuals act under the influence of moral commitments, the more they are expected to persevere (when circumstances change). Conversely, the more individuals heed their pleasure or self-interest, e. g., by calculating cost and benefits, the less likely they are to persevere. As a result, moral commitments are expected to 'stretch out' the learning curve and to increase transaction costs, when changes favored by economic rationality are inconsistent with moral commitments."[486]

Wie im vorherigen Kapitel ausgearbeitet, ist die Normbindungstendenz einer Person, die sich hauptsächlich an ihrem eigenen Vorteil

---

485 Amitai Etzioni (1988), S. 83.

486 A.a.O., S. 68.

ausrichtet, allenfalls schwach. Sie steht und fällt mit der Vorteilhaftigkeit der Normbefolgung. Ist es vorteilhafter alte "Bindungen" zu lösen und sich nach neuen Vorgaben zu richten, steht diesem Wandel nichts Grundsätzliches im Weg. Das Verhalten derartig orientierter Menschen ist durch äußere Anreize relativ reibungsarm steuerbar. Liegt aber eine wirkliche Bindung an bestimmte Normen vor, kann sie zu einem Gegengewicht zu von der Organisationsführung intendierten Veränderungen werden.

An dieser Stelle kann zwischen verschiedenen Szenarien unterschieden werden, bei denen die moralischen Bindungen der Organisationsmitglieder einem Anpassungsprozess entgegenstehen können: Zum einen ist es möglich, dass die Organisationsleitung offen einen Wandel wünscht und diesen entsprechend unterstützt. In einem solchen Fall wird transparent gemacht, was die Organisationsführung anstrebt und welchen "Lernerfolg" die Mitarbeiter erreichen sollen. Dazu können sich diese dann positionieren. Dabei können die moralischen Bindungen der Mitarbeiter den von der Leitung intendierten Veränderungen entgegenstehen. Es ist aber auch möglich, dass die alten Normorientierungen der Organisationsmitglieder von der Organisationsleitung weiter vorausgesetzt werden, durch die bestehenden Rahmenbedingungen aber zunehmend unter Druck geraten. Dabei besteht die Organisationsleitung weiter auf der Einhaltung traditioneller Normen. Eine Anpassung der Normorientierungen an das, was unter den bestehenden Umständen noch leistbar ist, vollzieht sich aber quasi "unter der Hand". Gerade an dieser Stelle käme unserem Typus des "anständigen Mitarbeiters" die Verantwortung zu, die Organisationsführung darauf aufmerksam zu machen, dass die von ihr eingeforderten Normen nur noch zulasten der billigenswerten Interessen des Personals befolgt werden können. Hält die Organisationsleitung daran fest, dass die entsprechenden Normen befolgt werden sollen, wird sie zum Adressaten einer Norm, nach der solche Bedingungen geschaffen werden müssen, unter denen eine Normbefolgung wieder allgemein zumutbar ist. Denkbar ist allerdings auch eine Entwicklung, bei der die Organisationsleitung weiß, dass es den Mitarbeitern unter den bestehenden Bedingungen nicht mehr zumutbar ist, den alten Normen zu folgen (etwa weil sie durch ihre Mitarbeiter darauf aufmerksam gemacht wurde); sie wirbt aber mit dem traditionellen Berufsethos der Mitarbeiter um das Vertrauen von Patienten und Einweisern. Dann hätten wir es entweder mit einer Organisation zu tun, die ihren Mitarbeitern zumutet, sich am eingeforderten Ethos abzuarbeiten, oder aber mit einer Organisation, die zwecks "Kundenbindung" bewusst betrügt.

1.7 Weiterführende Gesichtspunkte

Die Hauptgedanken, die wir von Etzioni entnommen haben, sind folgende: Erstens dienen Organisationen der Verfolgung spezifischer Ziele. Sie sind also nicht Zwecke an sich. Zweitens: Zur effektiven Verfolgung unterschiedlicher Arten von Zielen gibt es verschiedene Organisationstypen, in denen das Verhalten der Organisationsmitglieder durch unterschiedliche Mechanismen gesteuert wird. In den unterschiedlichen Organisationstypen herrschen zudem verschiedene "Charismaverteilungen". Während charismatische Organisationsglieder in utilitaristischen Organisationen mit vornehmlich ökonomischen Zielen durchaus an der Spitze der Organisation stehen können, sollte nach Etzioni in normativen und speziell in professionellen Organisationen das Charisma - und damit die Entscheidungsgewalt über die Ziele und die für die Erreichung dieser Ziele erforderlichen Maßnahmen - bei den Professionsangehörigen, in unserem Fall also bei den Medizinern, verbleiben. Schließlich ist es nach Etzioni möglich, dass durch eine Veränderung der Organisationsziele, etwa dahingehend, dass in einer Professionellen Organisation verstärkt ökonomische Ziele verfolgt werden, die Compliance-Struktur in dieser Organisation verändert wird. Es kommen dann vermehrt Steuerungsmechanismen zum Einsatz, die die Befolgung der Organisationsziele "nützlicher" oder "lukrativer" für die Organisationsmitglieder machen als eine Nichtbefolgung. Der Einfluss normativer Steuerungsmechanismen, die dem Bedürfnis der Mitarbeiter entsprechen, Normen zu folgen, die sie als legitim empfinden, würde mit der Zeit zurückgehen.
Stefan Bär zeigt in seinen Ausführungen auf, wie sich die Organisation Krankenhaus de facto in den letzten Jahren von einer professionellen Organisation in Richtung eines Wirtschaftsunternehmens verändert hat. Die Trennung der von Etzioni beschriebenen Organisationstypen der "professionellen" und "utilitaristischen" Organisation

geht dabei zusehends verloren. Bär berücksichtigt in seiner Analyse die sich wandelnden Rahmenbedingungen wie die Änderung der Finanzierungslogik in den Krankenhäusern, die Privatisierungstendenz im Krankenhausbereich und die sich wandelnde Führungsstruktur. Er verweist insbesondere auf den Wandel von der klassischen Krankenhausverwaltung, die sich vornehmlich als "Dienerin der Medizin" begreift, hin zu einem Krankenhausmanagement, das nahezu alle Prozesse im Krankenhaus auf Grundlage von betriebswirtschaftlich ausgerichteten Konzepten optimieren will, damit das "Unternehmen" Krankenhaus möglichst gut im Wettbewerb besteht. Liegt ein solcher Anspruch an die Steuerung eines Krankenhauses vor, so Bär, sind Ziele und Mittel im Vergleich zu dem, was für eine professionelle Organisation charakteristisch ist, vertauscht: Ziel ist dann das möglichst gute Überleben einer Organisation, die mit der Leistung "medizinische Versorgung" wirtschaftet. Damit wäre es nach Etzioni zu einem "goal displacement" gekommen. Die Legitimität der Organisation Krankenhaus stünde in Frage.

2. Zwischen Patientenwohl und Organisationswohl

In der Krankenhausmanagement-Literatur wird das Interesse am wirtschaftlichen Wohlergehen der Organisation verbreitet damit begründet, dass dieses die Voraussetzung für eine gute Patientenversorgung sei. So heißt es beispielsweise bei Hans-Jürgen Seelos:

> "In der Beziehung zum Patienten hat der Medizinbetrieb eine deontologische Kulturverpflichtung, d. h. die Verbindlichkeit und Qualität einer Handlung darf aus ethischen und rechtlichen Gründen nicht von den (ökonomischen) Folgen abhängig gemacht werden. Insbesondere haben Handlungen zu unterbleiben, die a priori als nachteilig für die Gesundung des Patienten erkannt werden. Demgegenüber verlangt die für die Gesundheitsleistungsproduktion gültige Orientierung am ökonomischen Prinzip (auch) ein Zweck-Mittel-Denken. Letzteres ist aber grade eine instrumentelle Voraussetzung, um knappe Mittel möglichst effizient für die ethischen Ziele einzusetzen. So gesehen ist Ökonomie kein Selbstzweck, sondern erhält instrumentellen Charakter."[487]

[487] Hans-Jürgen Seelos (2007), S. 90 f.

In dieser Passage wird die Sorge um das wirtschaftliche Wohlergehen des "Medizinbetriebs" als ein Mittel für eine gute Patientenversorgung beschrieben. Ein Konflikt zwischen Patienten- und Organisationsorientierung wird nicht herausgearbeitet.
Tatsächlich ist es aber möglich, dass die traditionelle Ausrichtung der Organisation Krankenhaus auf eine gute medizinische Versorgung von Patienten mit der Verfolgung des Ziels der Organisationserhaltung bzw. der Sicherung eines möglichst guten Überlebens der Organisation "am Markt" kollidieren kann. Im folgenden Abschnitt führen wir zwei Beispiele an, die diesen Sachverhalt illustrieren. Anhand dieser Beispiele können wir zeigen, wie die berufsethischen Normen des medizinischen Personals und die Orientierung am Wohl des Patienten mit der Orientierung am wirtschaftlichen Überleben des "Unternehmens" in Konflikt treten können.
Die Frankfurter Rundschau berichtete am 11.12.2004 in einem Artikel mit dem Titel *"Der ausführlichen Patientenberatung folgte der Rausschmiss"*[488] darüber, dass zwei Oberärzte der Universitätsklinik Jena im Jahr 2004 von der Klinikleitung fristlos gekündigt wurden, weil sie einen Patienten auf dessen Nachfrage hin darüber informiert hatten, dass sie die Technik für die bei diesem Patienten geplante Knieoperation bei einem Spezialisten eines anderen Klinikums erlernt hätten. Eine von beiden Ärzten aus medizinischen Gründen als indiziert betrachtete Verschiebung der Knieoperation wollte der Patient nutzen, um sich eine Zweitmeinung bezüglich des geplanten Eingriffs bei dem namentlich genannten Spezialisten einzuholen. Aufgrund der Informationsvermittlung wurden die beiden Oberärzte entlassen und es wurde ihnen ein Hausverbot für das Klinikum erteilt, um weitere Kontakte mit den Patienten des Klinikums zu vermeiden. Die Kündigung wurde seitens der Krankenhausleitung damit begründet, dass das Vorgehen der Ärzte die Bemühungen des Klinikums unterlaufen würde, mehr Patienten zu behandeln. Durch das Arbeitsgericht Jena

488 Wolfgang Wagner (2004), in: Frankfurter Rundschau, 11. Dezember 2004, S. 5.

wurde 2005 entschieden, dass die Entlassung zumindest eines Arztes nicht rechtens gewesen sei.[489]
Als zweites Beispiel soll auf den im Jahr 2011 durch den Europäischen Gerichtshof für Menschenrechte entschiedenen Fall der Berliner Altenpflegerin Brigitte Heinisch verwiesen werden. Diese hatte seit 2003 versucht ihren Arbeitsgeber Vivantes auf die Bedingungen aufmerksam zu machen, die pflichtgemäßes Arbeiten in ihrer Pflegeeinrichtung unzumutbar machten. Nachdem ihre wiederholten Hinweise auf den bestehenden Personalmangel, der darauf gründenden Überlastung des Personals und der bestehenden Mängel in der Pflege zu keiner Reaktion seitens des Arbeitgebers führten, stellte sie gegen ihren Arbeitgeber Vivantes eine Strafanzeige wegen Betrugs. Grund der Anzeige war, dass die Einrichtung aufgrund von Personalmangel nicht die in ihrer Werbung versprochene Pflege leisten und durch die bestehenden Mängel in der Pflege die Patienten gefährden würde. Einer der Beweggründe von Heinisch für die Erstattung der Anzeige bestand auch in ihrer Befürchtung, dass sie sich durch den Verzicht auf eine Meldung der bestehenden Pflegemissstände selber strafbar machen würde. Pflegemissstände seien außerdem durch die Leitung aktiv verschleiert worden, u. a. dadurch, dass das Personal dazu angehalten wurde, nicht erbrachte Leistungen zu dokumentieren. Nachdem das Verfahren gegen die GmbH zunächst eingestellt wurde, wird die Pflegerin 2005 wegen wiederholten Krankseins gekündigt. Später folgt eine fristlose Kündigung wegen der Abfassung von Flugblättern, in denen der Ruf des Unternehmens Vivantes gefährdet wird. Im Urteil des Europäischen Gerichtshofs für Menschenrechte, der den Fall im Jahr 2008 annimmt - nachdem Heinisch sich durch die deutschen Arbeitsgerichte geklagt hatte und eine Beschwerde vom Bundesverfassungsgericht zurückgewiesen wurde - wird begründet, dass im Fall von Heinisch das Recht auf freie Meinungsäußerung der Arbeitnehmerin Heinisch gegenüber ihrer Loyalitätspflicht gegenüber dem Unternehmen Vivantes Vorrang habe. Das träfe insbesondere deswegen zu, weil sie zu den wenigen gehöre, die wissen können, was an ihrem Arbeitsplatz tatsächlich vor sich geht. Als Mitarbeiterin

---

[489] Vgl. zm-online, http://www.zm-online.de/m5a.htm?/zm/17_05/pages2/urteile.htm (aufgerufen am 9.12.2011).

ist sie demnach am besten dazu geeignet, im öffentlichen Interesse zu handeln, indem sie als "Whistleblower" den Arbeitgeber oder, wenn das folgenlos bleibt, die Öffentlichkeit bezüglich bestehender Missstände alarmieret. In seinem Urteil kommt der EGMR zu dem Schluss, dass unter den gegebenen Umständen die durch Heinisch gestellte Strafanzeige gegen Vivantes gerechtfertigt war. Die fristlose Kündigung der Altenpflegerin wird dagegen als Unrecht beurteilt.[490]

In den geschilderten Fällen standen die berufsethischen Orientierungen des medizinischen Personals zu den wirtschaftlichen Zielen der Organisation im Konflikt. Einmal stand die berufsethische Norm der wahrheitsgemäßen Patientenaufklärung gegen das ökonomische Interesse eines Krankenhauses an der Steigerung seiner Fallzahlen; im anderen Fall stand die Orientierung am Patientenwohl (und am Wohl der Mitarbeiter) gegen das Interesse des Unternehmens an der Erhaltung einer Reputation, die dazu tauglich ist Kunden zu binden und damit das Überleben der Einrichtung zu sichern - auch dann, wenn klar war, dass eine solche Reputation einer tragfähigen Grundlage entbehrte.

Wenden wir uns nun einer Passage aus der aktuellen Krankenhausmanagement-Literatur zu, in der die Autoren des entsprechenden Artikels die Entwicklung einer prozessorientierten Denkweise im Krankenhaus fordern. Bezüglich solcher Patienten, bei denen während eines Krankenhausaufenthalts mehrere Erkrankungen festgestellt werden, heißt es:

> "Eine Besonderheit des DRG-Systems dabei ist, dass die Behandlung aus abrechnungstechnischen Gründen in der Regel nicht in einem Aufenthalt des Patienten im Krankenhaus erfolgen darf, da sich ansonsten erhebliche Vergütungsdifferenzen im Vergleich zur 2-zeitigen Behandlung des Patienten ergeben. Dieses betriebswirtschaftliche Verständnis muss den Experten (Ärzten, c.s.) im Krankenhaus im Rahmen eines Organisationsentwicklungsprozesses vermittelt werden und von diesen gleichzeitig an die Patienten in angemessener Form weiterkommuniziert werden. Der dargestellte Widerspruch zwischen Profession und Organisation (Unter-

490 Für eine detaillierte Darstellung des Falles und der Urteilsfindung siehe das Urteil des Europäischen Gerichtshofes für Menschenrechte im Fall Heinisch v. Germany, Straßburg, 21. Juli 2011.

> nehmen) ist durch geeignete Maßnahmen aufzulösen. Der Experte ist in das Krankenhaus und seine Notwendigkeiten tiefer zu integrieren."[491]

Ein Konflikt zwischen der professionellen Orientierung an medizinischen Kriterien einer guten Patientenbehandlung und den sich aus dem DRG-System ableitenden wirtschaftlichen Erfordernissen wird an dieser Stelle ansatzweise thematisiert. Allerdings wird nicht deutlich gemacht, dass dieser Konflikt tatsächlich auch zwischen der Sorge um das Wohl der Patienten und der Sorge um das Wohl der Organisation besteht. Für den Umgang mit dem Konflikt zwischen "Profession und Organisation" wird kein ergebnisoffener Reflexionsprozess vorgeschlagen, sondern eine "tiefere Integration" der Ärzte in die wirtschaftlichen Notwendigkeiten der Organisation gefordert. Damit das gelingen kann, ist nach den Autoren ein Transformationsprozess erforderlich, bei dem sich der Arzt vom Experten für Medizin hin zu einem Experten für das Management im Krankenhaus entwickeln soll, *"der, neben seinem weiterhin erforderlichen medizinischen Fachwissen und seinen Fertigkeiten im medizinischen Bereich, auch verantwortlich ist für optimale Betriebsabläufe bzw. den Optimierungsprozess und somit auch für die Wirtschaftlichkeit des Krankenhauses"*.[492] Kann der Arzt dieses "Idealbild" nicht erfüllen, sollte er sich zumindest für die Unterstützung des betriebswirtschaftlich geschulten Managements hinreichend öffnen:

> "Er akzeptiert die Empfehlungen der 'Manager' und setzt die Vorgaben konsequent um. Dieser Spezialist trägt durch seine medizinische Kompetenz zum Erfolg des Gesamtunternehmens Krankenhaus bei."[493]

In dieser Passage wird dem Mediziner die Rolle eines Dienstleisters zugewiesen, der mithilfe seiner fachlichen Kompetenz Medizin "betreibt" und so zum Erfolg des Unternehmens Krankenhaus beträgt. Von berufsethischen Normen der Mediziner, die nicht mit den an wirtschaftlichen Kriterien ausgerichteten Unternehmensnormen vereinbar sind, ist an dieser Stelle nicht mehr die Rede.

---

[491] Andreas Goldschmidt, Josef Hilbert (2011), 191 f.

[492] A.a.O., S. 192.

[493] A.a.O., S. 193.

Alle drei Beispiele zeigen, dass in der Organisation Krankenhaus erhebliche Konflikte zwischen der für berufsethische Normen grundlegenden Orientierung am Patientenwohl und der Orientierung am Wohl der Organisation bestehen können. Wie mit diesen Konflikten und speziell mit dem etwaigen Widerstand der Angehörigen der medizinischen Berufe gegen Entwicklungen im Krankenhaus umgegangen wird, die ihrem Berufsethos entgegenstehen, ist entscheidend dafür, ob die von uns identifizierte Grundlage für das Vertrauen der Gesellschaft in die medizinische Versorgung im Krankenhaus Bestand haben kann. Im Folgenden wollen wir uns deshalb anhand ausgewählter Beispiele damit beschäftigen, wie in der Krankenhausmanagement-Literatur der Umgang mit Konflikten und Widerständen thematisiert wird.

2.1 Change-Management und der Umgang mit Widerständen

Wir haben herausgearbeitet, wie stark das Ziel der Sicherung des eigenen wirtschaftlichen Überlebens auf dem Gesundheitsmarkt für die Organisation Krankenhaus an Bedeutung gewonnen hat. Als grundlegend für die Führung und Steuerung eines Krankenhauses wird deshalb in der Managementliteratur auch die Annahme betrachtet, dass sich die Organisation und ihrer Mitarbeiter kontinuierlich an den "wettbewerbsbedingten Wandel" anpassen müssen. Sowohl die Organisation als auch ihre Mitglieder sollen permanent "lernen". Stärker als die Suche nach der einen "guten" Organisationsstruktur steht daher das Interesse an den Voraussetzungen eines "guten" Organisationswandels im Vordergrund[494], denn der Wandel, so z. B. Kirchner & Kirchner (2002), ist das einzig Beständige:

> "Nur die Anpassung an geänderte Umfeldbedingungen hilft zu überleben. Das gilt nicht nur für die Natur, sondern auch in künstlich geschaffenen 'Organismen', den Organisationen und Einrichtungen im Gesundheitswesen und im sozialen Bereich. In der betriebswirtschaftlichen Organisationslehre hat Change-Management die Bedeutung des Managements von Veränderungsprozessen."[495]

---

[494] Vgl. Stefan Kühl (2000), S. 21.

[495] Helga Kirchner, Wilhelm Kirchner (2002), S. 5.

Werden die bestehenden Strukturen den vom Krankenhausmanagement wahrgenommenen aktuellen bzw. künftigen Anforderungen im Gesundheitswesen nicht mehr gerecht, müssen sie verändert werden. Dabei kann es im Krankenhaus um vielfältige Veränderungsprozesse gehen: um die Delegation oder Substitution von Aufgaben in Medizin und Pflege, um die Etablierung eines Prozessmanagements oder eines Aufnahme- und Entlassungsmanagements auf den Stationen, um die Einführung klinischer Behandlungspfade, um die Fusion mit anderen Kliniken oder die Zusammenlegung von Stationen.[496]

Das so genannte "Change Management" soll nun, wenn nötig mithilfe einer externen Beratung, Widerstände und Ängste der von den Veränderungen betroffenen Mitarbeiter abbauen, um die entsprechenden Neuerungen durchsetzen zu können. Bei Kirchner & Kirchner (2002) heißt es zum Umgang mit Verhaltenswiderständen der Mitarbeiter gegen Veränderungsprozesse in ihrem Arbeitsumfeld kurz und bündig:

> "Verhaltenswiderstand (gegen Veränderungen) kann durch entsprechende Maßnahmen (Motivation, Einbeziehung in den Prozess, neue Aufgaben, Trennung im gegenseitigen Einvernehmen u.a.) aufgelöst werden."[497]

Widerstände werden hier als etwas begriffen, das es aufzulösen gilt. Artikel von Personalcoachs zum Thema Change-Management sind häufig einfühlsamer abgefasst. Darin wird zum Ausdruck gebracht, dass die Mitarbeiter ernst genommen, im Veränderungsprozess "mitgenommen" und in ihn eingebunden werden sollen.[498] In einem Artikel zum Personalmanagement mit dem Titel *"Change Management: Veränderungen brauchen Zeit"*[499] wird dementsprechend ein Phasenmodell zum Umgang der Mitarbeiter mit Veränderungen in einer Organisation vorgestellt, anhand dessen der Zugang zur "psychosozialen Ebene der Veränderung" erleichtert werden und letztlich die vom Management gewollte Veränderung zügig durchgesetzt werden soll. Veränderungsprozesse werden nach diesem Modell von den betroffenen Mitarbeitern in sieben Phasen verarbeitet:

---

496 Beispiele aus f & w, 6/2010, S. 597.

497 Helga Kirchner, Wilhelm Kirchner (2002), S. 12.

498 Siehe z. B. Detlef Hans Franke (2007), S. 259.

499 Wilma Pohl (2010), in: f&w, 6/2010, S. 596-600.

1. Die Phase der Vorahnung und der Sorge
2. Die Schock- oder Schreckphase
3. Die Phase der Abwehr
4. Die Phase von rationaler Akzeptanz und Frustration
5. Die Phase der emotionalen Akzeptanz und Trauer
6. Die Phase der Öffnung, Neugier und Enthusiasmus
7. Phase der Integration und Selbstvertrauen[500]

Gerade in der Phase der Abwehr leugnen die betroffenen Mitarbeiter, so die Autorin, die Notwendigkeit der intendierten Veränderungen:

> "Die Betroffenen wiegen sich in einer (scheinbaren) Sicherheit, erforderliche und notwendige Veränderungen werden verleugnet. Vielfach reagieren die Betroffenen mit nicht passenden Strategien, z. B. mit einer 'Jetzt erst recht'-Haltung. Ärger, Zorn und Angst sind vorherrschend."[501]

Während die Reaktionen der Mitarbeiter in den ersten beiden Phasen, nämlich "Sorge" und "Schock", als angemessen beschrieben werden, werden die Reaktionen in der Phase der Abkehr, insbesondere die "Jetzt erst recht"-Haltung als "nicht passend" dargestellt. Der in dieser Phase gezeigte Veränderungswiderstand wird als weniger angemessen wahrgenommen als die Gefühle von Angst und Sorge, nämlich als eine Trotzreaktion. Tatsächlich wird die Ursache für den Widerstand der Mitarbeiter in einer Art Uneinsichtigkeit verortet: Sie wiegen sich "in einer scheinbaren Sicherheit"; sie leugnen "erforderliche und notwendige" Veränderungen. Dass es für den Widerstand der Mitarbeiter Gründe jenseits einer psychisch bedingten Veränderungsresistenz geben kann, kommt an dieser Stelle nicht zum Ausdruck. Ganz im Gegenteil, denn erst in der darauf einsetzenden Phase wird den Mitarbeitern wieder eine rationale Einsicht zugesprochen, nämlich die in die Tatsache, dass "sich etwas ändern muss". Nach einer erfolgreich durchschrittenen Trauerphase darüber schöpft der Mitarbeiter nach dem Modell wieder neue Hoffnung und öffnet sich für neue (vom Management bzw. der Beraterin vorgeschlagene) Wege

[500] A.a.O., S. 599.
[501] Ebd.

und in der siebten Phase der Veränderung freut er sich schließlich über seinen Lernerfolg.[502]

In besagtem Artikel geht es um die Durchsetzung und Begleitung der Zusammenlegung von zwei Stationen in einem Krankenhaus. Die Beraterin sollte gemeinsam mit den Betroffenen diese Veränderung gestalten und die Sorgen der Betroffenen ernst nehmen. Sie soll den betroffenen Mitarbeitern dabei helfen, die Veränderung zu bewältigen. Diese "psycho-soziale" Betreuung diente jedoch wesentlich dazu, den aus wirtschaftlichen Gründen angestrebten Veränderungsprozess zeitnah umzusetzen. Die Autorin schreibt:

> "Letztlich ging es um eine zügige Realisierung der Veränderung, was wiederum ökonomische Ziele unterstützt. Die Stationsfusion hatte zudem einen Modellcharakter für die geplante Reorganisation der anderen Stationen."[503]

Das Resultat des Change-Managements, das in diesem Fall mithilfe verschiedener Workshops mit den Mitarbeitern erreicht wurde, fasst die Beraterin in der letzten Teilüberschrift des Artikels zusammen: *"Am Ende stand der gewollte Erfolg"*[504]. Die Mitarbeiter können nach Abschluss der Beratung die Vorteile der Stationszusammenlegung erkennen und der Veränderungsprozess wird von ihnen auch als Chance begriffen. Sie machen sogar eigene Vorschläge für die Optimierung der Abläufe. Allein, das Change-Management, wie es in diesem Artikel vorgestellt wird, ist kein offener Prozess. Die Beteiligung der Mitarbeiter mag darin bestehen, dass man sich ihre Ängste und Sorgen anhört, ggf. auch ihren Widerstand wahrnimmt, aber der Umgang mit solchen Widerständen bedeutet letztlich auch hier grundlegend seine Überwindung und lässt keine ernsthafte Infragestellung der intendierten Veränderungen selbst zu, etwa aufgrund erwartbarer negativer Konsequenzen für die Patientenversorgung.

---

502 Die vorwiegend emotionale Charakterisierung der Verarbeitungsphasen zeigt sich auch an einer Illustration, die dem Artikel vorausgeht. Dabei sind den sieben Phasen Gesichter zugeordnet: ein sorgenvolles, ein erschrockenes, ein wütendes bzw. trotziges, ein resigniertes, ein trauriges, das weint, ein neugieriges, gleichsam erleuchtet wirkendes und ein zufrieden strahlendes, das durch den gehobenen Daumen des Mitarbeiters vervollständigt wird.

503 A.a.O., S. 157.

504 A.a.O., S. 600.

In einem anderen Artikel, der sich mit dem Thema Change-Management im Krankenhaus beschäftigt, geht es dem Autor darum, wie das Krankenhausmanagement den "Schulterschluss" mit den leitenden Ärzten im Krankenhaus bewerkstelligen kann. Dieser ist notwendig, weil *"die komplexen Umgestaltungsprozesse (...) schließlich nur erfolgreich sein* [können], *wenn der Brückenschlag zwischen betriebswirtschaftlicher Denkweise und ärztlichem Verhalten gelingt".*[505] Nach diesem Artikel sollen die Veränderungen die Erwartungen der Patienten an kurze Wartezeiten und ein *"Personal mit Dienstleistungsmentalität wie im Hotelgewerbe"* erfüllen, weil *"beide Faktoren mittlerweile entscheidende Faktoren für die Wettbewerbsfähigkeit von Krankenhäusern sind".* Nach der Krankenhausleitung sind für die gewünschte Steigerung der Wettbewerbsfähigkeit des Hauses *"ein geordnetes Patientenmanagement, standardisierte Patientenpfade und eine konstant hohe Qualität ärztlich-pflegerischer Leistungen erforderlich".* Das setzt voraus, *"eine hochkomplexe Prozesskette optimal zu steuern und unabhängig von Personen ein reproduzierbares qualitativ hohes Ergebnis zu erzielen. Leitende Ärzte werden damit Teil einer vielschichtigen Organisation mit klar definierten Aufgaben und einem vorgegebenen Zeitpunkt, bis wann diese zu erfüllen sind."* Und weiter:

> "Von ärztlichen Leitungen veranlasste, nicht abgesprochene Leistungsveränderungen [...] gehören damit der Vergangenheit an. Spontanes Handeln muss einer intensiveren Abstimmung mit dem Management und den anderen Leistungserbringern weichen."[506]

In diesem Artikel wird das Augenmerk des Change-Managements darauf gerichtet, den Widerstand der leitenden Ärzte gegen vor allem betriebswirtschaftlich begründete Veränderungsprozesse, die eine Einschränkung ihrer Entscheidungs- und Handlungsfreiheit bedeuten, abzubauen. Es wird nicht berücksichtigt, dass das Vorhandensein von Entscheidungs- und Handlungsspielräume konstitutiv dafür ist, dass sich die Mediziner tatsächlich mithilfe ihrer Bindung an ein Berufsethos dem Patienten gegenüber vertrauenswürdig erweisen können. Das Management soll mit "Fingerspitzengefühl" die Mediziner für die

505 Christoph Schmitz, Fritz Gruppe (2007), in: f&w 1/2007, S. 49.
506 A.a.O., S. 50.

nötigen Veränderungsprozesse gewinnen, sie "mit ins Boot holen". Dabei soll sich nach Ansicht des Autors das Management wie ein Partner verhalten, *"der Medizin und Ökonomie nicht als Konflikt, sondern als notwendige Ergänzung vermittelt. Je mehr es dem Management gelingt, in einer solchen Atmosphäre des Vertrauens den emotionalen 'Schulterschluss' mit den Chefärzten zu finden, umso größer sind die Chancen eines erfolgreichen Change-Managements und damit der Erfolg der Klinik."*[507]
In den betrachteten Ausführungen zum Change-Management wird der zum Vorschein kommende Widerstand des medizinischen Personals gegen geplante Organisationsveränderungen wahrgenommen. Er wird aber nicht als Zeichen eines echten Konflikts zwischen einem auf das Wohl des Patienten ausgerichteten Berufsethos der Heilberufler und den zunehmend an betriebswirtschaftlichen Kriterien ausgerichteten Vorgaben der Organisation gewertet. Der Widerstand der Mitarbeiter wird vielmehr aus einer grundsätzlichen Veränderungsresistenz einzelner Berufsgruppen heraus begriffen. Der widerständige Mitarbeiter steht dem vom Management als notwendig betrachteten Organisationswandel entgegen und muss daher durch probate Mittel in einen veränderungswilligen Mitarbeiter überführt werden.

2.2 Vertrauenssicherung als Managementaufgabe

In einer Publikation von Heinz Naegler findet sich ein für die Krankenhausmanagement-Literatur eher ungewöhnlicher Artikel von Hagen Kühn, in dem die Notwendigkeit für den Patienten, dem Krankenhauspersonal vertrauen zu können, ganz im Sinne unserer Arbeit beschrieben wird. Kühn schreibt:

> "Eine Sorgebeziehung kann nur funktionieren, wenn sie auf Vertrauen darauf beruht, dass die fundamentalen ethischen Erwartungen gerechtfertigt sind. Patienten müssen sich sicher sein können, dass Ärzte und Pflegekräfte als 'ihre Agenten' in ihrem Interesse handeln und nicht im Interesse Dritter."[508]

Die Notwendigkeit eines Vertrauensverhältnisses zwischen Arzt und Patient begründet Kühn folgendermaßen: Der Patient muss persönli-

507 A.a.O., S. 51.
508 Heinz Naegler (2011a), S. 30.

che Gefühle und Gedanken gegenüber dem Arzt frei äußern können, damit zwischen psychischen und physischen Störungen unterschieden werden kann. Er muss sich zweitens frei fühlen *"potentiell stigmatisierende gesundheitsbezogene Informationen zu offenbaren"* (etwa Drogenabhängigkeit oder eine Affinität zu bestimmten sexuellen Praktiken). Und er muss sich schließlich bereitfinden, *"Schmerzen, Risiken und Verhaltenszumutungen auf sich zu nehmen, um Diagnose und Therapie effektiv werden zu lassen."*[509]
Nach Kühn liegen die Bedingungen für den Bestand eines solchen Vertrauens nicht allein in den Händen der unmittelbar an der Vertrauensbeziehung Beteiligten. Vielmehr kommt auch der Organisation Krankenhaus, den Verbänden und dem Staat selber eine entsprechende Verantwortung zu. Kühn fordert:

> "Finanzierungssysteme, Steuerungsinstrumente und organisatorische Strukturen müssen auch danach bewertet werden, wie sie sich auf Vertrauen und Vertrauenswürdigkeit auswirken. Das Motiv zu vertrauen und vertrauenswürdig zu sein, entwickelt sich in den lebendigen Beziehungen und Bindungen. Ökonomisch ausgedrückt [...] entwickelt es sich in der 'Produktion' der Sorgedienstleistungen. Entsprechend müssen die Bedingungen, einschließlich der Anreiz- und Sanktionssysteme der Krankenhausarbeit, die Entwicklung von Vertrauen ermöglichen."[510]

Kühn betont in seinen Ausführungen die Besonderheit der im Krankenhaus erbrachten Leistungen. Auch die Grundlage für das Vertrauen zwischen den Patienten und dem Personal müsse über eine reine "Geschäftsmoral" hinausgehen, bei der sich die "Vertrauenswürdigkeit" des Personals und der Organisation im Wesentlichen über die Vorteilhaftigkeit eines "guten Rufs" für das Unternehmen begründen würde. Wenn es um treuhänderische Dienstleistungen geht, so Kühn, muss berücksichtigt werden, dass *"die emotional und moralisch fundierte Seite des Vertrauens in menschliche Beziehungen eingebettet ist und nicht einfach durch unpersönliche und formale Normen - seien es solche der Bürokratie, der Märkte oder des Rechts - reguliert werden kann."*[511] Diejenigen, denen Vertrauen geschenkt wird, sollen sich wirklich an Normen gebunden haben, die am Wohl des Patienten

509 A.a.O., S. 31.
510 Ebd.
511 A.a.O., S. 32.

ausgerichtet sind. Sie sollen den von der Organisation vorgegebenen Normen also nicht allein deswegen folgen, weil das vorteilhafter für sie ist als die Nichtbefolgung der entsprechenden Vorgaben. Die Aufgabe des Managements besteht nach Kühn unter diesem Gesichtspunkt darin, solche Voraussetzungen zu schaffen, unter denen es dem Personal gelingen kann, vertrauensvolle Sorgebeziehungen zu den Patienten einzugehen.

2.2.1 Vertrauen als Wettbewerbsvorteil

In vielen anderen Ausführungen der Krankenhausmanagement-Literatur wird Vertrauen jedoch unter einem anderen Gesichtspunkt thematisiert: Dort geht es um den Aufbau eines "guten Rufes", der den Erfolg des Krankenhauses auf dem Markt sichern soll. Ähnlich wie in anderen Wirtschaftsbereichen sollen sich Krankenhäuser etwa als "Marken" positionieren. Davon verspricht man sich unter anderem *"dem Kunden Orientierung und Vertrauen* [zu] *geben", "dem Kunden Stärke* [zu] *vermitteln", "die Belegung sichern* [zu] *helfen"* und eine Versicherung in einer Krise.[512] Um das zu erreichen sollen die Krankenhäuser ihre Leistungen nach außen bewerben. Sie müssen "Marketing" betreiben, für potentielle Kunden erkennbar werden. Dazu gehört z. B. auch ein bestimmtes "Corporate Design", bei dem das Krankenhaus einheitliche Schriftzüge und Logos verwendet. In den meisten Artikeln zur Markenbildung wird freilich darauf verwiesen, dass den beworbenen Leistungen eine gute Qualität dieser Leistungen gegenüberstehen muss. Es sollen also keine falschen Erwartungen geweckt werden. Eher sollte nach dem Motto: "Tu Gutes, und rede darüber" verfahren werden.[513] Augenfällig ist allerdings, wie die Einhaltung von Werten und Ethikstandards in solchen Artikeln begründet wird. So heißt es beispielsweise:

> "Wer seine Werte richtig nach außen kommuniziert, wird langfristig davon profitieren."[514]

---

512 Roland Trill (2009), in: f&w 5/2009, S. 469.

513 Vgl. z. B. Claudia Hoffmann (2007), in: f&w 6 /2007, S. 623.

514 A.a.O., S. 622.

Oder:

> "Patientengewinnung und -bindung werden für Krankenhäuser immer wichtiger, um wettbewerbs- und damit überlebensfähig zu bleiben. Eine herausragende Reputation ist hierfür unerlässlich. Compliance- und Ethikstrategien und die damit einhergehenden Maßnahmen stellen ein aktives Handlungsinstrument für das Krankenhausmanagement dar, sich im immer stärker werdenden Wettbewerb zu differenzieren und die Krankenhausmarke mit so wesentlichen Attributen wie Integrität, Sicherheit und Stabilität anzureichern."[515]

Entsprechend der Vorteilhaftigkeit einer guten Unternehmensreputation wird im Krankenhaussektor zunehmend Wert auf eine nach außen demonstrierbare einheitliche Unternehmens- bzw. Organisationskultur gelegt. Hans-Jürgen Seelos beschreibt die Organisationskultur für "Medizinbetriebe" so:

> "Sie bezeichnet die Gesamtheit der von der Mehrheit der Beschäftigten gemeinsam geteilten, gelebten und symbolisch repräsentierten Werthaltungen. Diese Werthaltungen und Überzeugungen oder die daraus abgeleiteten Normen und Orientierungsmuster, die sich im Laufe der Zeit als Ergebnis sozialer Lernprozesse zur Anpassung an die medizinbetriebliche Umwelt sowie zur Sozialintegration nach innen herausgebildet haben, prägen das Verhalten der Beschäftigten, das wiederum die Organisationskultur beeinflusst. Organisationskultur macht damit, jedenfalls bis zu einem gewissen Grad, organisatorisches Handeln kohärent."[516]

Allerdings bemerkt Seelos, dass sich durch die Ökonomisierung der Medizin der Medizinbetrieb zunehmend aus einer Vielzahl von "Subkulturen" zusammensetzt. Diese definieren sich *"durch gruppenspezifische Wertvorstellungen, Normen, Denk- und Verhaltensmuster und etablieren sich nach berufsständischen, hierarchiebezogenen oder aufbauorganisatorischen Kriterien."*[517] Diese Subkulturen - und dazu zählen die berufsständischen Wertvorstellungen des ärztlichen Dienstes und des Pflegedienstes - können nun die "Leitkultur" eines Krankenhauses fördern *"wenn ihre Werte und Normen kulturkonformes Verhalten verstärken."* Denkbar sind außerdem *"indifferente Subkulturen"* aber eben auch *"Gegenkulturen"*, *"deren Werte in Konkurrenz*

---

515 Mathias Nell, Robert Paffen (2009), in: f&w 5/2009, S. 484.
516 Hans-Jürgen Seelos (2007), S. 88.
517 A.a.O., S. 90.

oder gar in Konflikt zur Leitkultur stehen".[518] In diesen Ausführungen bleibt es freilich unklar, worin denn in Anbetracht des beschriebenen Pluralismus die "Leitkultur" der Organisation bestehen sollte. Es wird aber deutlich, dass es aus Sicht der Unternehmensführung mehr oder weniger wünschenswerte Subkulturen im Krankenhaus geben kann und dass diejenigen als besser bzw. förderlicher (ggf. auch förderungswürdiger) betrachtet werden, die eine einheitliche Kultur stützen, d. h. kein Konfliktpotential zur wie auch immer sich konkretisierenden "Leitkultur" bergen.

2.2.2 Das Management der sozialen Verantwortung

Mittlerweile treten jedoch auch Managementkonzepte im Krankenhausbereich auf, die im Grundsatz das Vorhandensein unterschiedlicher Werthaltungen und Interessen innerhalb und außerhalb einer Organisation anerkennen. Dazu gehört das aus der Wirtschaft stammende Konzept der "Corporate Social Responsibility" - der sozialen Verantwortung eines Unternehmens gegenüber verschiedenen "Stakeholdern".[519] Als Stakeholder werden dabei *"potentiell all jene Personen oder Personengruppen, die sich von der Unternehmenstätigkeit in irgendeiner Art und Weise direkt oder indirekt betroffen fühlen und / oder Einfluss auf das Unternehmen haben bzw. auf deren Unterstützung das Unternehmen angewiesen ist"*, begriffen.[520] Zu den Stakeholdern im Krankenhaus gehören u. a. die Patienten, die Mitarbeiter, die niedergelassenen Ärzte, die Bevölkerung im umliegenden Gebiet, die Krankenkassen und der Eigentümer.[521] Der mögliche Konflikt zwischen den Anliegen der verschiedenen Stakeholder wird in diesem Ansatz als gegeben angenommen. Aufgrund dieser Annahme und der Analyse der tatsächlich gegebenen Situation in der betreffenden Einrichtung soll nach Ausgleichsmöglichkeiten für bestehende Konflikte zwischen den als legitim erachteten Anliegen verschiedener Stakeholder gesucht werden, denen sich das Unterneh-

518 Ebd.
519 Siehe dazu ausführlich z. B. Heinz Naegler (2011b).
520 Heinz Naegler (2011b), S. 20. Naegler stützt sich hier auf eine Definition von Edward R. Freeman, den Begründer des Stakeholdermanagements. Siehe Edward R. Freeman (1984).
521 A.a.O., S. 3.

men gegenüber verantwortlich erweisen will. Nicht alle Stakeholder-Anliegen werden von der Unternehmensführung dabei in gleicher Weise berücksichtigt werden können. Bei einer strategischen Bewertung von Stakeholderinteressen werden beispielsweise die Interessen derjenigen am höchsten bewertet werden, die den größten Einfluss auf den Unternehmenserfolg nehmen können. Aus ethischer Sicht sollen jedoch auch die Anliegen anderer Stakeholder berücksichtigt werden, wenn diese in dem Sinne legitim sind, dass sie entweder aus dem Vorhandensein bestimmter rechtlicher Regelungen (z. B. Verpflichtungen aus bestehenden Verträgen) resultieren,[522] oder sich aus der ethischen Begründbarkeit des entsprechenden Anliegens ergeben.[523] Ein Management auf Grundlage der CSR muss dann nach einem akzeptablen Gleichgewicht bei der Berücksichtigung der verschiedenen Anliegen suchen.

Heinz Naegler stellt folgendes Beispiel für einen möglichen Konflikt zwischen Stakeholder-Anliegen vor:

> "Der Krankenhaus-Eigentümer ist an einer angemessenen Verzinsung des von ihm zur Verfügung gestellten Kapitals interessiert. Er erwartet deshalb von der Geschäftsführung, dass diese - um einen möglichst hohen Gewinn der Erlöse über die Kosten realisieren zu können - die Behandlungs- und Supportprozesse so organisiert, dass der Ressourceneinsatz minimiert werden kann und / oder dass sie die Bedürfnisse der Mitarbeiter nach Arbeitsplatzsicherheit und einem auskömmlichen Einkommen einschränkt. Wenn die Geschäftsführung dagegen die Interessen der Patienten nach Behandlungssicherheit und die der Mitarbeiter nach für diese befriedigende Arbeitsbedingungen mit einem höheren Gewicht als die Erwartungen des Krankenhaus-Eigentümers berücksichtigt, muss letzterer seine Erwartungen nach einer Rendite möglicherweise nach unten korrigieren."[524]

Der Konflikt zwischen dem Ziel der Gewinnerzielung und dem Ziel einer guten Patientenversorgung, in der auch noch die billigenswerten

---

[522] Nach Brink sind Stakeholder-Ansprüche, die sich aus expliziten Verträgen ergeben, freilich ohnehin von einem Unternehmen zu erfüllen. Demzufolge fallen sie eigentlich nicht mehr *"in den direkten Bereich der freiwilligen Übernahme gesellschaftspolitischer Verantwortung"*. Vgl. Alexander Brink, Victor Tiberius (2005), S. 76.

[523] Heinz Naegler (2011b), S. 21.

[524] A.a.O., S. 4.

Interessen der Mitarbeiter berücksichtigt werden, wird von Naegler als eine Herausforderung an das Management vorgestellt. Ohne eine vor der Gesellschaft begründbare Lösung eines solchen Konflikts, so Naegler, wird die Organisation und jedes zukunftsbezogene Handeln gelähmt. Naegler fordert:

> "Um aus dieser Lähmung wieder herauszukommen, müssen Grundsatzentscheidungen gefällt werden, die vor der Gesellschaft begründet werden können. Dieser Neuanfang ist Grundlage für die ausgewogene Berücksichtigung von Stakeholder-Anliegen und damit für die gesellschaftliche Legitimation des Krankenhauses [...]."[525]

2.2.3 Der Mitarbeiter als "kritisch-loyaler" Stakeholder

Grundlegend für den CSR-Ansatz ist neben dem Gedanken der Verantwortlichkeit der Organisation und ihrer Mitglieder für die als legitim erachteten Stakeholder-Anliegen die Förderung einer "argumentativen, dialogischen Verständigung" in der Organisation. Diese wird von Naegler sogar als Voraussetzung für das Wahrnehmen von Verantwortung durch die Verantwortungsträger betrachtet. Die Fähigkeit zu einer solchen Verständigung wird zunächst auf der Führungsebene verortet: Diejenigen, die Entscheidungen zu treffen haben, sollen *"zur argumentativen Auseinandersetzung mit den Stakeholdern und zur ethischen Reflexion ihres Handelns imstande und bereit sein"*[526] Zum anderen sollen aber auch diejenigen, die von den Entscheidungen der Verantwortungsträger betroffen sind, dazu fähig sein, ihre Anliegen zu begründen und sich mit den Argumenten der Führungskräfte auseinanderzusetzen. Sind beide Voraussetzungen erfüllt, kann es innerhalb der Organisation zu einem Dialog kommen, aus dem Normen und Leitlinien formuliert werden, *"die von allen Beteiligten als Grundlage unternehmerischer Entscheidungen akzeptiert werden können."*[527]

In Hinblick auf den von uns entwickelten Homo honestus stimmt an dieser Stelle folgende Passage hoffnungsvoll:

> "Damit die Stakeholder - und das gilt insbesondere für die Führungskräfte und für die Mitarbeiter in ihrer Rolle als Stakeholder [...] - ihre Interessen

525 Ebd.

526 Heinz Naegler (2011b), S. 133.

527 A.a.O., S. 34.

> mit Erfolg geltend machen können, sind diese auf der Basis einer kritischen Loyalität zu den Aktivitäten des Krankenhauses imstande, unternehmensintern für richtig gehaltene Definitionen kritisch infrage zu stellen und differente Wahrnehmungen und für richtig gehaltene Revisionen auch gegen Widerstand zur Geltung zu bringen."[528]

Dem Mitarbeiter wird hier also bewusst die Möglichkeit eingeräumt, zu von der Unternehmensführung intendierten Veränderungen kritisch Stellung zu nehmen, ohne dass das als eine Verletzung der Loyalitätspflicht gegenüber dem Unternehmen gewertet werden würde. Zu den legitimen Anliegen, die der Mitarbeiter geltend machen kann, zählt nach Naegler auch, dass er als Agent des Patienten tätig werden will. Entsprechend ist es Aufgabe der Geschäftsführung ein Betriebsklima zu schaffen, das es den Stakeholdern erlaubt ihre Anliegen vorzutragen und Entwicklungen zu offenbaren, *"die von diesen als Fehlentwicklungen wahrgenommen werden [...]."* Zudem soll das Betriebsklima zu der Gewissheit beitragen *"dass diese Offenheit nicht schadet und dass Willkür bei der Bewertung der von Stakeholdern gegebenen Hinweise ausgeschlossen ist".*[529] Der Mitarbeiter, der als kritischer Verantwortungsträger gute Gründe für seinen Widerstand gegen bestimmte Veränderungen angeben kann, soll nach diesem Managementansatz also nicht "wegintegriert", sondern sogar durch die Organisation aktiv gefördert werden.[530]
Für das Fällen von Entscheidungen in der Organisation postuliert Naegler zudem, dass dabei nicht nur die unmittelbar erwartbaren Folgen von den Entscheidungsträgern in Betracht gezogen werden

---

528 A.a.O., S. 134.

529 Ebd.

530 Vgl. a.a.O., S. 191. Im CSR-Ansatz geht es nicht zuletzt darum auf der Ebene der Organisation Bedingungen zu schaffen, unter denen erwünschte, d. h. "sozial-verantwortliche" Verhaltensweisen, tatsächlich umgesetzt werden können. Gerade für die nach Naegler erwünschte "kritische Loyalität" der Stakeholder müssen Bedingungen bestehen, die diese für den einzelnen zumutbar machen. In einer Arbeit von Brink werden u. a. die Einrichtung von Ethikkommissionen und der Beschluss von Whistleblower-Richtlinien als Voraussetzungen für das verantwortliche Handeln einzelner benannt. Vgl. Alexander Brink (2002), S. 157 f. Die Unterstützung der Reflexions- und Argumentationsfähigkeit von Mitarbeitern im Rahmen der Ethikkonsultation in Krankenhäusern wird von Christiane Stüber (2010) thematisiert.

sollen, sondern auch die in einer Gesellschaft geltenden moralischen Prinzipien. Naegler schreibt:

> "Es ist notwendig, neben der Bewertung unternehmerischen Handelns anhand der Folgen auch das Pflichtgemäße als Bewertungsmaßstab zu berücksichtigen. Die Geschäftsführung verpflichtet sich und alle diejenigen, die befugt sind, unternehmerische Entscheidungen zu fällen, das, was aktuell in der Gesellschaft als Handlung, Zustand oder Haltung für gut oder wünschenswert bzw. für böse und verboten gehalten wird, als Handlungsnormen in Betracht zu ziehen."[531]

Die Forderung die entsprechenden Handlungsnormen "in Betracht zu ziehen" ist an dieser Stelle freilich sehr schwach formuliert. Dabei ließe sich die Notwendigkeit der Beachtung moralischer Prinzipien bei Unternehmensentscheidungen auch mit Naegler kategorisch begründen, damit nämlich, dass die Versorgung von Kranken im Krankenhaus eine Aufgabe ist, die den Krankenhäusern von der Gesellschaft übertragen wurde - einer Gesellschaft, die bestimmte, unter anderem auch normative Erwartungen an das Krankenhaus und seine Mitarbeiter stellt, und vor der die Krankenhausführung ihre Entscheidungen prinzipiell rechtfertigen können muss.[532]

2.3 Fazit

Der vorausgehende Einblick in die zeitgenössische Krankenhausmanagement-Literatur ist keineswegs erschöpfend. Es sollte in dieser Auseinandersetzung aber deutlich geworden sein, wie sehr sich die Organisation Krankenhaus mittlerweile vom Typus der professionellen Organisation unterscheidet, den wir mithilfe der Ausführungen Etzionis kennen gelernt haben. Die Strukturierung und Prozessgestaltung im Krankenhaus hat sich besonders in Anschluss an die Umstellung der Finanzierungslogik auf DRG und die Einführung eines verpflichtenden Qualitätsmanagements im Krankenhaus zunehmend auf

---

531 Heinz Naegler (2011b), S. 135.

532 Vgl. Heinz Naegler (2011b), S. 4. Weiterführende Ausführungen zum Management normativer Organisationen finden sich in der Managementforschung im "St. Galler Management-Modell" (vgl. Hans Ulrich, Knut Bleicher u.a.). Eine Anwendung dieses Konzepts auf Krankenhäuser und Pflegeeinrichtungen erfolgt bei David Lohmann (1997) im Bielefelder Diakonie Management Modell.

Managementkonzepte gestützt, die ihre Wurzeln in der Industrie haben und die Organisation verstärkt nach betriebswirtschaftlichen Kriterien ausrichten.
In Bezug auf die Frage, ob der von uns entwickelte Typus des "anständigen Mitarbeiters" mit seiner Bindung an berufsethische Normen mit zeitgenössischen Managementkonzepten vereinbar ist, halten wir folgendes fest: Gerade unter dem Imperativ der kontinuierlichen Prozessoptimierung und damit der ständigen Veränderung wird der berufsethisch motivierte Mitarbeiter in einer Vielzahl der gesichteten Publikationen eher als ein "Störfaktor" begriffen, sofern er sich nämlich gegen intendierte Veränderungen als widerständig erweist. Dass es für diesen Widerstand gute Gründe geben kann, die sich von der oftmals beschworenen Veränderungsresistenz der Mitarbeiter unterscheiden, wird von vielen Autoren nicht thematisiert. Insbesondere der einem solchen Widerstand möglicherweise zugrunde liegende Konflikt zwischen der berufsethischen Orientierung der Ärzte und Krankenpfleger am Patientenwohl und der Orientierung am Wohl der Organisation - begriffen zumindest als eine Sicherung des Überlebens der Organisation - wird meistens nicht reflektiert. Verbreitet wird sogar versucht, die Wirklichkeit eines derartigen Konflikts zu negieren. Dies könnte dem Bewusstsein geschuldet sein, dass es einen derartigen Konflikt im Krankenhaus eigentlich gar nicht geben darf, nicht zuletzt deswegen, weil die Gesellschaft und mithin alle potentiellen Patienten darauf vertrauen können sollen, dass im Krankenhaus die Sorge um ihr Wohl nach wie vor an erster Stelle steht. Unter solchen Bedingungen haben es Angehörige des Typus Homo honestus innerhalb der Organisation schwer, auf kritische Entwicklungen aufmerksam zu machen. Die von uns geforderte Aufmerksamkeit und das Aufmerksammachen auf Entwicklungen, die die Befolgung berufsethischer Normen für die Mitarbeiter unzumutbar machen, finden dann keinen Rückhalt in der Organisation. Ist dem so, läuft ein Homo honestus, der auf solche Entwicklungen aufmerksam macht, Gefahr die Grenze des Zumutbaren zu überschreiten. Der Fall der Altenpflegerin Brigitte Heinisch zeugt davon, welche Anstrengungen dann unternommen werden müssen, um sich dennoch Gehör zu verschaffen.

Als eine Alternative zum Verschweigen oder Negieren des Konflikts zwischen der Orientierung am Patientenwohl und der Orientierung am Wohl der Organisation im Krankenhaus haben wir das Konzept des Managements der sozialen Verantwortung von Heinz Naegler in Grundzügen vorgestellt. Hierbei werden die möglichen Konflikte zwischen den Anliegen verschiedener Stakeholder, etwa zwischen den Anliegen der Patienten, der Mitarbeiter und dem Eigentümer eines Krankenhauses, als gegeben angesehen. Managementaufgabe ist es, für einen auch der Gesellschaft gegenüber begründbaren Ausgleich zwischen den als legitim erachteten Anliegen dieser Stakeholder zu suchen. Wie genau dieses Management der sozialen Verantwortung im Krankenhaus umgesetzt und wie insbesondere die verschiedenen Anliegen der Stakeholder gegeneinander abgewogen werden sollen, kann an dieser Stelle nicht erörtert werden. Das von Naegler vorgestellte Konzept geht jedoch in jedem Fall offener mit dem Vorhandensein von Konflikten und Widerständen in der Organisation Krankenhaus um als die meisten von uns recherchierten Beiträge der Krankenhausmanagement-Literatur. Insbesondere wird den Mitarbeitern (zumindest der Theorie nach) ein Raum eröffnet, in dem sie Entwicklungen im Krankenhaus, die z. B. das Wohl der Patienten oder ihr eigenes Wohl gefährden könnten, kritisch hinterfragen können und sogar sollen. Dass als kritisch wahrgenommene Entwicklungen angesprochen und reflektiert werden können, und zwar unter Einbeziehung der in der Gesellschaft herrschenden moralischen Erwartungen an die medizinische Versorgung im Krankenhaus, ist laut Naegler die Bedingung für ein dem Patienten, dem Mitarbeiter und der Gesellschaft gegenüber verantwortliches Handeln der Organisation. Auch der Erhalt der Vertrauensgrundlage Berufsethos könnte insbesondere durch eine institutionell gestärkte Kritikmöglichkeit, z. B. durch die Förderung der Diskursfähigkeit der Mitarbeiter oder einen generellen Schutz von Whistleblowern, unterstützt werden. Damit würden für den "anständigen Mitarbeiter" von Seiten der Organisation Voraussetzungen geschaffen, unter denen es ihm tatsächlich zumutbar wäre, für sein Berufsethos einzutreten.

Allerdings bleibt auch Naeglers Konzept weitgehend der Sicherung des möglichst guten Überlebens des "Unternehmens" Krankenhaus verpflichtet, ohne jedoch die Gewinnerzielung als oberstes Unternehmensziel zu setzen.[533] Außerdem findet im Management der sozialen Verantwortung keine Abkehr vom Gedanken eines potentiell auf alle Bereiche der Organisation Einfluss nehmenden Managements statt. Eine Rückkehr zu einer professionellen Organisation, bei der sich die Verwaltung vornehmlich als "Dienerin der Medizin" begreift und den Kernbereich medizinischen Handelns inklusive der dort vorrätigen ethischen Orientierungen unangetastet lässt, findet nicht statt. Das, was zu managen ist, wird im Vergleich zu herkömmlichen Managementkonzepten sogar durch die Komponente der sozialen Verantwortlichkeit erweitert.

---

[533] Ebd.

Schlusswort

In der vorliegenden Arbeit haben wir gezeigt, inwiefern das Berufsethos von Pflegekräften und Ärzten eine Grundlage für die Ausbildung von Vertrauen in das medizinische Personal und die medizinische Versorgung im Krankenhaus bildet. Die Bindung an berufsethische Normen motiviert Pflegekräfte und Ärzte dazu, das Patientenwohl im Konfliktfall vor die Verwirklichung eigener Vorteile und die Interessen Dritter zu stellen. Diese motivierende Kraft des Berufsethos kommt aber dort an ihre Grenzen, wo Bedingungen bestehen, die die Befolgung der entsprechenden Normen für das medizinische Personal nicht nur unvorteilhaft, sondern unzumutbar machen.

Um die Situation berufsethisch motivierter Mitarbeiter unter der Bedingung der Ökonomisierung im Gesundheitswesen zu begreifen, haben wir den Typus des Homo honestus entwickelt. Mitarbeiter dieses Typus zeichnen sich dadurch aus, dass sie sich unabhängig von persönlichen Vorteilserwägungen an berufsethische Normen binden können. Sie sind aber dann nicht mehr zu einer Befolgung berufsethischer Normen verpflichtet ist, wenn dadurch ihre billigenswerten Interessen erheblich gefährdet werden. Anstelle der Pflicht zur Befolgung der entsprechenden Normen haben wir unter solchen Umständen die Pflicht gesetzt, für Entwicklungen aufmerksam zu sein und auf diese aufmerksam zu machen, die der Befolgung berufsethischer Normen entgegenstehen. Voraussetzung dafür ist zum einen, dass die Mitarbeiter sensibel dafür sind, wann sie eine entsprechend ihrem Ethos gute Berufsausübung an ihre Belastungsgrenzen führt. Zum anderen bedarf es bestimmter organisationaler bzw. gesetzlicher Bestimmungen, die die Mitarbeiter ggf. davor bewahren, dass ihnen das eingeforderte Aufmerksammachen auf kritische Entwicklungen in ihrem Arbeitsumfeld selber erheblich schadet.

Gerade wenn im Krankenhaus die Orientierung an einer vornehmlich am Patientenwohl ausgerichteten Versorgung mit der Orientierung am möglichst guten Überleben des "Unternehmens" Krankenhaus am Markt in Konflikt gerät, kommt den anständigen Mitarbeitern im Krankenhaus eine entscheidende Rolle zu: Sie opfern sich nicht wie kategorische Pflichterfüller für ihr Ethos auf. Sie passen sich aber auch nicht einfach ihrem Vorteil gemäß biegsam an neue Vorgaben an. Vielmehr setzen sie sich auf Grundlage ihrer Werthaltungen und Wahrnehmungen aufmerksam mit den bestehenden Bedingungen auseinander. Mit ihren Hinweisen bezüglich problematischer Entwicklungen an Vorgesetzte oder, wenn nötig, an die Öffentlichkeit können sie maßgeblich dazu beitragen, Fehlentwicklungen im Krankenhaus frühzeitig zu erkennen. Unter Einbeziehung ihrer Hinweise kann eine öffentliche Debatte darüber geführt werden, welche medizinische Versorgung die Gesellschaft tatsächlich will und welchen Änderungen in der medizinischen Versorgungspraxis demzufolge allgemein zugestimmt oder eben nicht zugestimmt werden kann. Auf dieser Grundlage können dann entsprechende politische Entscheidungen getroffen werden. Das Berufsethos der anständigen Mitarbeiter im Krankenhaus kann daher als ein Korrektiv zu dem z. T. in seinen Auswirkungen ungenügend reflektierten Strom von Veränderungen im Gesundheitssystem wirken. Dieses Korrektiv kann schneller und unmittelbarer als gesetzliche Neuregelungen greifen, vorzugsweise sogar bevor sich die Qualität der medizinischen Versorgung im Krankenhaus tatsächlich drastisch verschlechtert. Damit diese Ressource erhalten bleibt, dürfen die an einem Berufsethos orientierten Mitarbeiter im Krankenhaus nicht als unliebsame Störvariable behandelt werden. Im Gegenteil: Es müssen Freiräume geschaffen werden, in denen Mitarbeiter des Typus Homo honestus für ihr Ethos eintreten und sich so vertrauenswürdig erweisen können, ggf. auch indem sie die Unzumutbarkeit eines berufsethisch korrekten Handelns und ihren Widerstand gegen bestimmte Vorgaben ohne Angst zur Sprache bringen können.[534]

[534] Der in dieser Arbeit entwickelte Typus des "anständigen Mitarbeiters" lässt sich durchaus auf Bereiche jenseits des Gesundheitswesens übertragen, insbesondere auf Non-Profit-Organisationen, deren Zweck nicht in der Erwirtschaftung möglichst hoher Gewinne besteht. Zu solchen Non-Profit-Organisationen zählen z. B. die Kirchen, aber auch die Universitäten. Eine Übertragung des Modells des Homo honestus auf solche Organisationen kann dazu beitragen, sinnvolle Maßnahmen der Organisationsgestaltung in diesen Bereichen zu identifizieren.

Anhang

Im Anschluss werden sechs der von mir im Sommer 2005 geführten achtzehn Interviews mit Ärzten und Krankenpflegern aus drei deutschen Krankenhäusern unterschiedlicher Trägerschaft wiedergegeben. Sowohl die Gespräche mit dem Krankenhauspersonal als auch die Beobachtung des Arbeitsalltags einzelner Ärztinnen und Krankenschwestern auf unterschiedlichen Stationen der entsprechenden Häuser haben mir zu Beginn der Arbeit wegweisende Einblicke in die Praxis gewährt, meine Urteilskraft bezüglich der Materie gestärkt und mich so bei der Theoriefindung unterstützt.
Die Interviews sind anhand acht offener Fragen strukturiert worden. In einigen Gesprächen haben sich allerdings auch andere Fragen ergeben oder einzelne Fragen sind variiert worden. Die acht Fragen an die Interviewpartner lauteten:

1. Warum sind Sie Arzt (Ärztin) / Krankenschwester (Krankenpfleger) geworden?
2. Welche Eigenschaften muss ein guter Arzt / eine gute Schwester besitzen?
3. Welche Entwicklungen im Krankenhaus / auf der Station haben Ihren Arbeitsalltag am stärksten beeinflusst? Wie?
4. Welche Möglichkeiten gibt es im Krankenhaus, um auftretende Probleme zu kommunizieren?
5. Wie hat sich Ihre Einstellung zur Arbeit / Ihre Berufsauffassung in den letzten Jahren geändert?
6. Durch welche Gegebenheiten fühlen Sie sich bei der Erledigung Ihrer Aufgaben unter Druck gesetzt?
7. Haben Sie das Gefühl, dass Ihre Arbeit von Kollegen und Patienten anerkannt wird?
8. Würden Sie Ihren Beruf heute wieder ergreifen?

Interview 1:
Chefarzt Anästhesie und Operative Intensivmedizin / privatrechtlich geführtes kommunales Krankenhaus

Warum sind Sie Arzt geworden?
Also Tierarzt wollte ich schon immer werden, aber meine Eltern haben dann gesagt: "Junge, werde was Ordentliches. Wenn schlechte Zeiten kommen, hat ein Tierarzt schlechte Karten, ein Humanmediziner hat es besser." Dann hab ich mich entschlossen, Humanmedizin zu studieren, hab das auch nicht bereut. Das ganze Studium fand ich sehr spannend. Das war ja damals noch nicht so verschult wie heute, man konnte sich frei entfalten. Die Spezialisierung auf die Anästhesie resultierte aus zwei Umständen: Einmal persönliche, familiäre Umstände, die mich mit der Intensivmedizin in Kontakt gebracht haben. Das fand ich einfach faszinierend und der andere Grund war, dass ich in der Gynäkologie, wo ich ursprünglich hinwollte, keinen Ausbildungsplatz bekommen habe, weil ich nicht bei der Bundeswehr war. Der Chef sagte immer: "H., Sie sind mein Mann, aber nicht ohne Bundeswehr." Und der Anästhesist, zu dem ich die Verbindung Intensivmedizin an der Schule hatte, der hat mich genommen. Und letztendlich, das hat sich lange hingezogen, hatte ich dann so viel in die Anästhesie investiert, an Energie, an Leben, dass ich gesagt habe, gut: da bleib ich jetzt. Als Weiterbildungsassistent hab ich am 3. 1. 1977 angefangen. Man musste damals ja noch eine so genannte Medizinalassistentenzeit machen. Das war das Jahr zuvor.

Welche Eigenschaften muss ein guter Arzt haben?
Intuition, Phantasie, hohes Maß an Durchsetzungsvermögen, um für seine Patienten erreichen zu können, was er erreichen möchte - allen Strukturen, in denen er arbeitet, gegenüber. Nicht vorsätzlich, aber immanent, sind Hindernisse da. Terminliche Hindernisse, alles Mögliche, die es zu überwinden gilt. Er muss fleißig sein, er darf keine Mimose sein, dickes Fell haben, vor allem sich selbst gegenüber. Dem Patienten gegenüber muss man dann schon eine gewisse Empathie aufbringen, aber nicht zu viel, weil man sonst selbst zu viel mitleidet. Man muss sich selbst gegenüber auch einigermaßen hart sein können, was Arbeitszeiten anbelangt, was die Motivation anbelangt.

Diese Energie in den Beruf hineinzukriegen. Auch dem persönlichen-sozialen Umfeld gegenüber erfordert das eine ganze Menge Härte, um seinen Beruf leben zu können.

Welche Entwicklungen im Krankenhaus / auf der Station haben Ihren Arbeitsalltag am stärksten beeinflusst?
Die Arbeitsverdichtung, die zunehmende Bürokratie, die Personalstruktur wird etwas dünner. Das hat natürlich Rückwirkungen auf das Arbeitsleben. Stress entsteht durch die Arbeitsverdichtung, durch Zeitdruck, den man hat und auch empfindet. Aber Stress im weiteren Sinne in meiner Position, dass die Personalstrukturen nicht immer den guten Erfordernissen entsprechen. Heute geht mehr und mehr nicht mehr zu gut, sondern zu befriedigend. Man kann damit leben, aber es ist stressiger. Als Anästhesist habe ich hier unabhängig vom Regeldienstfeld vier Risikofelder zu bestreiten: Rettungsstelle, also der Notfalleingang, der OP mit den fälligen Operationen, Intensivstation außerhalb der Regeldienstzeit und die Geburtshilfe. Bis vor ein paar Jahren habe ich für die Risikofelder nachts drei Leute gehabt. Heute hab ich nur noch zwei. Das macht Stress. Dann merkt man unangenehm die wirtschaftlichen Zwänge, die über die gesellschaftspolitischen, gesundheitspolitischen Veränderungen, die wir im Moment durchleben, in das Krankenhaus hineingetragen werden.

Welche Möglichkeiten bestehen im Krankenhaus, um auftretende Probleme zu kommunizieren?
Mit meinen Mitarbeitern zusammen. D. h. wir machen Abteilungsbesprechungen oder Gruppenbesprechungen und überlegen uns, wenn ein organisatorisches Problem besteht, wie kann man das besser lösen und gibt es überhaupt eine bessere Lösung als Notlösungen. Manchmal gibt es nur eine Notlösung. Mehr Leute kriegt man nicht und dann muss man sich überlegen, wie kann man das Risiko trotz der personalen Not minimieren. Was gibt es dafür Ideen, wie könnte man das machen? Durch Kooperation mit anderen, usf.

Sitzen Sie dann nur mit den Ärzten oder auch mit der Pflege zusammen?

Schon ggf. auch mit der Pflege. In der Intensivmedizin geht das gar nicht ohne Pflege. Wir können nicht nur uns organisieren und auf den Funktionsbereich Pflege keine Rücksicht nehmen. Das ist eine relativ enge Teamarbeit, die da stattfindet. Der Anästhesist kann nur ganz schlecht ohne Anästhesieschwester oder Anästhesiepfleger und genauso ist es auf der Intensivstation. Ohne die Intensivpflege wären wir Ärzte im Prinzip hilflos. Also müssen wir einen guten Weg zusammen finden. Berufspolitisch - von der Pflege ausgehend - wird immer eine Abgrenzung angestrebt zwischen pflegerischen Tätigkeiten und ärztlichen Tätigkeiten. Auf der Intensivstation ist das nicht sinnvoll, da ist das fließend. Die müssen sich als Team verstehen, sonst scheitert das Ganze.

Negative Konsequenz aus der Arbeitsverdichtung durch reduziertes Personal - Versuch strikter Bereichstrennung. Diese Diskussion gab es, das muss man fair sagen, gab es schon immer. Die hab ich schon Ende der 70-er mitgekriegt. Als kleiner Assistent ging da auf unserer Station damals auch schon die Diskussion: Was macht die Pflege und was machen die Ärzte? Das ist keine gute Idee.

Schwieriges Thema: Was gab's nicht früher auch schon? Was ist heute neu? Da tun wir uns ja unheimlich schwer zu sagen, das ist jetzt eine Qualitätsveränderung, die man auf reduziertes Personal zurückführen kann. Die Frage ist immer, ist das, was jetzt da passiert, nicht früher auch schon passiert? Und da muss man sagen: Das meiste ja. Das ist das Problem, vor dem wir im Moment stehen, dass wir sagen, diese Personalentwicklung ist von Übel. Wo man immer gefragt wird: Jetzt machen sie das doch mal fest! Und dann sagt man: Ja, Spritzen werden verwechselt, wegen Stress, Arbeitsdichte, Zeitdruck, Arbeitsdruck. Wurden früher keine Spritzen verwechselt? Es wurden schon immer Spritzen verwechselt. Verwechselt, falsch aufgezogen, vergessen. Das gab es auch schon als wir noch solche Berge von Personal hatten. Ob es nun heute öfter passiert als damals, weiß man nicht, weil man es damals nicht erfasst hat. Hat keiner dran gedacht. Beinahezwischenfälle hat keiner erfasst. Da kommt man jetzt erst auf die Idee, die zu erfassen, aber dann hat man den Vergleich nicht von

zu zwanzig Jahren, von vor zehn Jahren oder von vor fünf Jahren. Das ist die Schwierigkeit.
Gegenwärtig: ökonomische Zwänge durch gesellschaftliche Veränderungen, hohe Arbeitslosigkeit, wenig Geld in den Gesundheitskassen, Rückwirkungen auf die Finanzierung des Gesundheitswesens. Und da die Krankenhäuser, und auch die niedergelassenen Kollegen, die leben ja nicht in paradiesischen Räumen, sondern die werden ja von diesen Gesundheitskassen bezahlt. Je weniger da rein geht an Geld, umso weniger gibt es zu verteilen. Ein Krankenhaus, das mehr ausgibt als es einnimmt, geht Pleite. Heutzutage, im heutigen Finanzierungssystem, lässt man es auch pleitegehen. Vor zwanzig Jahren hat dann immer noch der Landrat zugeschossen, oder der Senat oder wer auch immer. Es war sehr schwierig für ein Krankenhaus erst mal Pleite zu gehen, wenn die im Krankenhausplan drin waren. Es war immer subventioniert. Da war immer genug Geld da; heut nicht mehr.

Wie sieht das bei Ihnen aus?
Ein Haus allein kann nicht pleitegehen. X [Krankenhausbetreiber, c.s.] sind sozusagen alle neun Häuser. Man kann nur sagen, das Haus arbeitet nicht profitabel. Zunächst mal wird ausgeglichen. Das entscheidende in der Y [Name der Stadt, c.s.] Krankenhausszene ist, dass X profitabel arbeitet. Wie es dann intern aussieht, wer da von wem subventioniert wird, ist eine ganz andere Frage.
Profitabel heißt: Eine schwarze Null. Gewinne müssen investiert werden. Wir haben ja auch einen Investitionsbedarf: Geräte, Instandhaltung. Der Staat kommt ja seiner baulichen Instandhaltungspflicht aufgrund leerer Kassen, obwohl dazu eine gesetzliche Verpflichtung besteht, nicht nach. Also müssen es die Häuser selbst erwirtschaften.
Kein "Shareholder-Value" wie bei einer Aktiengesellschaft, wo die Gewinne dann letztendlich bei den Aktionären landen. Das gibt es bei uns nicht. Aber es gibt sehr wohl private Krankenhausträger, die Aktiengesellschaften sind. Vom Gesetzgeber her sind wir privat. Unser Eigentümer ist nur das Land, aber wir sind ein privat geführter Betrieb. Nichtsdestotrotz kann ein privater Betrieb einen staatlichen, einen kommunalen Eigentümer haben. Das geht. Trotzdem sind wir privat. Wenn der Eigentümer also sieht, dass sein Betrieb nicht mehr

profitabel arbeitet, dann gibt es für ihn mehrere Möglichkeiten. Entweder er lässt den Betrieb pleite gehen, meldet Insolvenz an und das Ganze ist gestorben oder das Unternehmen arbeitet profitabel, dann könnte er es günstig verkaufen. Profitable Unternehmen kann man gut verkaufen. Ob das in Y tatsächlich in Erwägung gezogen wird, wahrscheinlich aus parteipublizistischen Gründen, weiß ich nicht. Man würde für uns im Moment nur einen nicht akzeptablen Preis erzielen und dann würde man wahrscheinlich nicht verkaufen.

Hat sich Ihre Einstellung zur Arbeit bzw. Ihre Berufsauffassung in den letzten Jahren verändert?
Das ist eine sehr allgemeine Frage. Grundsätzlich nicht. Zum Teil bekommt man natürlich zu einigen Dingen einen etwas veränderten Blickwinkel. Es gibt ganz verschiedene Facetten, unter denen ich meinen Beruf betrachten kann. Eine wissenschaftliche Facette, da bin ich sehr, sehr zurückhaltender geworden zu glauben, was ich lese. Früher ist man da viel progressiver gewesen.
Das Selbstverständnis als Arzt hat sich nicht geändert. Wenngleich man sagen muss, das Selbstverständnis als Arzt kann man natürlich nicht isoliert sehen. Wir sind ethisch alle in eine Gemeinschaft eingebunden und vom Ethischen her muss man sehr wohl unterscheiden, ist es ethisch vertretbar - oder wie viele Ressourcen kann man einem einzelnen zukommen lassen, ohne die anderen zu vernachlässigen. Das ist eine ethische Frage. Die ist im Moment in unsere Gesellschaft nicht geklärt. Im Moment, auch betrachtet von der Rechtsprechung her, haben wir immer noch eine individualistische Medizin, d. h. wir betrachten jeden einzelnen Patienten, nicht ein Patientenkollektiv - oder das Patientenkollektiv, d. h. wir machen das maximal mögliche immer noch möglich für jeden einzelnen, ohne dass man die Frage stellen würde: Ich gebe jetzt eine Ressource einem Patienten, könnte mit der gleichen Ressource aber fünf andere heilen.

Geschieht das vielleicht mit der Ressource Zeit?
Aber auch das ist limitiert, da gilt die gleiche Überlegung. Zum Beispiel auf der Intensivstation. Wie viel Zuwendung kann ich einem Patienten geben? Der Tag hat nur 24 Stunden. Alles was ich dem einen gebe, kriegen die anderen nicht. Insofern muss ich genau entschei-

den, wie viel braucht der Patient an der Ressource? Und das ist sehr schwierig, das abzuwägen. Denn Ressourcen brauchen, bezieht sich ja auf ganz unterschiedliche Dinge. Auf die Physis, die Psyche, was persönliche Zuwendung anbelangt.
Konzentration auf "Patientenpopulation" [Begriff von c.s. eingebracht] bleibt ja auf der Station nicht aus. Wenn ich auf der Intensivstation zwölf Patienten zu liegen habe, dann kann ich mich auch nicht nur auf einen konzentrieren. Und wenn ich bei einem vier Stunden bleibe, und ich mach mir einen zwölf Stunden Tag, dann hab ich immer noch elf andere. Da ist unter Umständen nicht das Verhältnis da. Da muss man ein Zeitmanagement haben, auch was Zuwendung anbetrifft. Und das muss man von den Notwendigkeiten abhängig machen. Ein Patient, der medizinisch gesehen keinen hohen Zuwendungsgrad braucht oder keinen hohen Zeitbedarf von einem erfordert, dann muss man das auch fertig bringen, das so zu leben, damit man eben ggf. mehr Zeit für andere hat, die das brauchen.

Welche Auswirkungen hat das auf das Berufsethos?
Ich denke schon, dass es sich weiterentwickeln muss, sonst kommt man irgendwann an einen Punkt, wo man sagen muss: Okay, ich kann jetzt einfach nicht mehr. Fünf Patienten sind übrig geblieben und es wäre ja ein Stück weit auch hochgradig unethisch, sich um diese fünf nun gar nicht mehr zu kümmern. Die fallen dann hinten runter. Dann hat man zwar neun oder sechs oder wie viele auch immer hervorragend behandelt, da hat man ein gutes Gewissen. Aber was macht man mit den andern fünf? Sie können nicht sagen: So bei dem bin ich jetzt ethisch, mit dem habe ich nichts zu tun, den vergesse ich. Insofern ist es also wichtig genau zu wissen, wie verteile ich meine Zuwendung, wie verteile ich meine Ressourcen.
Idealerweise müsste man den Dialog darüber führen, mit dem einzelnen, mit Angehörigen. Aber dafür hat man nicht die Zeit. Das würde ja ein sehr langes Gespräch voraussetzen. Und die Angehörigen interessiert es auch nicht, welche Zwänge ich habe. Denn die sehen ja nur ihren Angehörigen, der jetzt da liegt und haben eine Erwartungshaltung: Du Arzt, kümmere dich jetzt gefälligst um unseren Vater, unsere Mutter, unseren Sohn. Das andere interessiert die nicht, die sind da ganz egoistisch. Das ist ja auch ganz natürlich. Wenn wir Pa-

tienten sind, fordern wir das ja auch. Die Nöte, die mein Kollege dann hat, zeitlich, interessieren mich nicht. Ich hab ein Anspruchsdenken, Anspruchsverhalten, Anspruchserwartung, dass er sich jetzt um mich kümmert, und ich bin in dem Moment eigentlich für ihn die wichtigste Person. So denkt jeder Patient.
Das wird politisch nicht immer ausreichend und auch nicht immer wahr vermittelt, diskutiert, aus politisch-strategischen Gründen. Und freiwillig in der Gesellschaft nicht. Denn solange die Gesellschaft nicht betroffen ist, und die, die draußen rumspringen sind gesund und sind nicht betroffen, diskutieren sie es nicht. Sie diskutieren, wenn sie es erleben, wenn sie betroffen sind. Wenn sie erleben, wie eine Nachtschwester 34 oder 40 Patienten zu versorgen hat und keine Zeit hat, dann merken die das. Und wenn Angehörige da sind und merken, dass auf der Station Personal gehetzt ist, es sind nur zwei und überall schellt es, dann fangen die an nachzudenken. Das sieht man auch an den Patientenantwortkarten. Da steht dann, was hat ihnen gefallen, was nicht. Da kommen dann so Antworten: Ärztlich Versorgung gut, pflegerische Versorgung gut, aber man merkt, das Personal ist gehetzt. Oder: Man merkt, das Personal hat keine Zeit. Sind freundlich, nett, aber man merkt, sie haben keine Zeit.

Welche Rolle spielt Z [Name der Beraterfirma, c.s.]?
Z macht es wie alle anderen dieser Beratungsfirmen auch. Sie nehmen Leistungsmengen, die da sind, hinterlegen diese Leistungsmengen mit der erbrachten Zeit und schauen, wie viel theoretische Arbeitszeit hat ein Mitarbeiter pro Jahr für diese Leistungsmengen. 1.600 Stunden sind das bei uns pro Jahr pro Mitarbeiter oder 1.620, je nach Jahr, wie viele Feiertage da auf was fallen. Die dividieren sie einfach und sagen, okay, ein Mitarbeiter muss so und so viele Leute durchschleusen können. So, und wenn er das nicht kann, dann stimmt irgendetwas mit den Abläufen nicht. Das ist der Rückschluss. Das stimmt manchmal, das stimmt manchmal nicht. Aber sich genau vor Ort mal hinzustellen vierzehn Tage oder drei Wochen und zu sagen, da stimmt der Ablauf nicht, genau analytisch zu sagen, wo der Ablauf nicht stimmt. Das tun sie nicht.
Das sind zum Teil Ärzte, die da als Berater tätig sind, aber sie gehen nicht analytisch vor in diesem Sinne, dass sie sich vor Ort hinstellen,

z. B. im OP, und sagen: "Jetzt passt mal auf Leute, der Ablauf von Punkt A zu Punkt B ist schlecht. Warum ist der schlecht?" Und an der Stelle dann die Lösung miterarbeiten. Und sagen, wenn ihr das behebt an der und der Stelle, dann kriegt ihr die Ressourcen frei. Das machen sie nicht. Sondern sie gehen her und sagen: "Okay, ihr habt im Jahr so und so viele OP-Stunden - theoretisch - vier Säle, fünf Säle mal acht Stunden am Tag mal 220 Arbeitstage, macht so und so viel Stunden. Ihr habt so und so viele Operationen, die dauern so und so lange. Dividieren wir das mal durcheinander, dann sehen wir, ihr habt eine Sollauslastung von 60 Prozent. Das ist nicht optimal. Also ändert das. Ihr kriegt jetzt nur noch Personal für vier Säle. Theoretisch, wenn ich das so alles dividiere, seid ihr immer noch gut bedient." Und so funktioniert das nicht. So kann man das machen, wenn man Autoreifen produziert. Aber es gehört eigentlich dazu, dass man sich die Prozessabläufe vor Ort einfach genau anguckt. Und schaut, wo könnte man denn da überhaupt noch was verbessern. Oder sind die Dinge, die da laufen, medizinisch immanent, weil der Patient eben keine Flasche oder kein Autoreifen ist. Und die Umsetzungsvorschläge, die sie machen, sind rein am grünen Tisch und theoretisch. Man nimmt Leistungsmengen, die erbracht sind, man nimmt Zeitguthaben, die man dafür hat, man dividiert das durcheinander und zieht daraus seinen Schluss - rein theoretisch, mehr nicht.

Besteht denn die Möglichkeit einer besseren Arbeitskoordination, z. B. angesichts zunehmender Dokumentation?
Ja, das ist auch sehr schwer bei den Ärzten, weil die Ärzte ja multifunktionell arbeiten. Ein Stationsarzt im operativen Bereich, der macht Stationsarbeit, der macht Nachtdienst, der macht Dokumentation, der macht OP, der schaut sich neu aufgenommene Patienten an. Und das so klar zu strukturieren, dass man sagt, der Arzt A macht jetzt vierzehn Tage nur das und der Arzt B macht vierzehn Tage nur das - das funktioniert nicht mehr, so viele Ärzte hat man nicht mehr. Es sind ja Phasen da auf der täglichen Zeitschiene, wo auf einer Station gar kein Arzt mehr ist. Ja wo ist der dann? Der liegt ja nicht im Bett und schläft, sondern der ist im OP oder in der Aufnahme oder einer Ambulanz verschwunden, weil eben kein anderer mehr da ist.

Das ist ja heute so eng geworden, dass da zum Teil keiner mehr auf Station ist. Braucht nur einer krank sein, dann ist da keiner mehr.

Durch welche Gegebenheiten fühlen Sie sich bei der Erledigung Ihrer Aufgaben unter Druck gesetzt?
Was am meisten belastet, ist in der Tat der ökonomische Druck, den man früher nicht in dem Maße hatte. Immer die unterschwellige Drohung, wenn wir nicht Personal reduzieren, sind wir nicht mehr wettbewerbsfähig, weil wir nicht mehr Geld von der Kasse kriegen. Das ist das, was gesellschaftlich im Moment läuft, aus dem es aus meiner Sicht zurzeit auch keinen Ausweg gibt, wenn man als Krankenhaus überleben will. Dann muss man dieses Spiel mitspielen, solang, bis der Markt sich bereinigt hat und sich die dann noch vorhandenen Mittel auf wenige Empfänger verteilen. Diese Phase muss man überleben. Und wenn man das nicht überlebt, geht man pleite. Man wird nicht reanimiert. Das ist ja auch das, was gesellschaftlich, politisch gewollt wird, eine Marktbereinigung. Und diese Phase, so hart wie das im Moment ist, muss man hinter sich bringen. Das Tal der Tränen muss man durchlaufen. Im Moment wird das schon als Druck, wenn nicht als Bedrohung empfunden. Das sehen sie in der Gesellschaft überall. Im Moment machen sie in Y gerade S. zu. 750 Arbeitsplätze weg. Sind nicht mehr konkurrenzfähig, haben irgendwo den Markt auch verschlafen, weil sie immer noch P [Produkt, c.s.]. Keine Zukunft. Das ist schon eine Bedrohung. Das ist ja neu für die Leute, die im Gesundheitswesen arbeiten, in den Krankenhäusern. Die ganzen Mitarbeiter da sind ja fast in einem beamtenähnlichen Status gewesen, jahrzehntelang. Es ist für Klinikärzte absolut neu, dass eine Klinik pleite gehen könnte. Das gibt es vielleicht seit fünf, sechs Jahren erst. Und das ist eigentlich die größte Belastung.

Lässt sich der Veränderungsdruck klarer kommunizieren?
Das ist ganz schwierig, weil zumindest in dem Umfeld, in dem ich hier lebe, die Leute es nicht wirklich glauben, dass ein Krankenhaus wie dieses, dass ein Konzern wie unserer, dass man den pleite gehen lassen könnte. Das ist so ein Zweckoptimismus. Man will das gar nicht wahrhaben, dass das tatsächlich passieren könnte. Es wird nicht nur verdrängt, es wird tatsächlich nicht geglaubt. Gut, ein Teil verdrängt

es. Die wollen da nichts von wissen, aber ein Teil ist der festen Überzeugung, dass das nicht passieren kann, dass so ein Krankenhaus zugemacht wird. Und das ist ein ganz großer Trugschluss. Daraus erwächst natürlich ein Problem. Denn diejenigen, die das ganz fest glauben, dass ein Krankenhaus nicht pleitegehen kann, die sind natürlich auch schlecht in solche Richtungen zu bringen, die im Moment notwendig sind. Weil die alle sagen, mit mir nicht, ist alles Quatsch, was die da oben erzählen. "Ich arbeite hier seit dreißig Jahren; ich arbeite hier auch noch zwanzig Jahre". Die sind dann nicht aus dem Gleis zu bringen. Es gibt ja in Y schon Beispiele von ehemals städtischen Krankenhäusern, die man hat pleite gehen lassen. Noch zu Zeiten, da haben diese Häuser noch nicht zu X gehört. Das Krankenhaus M. hat man in Konkurs gehen lassen, oder in Y, das H. Krankenhaus hat man auch zugemacht. Das war nicht profitabel, hat ständig im Minus gestanden, die Stadt Y wollte es nicht mehr ausgleichen. Da haben sie es zugemacht. Das ist ja auch, was viele nicht glauben. Die glauben, dass wenn ein Krankenhaus zugemacht wird, dass da die Welt untergeht - für die Gesellschaft, jetzt nicht von den Mitarbeitern aus gesehen. Das ist ein irrsinniger Trugschluss. Wenn heute in Y ein Drittel der Krankenhäuser zumacht, wird erst mal gar nichts passieren, wenn's die richtigen Krankenhäuser sind. Das verteilt sich alles, braucht vielleicht ein Vierteljahr. Dann wartet man vielleicht auf gewisse Dinge ein bisschen länger. Das ist ja, wie gesagt, Marktbereinigung. Das ist ja das, was politisch auch gewollt ist. Man will das System ein bisschen knapper stricken, um Kosten zu sparen. Dann wartet man eben auf ein künstliches Hüftgelenk nicht mehr drei Monate, dann wartet man halt sechs. Das ist in anderen Ländern Gang und Gebe. Wenn die Gesellschaft das so will, wenn die Politik das so will, dann wird das so sein.

Wird Ihre Arbeit von Kollegen und Patienten anerkannt?

Die Geschäftsführung äußert, im kleineren, im größeren und auch öffentlich schon Lob und Anerkennung. Betriebszeitung, auf Veranstaltungen, wenn Sommerfest ist oder Betriebsversammlungen. Dann wird natürlich gesagt, wie anerkennenswert man das findet, dass das alles so gut läuft mit den Veränderungen, die stattgefunden haben. Und dass natürlich ohne uns alle diese Veränderungen nicht möglich

gewesen wären. Letztlich kommen sie aber wieder uns allen zugute. Also da kommt schon ein positives Feedback. Was Einzelpersonen anbelangt, ist das schon schwieriger. Wobei man auch sagen muss: X besteht aus 110 Einzelabteilungen. Da wird sich natürlich ein einzelner Vorsitzender in der Geschäftsführung auch schwer tun, mit jedem ein Lob- oder Tadelgespräch zu führen. Dafür hat er gar nicht die zeitlichen Möglichkeiten. Es wird dann schon etwas unpersönlicher kommuniziert, sei es über Regionaldirektoren.
Ich weiß, dass die Pflegedirektoren auf derartigen Veranstaltungen ihre Mitarbeiter sehr wohl loben und auch tadeln. Wissen Sie, da kommen auch ganz merkwürdige Phänomene zum Tragen, dass Mitarbeiter, wenn man sie zu bestimmten Themen etwas fragt, es immer negieren. "Es wird nicht gelobt, es wird immer nur getadelt. Man wird nie informiert." Und wenn man mal genau sich anguckt, wo wurde über ein bestimmtes Fakt informiert und wie, dann müssten eigentlich theoretisch alle Bescheid wissen. Trotzdem, wenn man dann den einzelnen fragt: "Nee, nie gehört". Das ist komisch, aber es ist so. Und so ist das mit dem Lob und Tadel ein Stück weit auch. Obwohl man auch die These vertreten kann, dass wenn jemand seine Arbeit aus seinem Berufsselbstverständnis möglichst gut macht, dann ist das doch eigentlich normal. Man könnte ja auch die Auffassung vertreten: Gelobt wird eigentlich nur der, der etwas Besonderes macht oder etwas besonders gut macht.
Das ist ja nun auch die Frage. Was motiviert denn eigentlich? Kennen Sie das Buch: *"Mythos Motivation"*? Entweder man ist motiviert oder man ist nicht motiviert. Und sie können auf Dauer eigentlich durch nichts einen motivieren, der nicht motiviert sein will, weder durch Geld noch durch gute Worte, noch negativ, also durch Bestrafung - auf Dauer nicht.

Ist denn kein Abarbeiten der Motivation möglich?
Ja, eigentlich schon, aber die Grundeinstellung bleibt und die baut sich auch wieder von innen heraus auf. Davon bin ich fest überzeugt. Aus einem von innen heraus motivierten Menschen wird nichts und niemand es schaffen, dass er völlig in die innere Emigration geht. Da muss dem wirklich so was Gravierendes widerfahren, ganz persönlich und ganz allein, dass man das sicher nicht verallgemeinern könnte.

Ich sag meinen Leuten immer, gerade bei den Tätigkeiten die ärztlich sind, gerade in der Anästhesie, da ist es doch eine Selbstverpflichtung, das Bestmögliche zu tun. Es wäre doch geradezu pervers, wenn jemand sagen würde, nö, ich arbeite auf Sparflamme, weil ich nicht gelobt werde. Das wäre doch im höchsten Maße unethisch. Entweder ich mache meine Narkose so gut wie möglich, dann sind mir die Rahmenbedingungen zunächst mal egal. Wenn ich erst mal arbeite, dann versuch' ich mein Bestes zu geben, denn das sind die Selbstverpflichtung und mein Selbstbild, was ich habe. Ich versuche das Beste zu geben. Davon lass ich mich nicht abbringen, egal wie die Rahmenbedingungen sind. Ob mich das freut oder nicht - das ist 'ne andere Spielwiese, gedanklich. Ich freu mich jeden Morgen, wenn ich hier in die Klinik kommen kann, wenn ich meinen Job machen kann, wenn ich dem nachgehen kann, was mir Freude macht, was ich gelernt habe, wofür ich studiert habe, wofür ich lebe.

Angenommen Sie könnten das nicht tun, weil Sie z. B. zu viel dokumentieren müssten?
Dann wäre ich tieftraurig, aber das würde ich auch zu verhindern wissen. Dieses "nur" gibt es ja auch gar nicht. Dann mach ich das, was ich tun will, mit Freude und mit Begeisterung und wenn es dann an das andere geht, dann freu ich mich halt nicht mehr so. Aber daraus jetzt abzuleiten, das ganze macht mir so eine Unfreude, dass ich jetzt für den anderen Rest jetzt auch nicht mehr motiviert bin, das kommt also für mich nicht in Frage. Und wenn mein Arbeitgeber mir sagen würde: "Sie verdienen ab morgen nur noch die Hälfte", dann würde ich auch keine schlechteren Narkosen machen, nur weil ich einen Zorn habe. Ich wüsste gar nicht, was passieren müsste, damit ich von dieser Haltung runterkäme. Oder Krankmachen oder so etwas. Das würde mir nicht im Traum einfallen.

Was ist mit schleichenden Veränderungen? Sind die nicht vorstellbar?
Es gibt vielleicht Leute, da passiert das wahrscheinlich. Aber ich denke mal bei denen stimmt mehr nicht als nur das berufliche Umfeld. Ich glaube, dass die noch viele andere Probleme mit sich rum-

schleppen. Da kommt mehr dazu: persönliche Zufriedenheit im Privatbereich.

Würden Sie Ihren Beruf heute wieder ergreifen?
Das ist eine gute Frage. Wahrscheinlich ja, weil man ja natürlich wenn man einen Beruf beginnt, nicht mit dem Erfahrungsschatz startet, den man heute hat. Die ganzen jungen Leute, die heute Medizin studieren, die haben nicht meine Erfahrung.
Ich würde den Beruf aber auch unter dem heutigem Erfahrungshorizont wieder ergreifen. Einzige Alternative wäre: Automechaniker: Geschwindigkeit, Form Design: Formel 1 Fan.

Interview 2:
Oberärztin Innere, Palliativmedizin /Konfessionelles Krankenhaus

Warum sind Sie Ärztin geworden?
Das ist lange her. Schwester war Krankenschwester, sonst hat keiner in der Familie im Gesundheitswesen gearbeitet. Fand ich interessant, habe mir dann Lehrbücher (Anatomie, Physiologie) angeguckt. Also nicht in erster Linie Menschen helfen. Ich fand das für mich interessant, aber wenn da für andere was dabei rausspringt, dann fand ich das auch gut. Wenig Hoffnung, dass ich angenommen werde, hatte Schwierigkeiten mit NC. Meine Eltern fanden das auch nicht so gut. Wurde angenommen, hatte bis zum Physikum noch nicht viel Patientenkontakt, eher gar keinen. Durch Prüfungen musste man durch. Bin in klinischen Semestern immer zufriedener geworden, habe die Entscheidung bis heute nicht bereut.

Wie lang arbeiten Sie schon im Beruf?
Bin seit 1974 im Dienst, seit 1979 Facharzt für Innere Medizin. Die Spezialisierung in Richtung Palliativ hat ganz langsam angefangen. Ausbildung in DDR, wenig zu Hintergründen gehört, Psychologie hatten wir kaum. Bin unbeleckt aus dem Studium gekommen. Hab zunächst in einem staatlichen Haus gearbeitet, bis zum Facharzt. Hab meine Unzulänglichkeiten kennen gelernt. Bin da angekommen, hab gedacht so und so viele Krankheiten kenn ich, je mehr ich kenne, desto besser bin ich als Arzt. Und hab dann Erfahrungen mit Patienten gemacht, die gesagt haben, so etwas will ich gar nicht, was sie

mir da anbieten. Anfangen, den Menschen hinter der Krankheit zu sehen. Unzulänglichkeiten gerade auf Onkologie, von der Aufklärung bis zur Begleitung und den Angehörigen. Ich hab gesucht, viel gelesen, mir versucht viel anzueignen. Als dann in Deutschland die ersten Palliativstationen gegründet wurden, noch mit Unterstützung der Deutschen Krebshilfe und dem Gesundheitsministerium, da hat unser Krankenhaus sich angefangen zu interessieren. Einer vom hiesigen Tumorzentrum hatte uns drauf gebracht und ich wusste nicht, ob ich das kann, nur mit unheilbar Kranken Arzt sein, ob ich mich dazu eigne, was man dazu braucht und wie das gehen könnte, logistisch. Bin dann an den Rhein gegangen, in ein etwa vergleichbares konfessionelles Haus und hab dort mitgearbeitet. Hab mich geprüft, hab mich von anderen prüfen lassen, ob die auch denken, ich eigene mich. Hab dann einen Kurs besucht und dann haben wir so langsam für unsere Haus hier geplant. Und eigentlich für die Patienten, für die ich früher zu wenig da war, wo ich früher immer mit schlechtem Gewissen nach Hause gegangen bin. Wo ich immer gedacht habe, da hättest du noch mal hingehen müssen, da wäre noch etwas nötig gewesen, ein Gespräch, nicht nur an Medizin. Das hat dann dazu geführt, dass ich mit dieser Arbeit begonnen habe, 1996.

Welche Eigenschaften muss eine gute Ärztin haben?
Man muss sich selbst sehr zurücknehmen, nicht den anderen bestimmen. Sehr gut beraten, begleiten. Mit dem, was der Kranke möchte, im Prinzip einverstanden sein. Das muss nicht das sein, was ich jetzt gerade möchte. In der Palliativmedizin geht's nicht mehr um Heilung. Es geht um gute Lebensqualität. Und wie die Lebensqualität aussieht und wie sie definiert wird, bestimmt der Kranke. Ich kann also nur mein ganzes Wissen anbieten und sehen, was der Patient davon annehmen will und kann. Es geht um Linderung von Beschwerden, um Linderung von Krankheitszeichen. Es ist schwer. Ich muss auch sagen, mein Leben hat sich dadurch etwas verändert. Ich lebe intensiver als vorher, weil ich die Endlichkeit doch so sehr vor Augen habe, wie sie in manchem anderen Einrichtungen wohl nicht so geballt auftritt und genieße auch mehr, was ich alles noch kann, als Gesunder, als relativ Gesunder, und bin auch in meinen Freundschaften direkter geworden.

Gibt es Distanzmechanismen?
Man macht dann in den Kursen, die es zum Glück gibt, schon auch praktische Übungen, hat Supervisionen und hinterfragt auch vieles, auch im Teamgespräch. Von daher muss man sich auch immer prüfen. Ist aber immer ein Wechsel. Das war auch schon vor der Arbeit auf der Palliativstation so, dass ich immer mal Probleme hatte mit der Distanz oder auch mit der Nähe. Übungssache.

Welche Entwicklungen im Krankenhaus / auf der Station haben Ihren Alltag am stärksten beeinflusst?
Es wird so wenig Personal eingestellt, behalten, wie möglich. Das ist vom Arbeitspensum her zu bemerken. Es ist immer eng, wenn jemand im Urlaub ist oder krank ist. Das ist vielleicht so das Wichtigste. Personaldecke sehr dünn. Personal ist immer teuer.

Wie sieht es mit der Dokumentation aus?
Ja, die ist mehr geworden. Auch ich sitze und verschlüssle, wo ich früher öfter mal am Bett gesessen habe, mehr Zeit hatte. Die Überstunden sind vorprogrammiert, klar, wenn man einigermaßen zufrieden nach Hause gegen will. Sicherlich kommt man nicht dran vorbei, das ernst zu nehmen, wenn das Krankenhaus mitmachen, überleben will. Aber es ist natürlich bei knappem Personal auch eine Verschiebung der Arbeitsaufgaben. Es geht natürlich nur, wenn ich die Zeit am Patienten einspare und das ist natürlich bitter.

Wie viel Zeit brauchen Sie für die Dokumentation?
Inklusive Arztbriefe: vielleicht drei Stunden, sonst zwei. Verschlüsselung DRG auf Innerer und Kardiologie wird schon auch von Oberärzten gemacht, weil's eben auch so 'ne eminente Wichtigkeit hat, weil man, wenn man gut verschlüsselt, die Dinge eben durchweg besser fürs Krankenhaus gestalten kann als wenn man nicht gut verschlüsselt.

Wie sieht Ihre Einstellung zu den DRG aus?
Eher notwendiges Übel. Vielleicht das auch noch mit Fragezeichen. Es sind zu allen Zeiten Patienten behandelt und auch geheilt worden. Wichtig ist, dass kontrolliert wird. Aber die Kontrollfunktionen haben inzwischen ein Ausmaß erreicht, auch an personellem Aufwand, so

dass ich vielleicht auch mal negativ sagen möchte: Es gibt einen der arbeitet und drei, die kontrollieren müssen. Ob das so sinnvoll ist, ob sich die Entwicklung noch verschärft, das sehe ich eher negativ. Ich kann nur für meinen Bereich sprechen. Ich arbeite aus derselben Motivation heraus wie vor 20 / 25 Jahren und kümmere mich genauso um die Patienten, ob ich nun diese Verschlüsselung mache oder nicht. Sicher führt dieses DRG-System dazu, dass man auch manches hinterfragt, auch nach der Verweildauer fragt, ob das so sein muss. Aber es ist natürlich auch gnadenlos, wenn jetzt ein alter Patient mit Oberschenkelhalsbruch-OP, der zuhause alleine ist, nicht jemand, der aus einem guten Umfeld kommt. Das kann man einfach nicht so über einen Kamm scheren. Deutsche Gesellschaft für Palliativmedizin, die sich sehr dafür stark macht, dass diese Patienten aus dem DRG-System rauskommen. Die psychiatrischen Patienten sind gar nicht mit einbezogen, weil das nicht in diesen Abrechnungsmodus passt und für die Palliativpatienten ist das natürlich genauso. Wenn jemand nur noch zwei Wochen zu leben hat und ich schick ihn dann gnadenlos ins Altersheim, vielleicht noch ein jüngerer Patient, dann ist das viel brutaler und unmenschlicher, als wenn ich ihn jetzt noch zwei Wochen auf der Station behalte. Von daher ist das sehr grenzwertig, die Palliativmedizin so zu verschlüsseln. Es gibt allerdings nun schon ein Hospiz, wohin ich meine Patienten dann schon mit einem besseren Gewissen abgebe, als jetzt eine dreißigjährige Patientin mit Brustkrebs ins Altersheim zu geben, nur weil sie pflegebedürftig ist.

Empfinden Sie eine Einschränkung Ihrer Ermessensspielräume durch die DRG?
Ja, sehr. Sicher, man kann natürlich am Computer sitzen und gucken, was nehme ich jetzt. Nehme ich jetzt z. B. die bösartige Erkrankung als Hauptdiagnose oder nehme ich jetzt 'ne Blutung, was passt dann besser. Konfektion [Begriff von c.s. eingeführt], wenn wir schon bei dem Bild sind. Also guck ich dann, was ist für das Krankenhaus günstiger. Das ist der kleine Spielraum, den ich habe. Aber sonst hab ich natürlich wenig Spielraum. Ich kann noch begründen, aber ob das dann angenommen wird, was ich begründe, das hab ich überhaupt nicht unter Kontrolle.

Welche Möglichkeiten bestehen im Krankenhaus, um auftretende Problem zu kommunizieren?

Da hab ich viel Spielraum, dass ich eben auch selbst was bewege, mit dem Team was bespreche, und dann kann ich natürlich auch meinen Chef ansprechen. Das ist ganz unkompliziert und auch ohne größere Aktionen möglich.

Wie sieht die Kommunikation mit der Verwaltung aus?

Abrechnungsfragen und Belegung das ist Sache des Chefarztes. Palliativmedizinische Linie, wo ja auch nach außen hin Vertretungen nötig sind, dann kann ich auch selber mit dem Verwaltungsleiter Kontakt aufnehmen, dem die Palliativstation mit ihren zehn Betten auch ausdrücklich am Herzen liegt, der auch damals schon gesagt hat - er war auch damals schon Direktor - das steht einem christlichen Haus an, eine solche Station zu eröffnen und der uns dann auch mutig unterstützt hat. Das ist ja nicht ohne Widerstand, Irritation. Keiner weiß natürlich, was ist das überhaupt, Palliativmedizin. Eigentlich ist es doch nur Pflege und Händchenhalten. Es gibt ganz verschiedene Vorstellungen und da muss man schon ganz viel Öffentlichkeitsarbeit machen, um auch zu zeigen, warum gehört das an ein Krankenhaus und was passiert da überhaupt.

Die Zusammenarbeit mit Verwaltung läuft gut.

Wie hat sich Ihre Einstellung zur Arbeit bzw. Ihre Berufsauffassung in den letzten Jahren geändert?

Also das, was mich antreibt, hat sich nicht geändert. So wie ich als junger Arzt angetreten bin, also mit den Anforderungen den Patienten gegenüber, was ich da leisten soll, das hat sich nicht geändert. Das versuch ich also auch durchzuhalten, ich hoffe auch bis zu meinem Berufsende. Da kann ich nur sagen, die Motivation hat sich, egal wie das Gesundheitswesen aufgebaut war, nicht geändert. Die liegt einfach in meiner Person und in der Verantwortung gegenüber meinen Patienten. Was sich natürlich geändert hat, ist natürlich der Alltag, der Ablauf, alleine schon durch die ganzen technischen Möglichkeiten. Als ich angefangen hab, waren viele Dinge noch gar nicht so möglich. Da war schon eine Magenspiegelung etwas ganz besonderes oder ein CT. Von daher kann ich mich natürlich auf viel mehr Hilfsmittel stützen. Da kann ich mich natürlich auch kritisch fragen: Brauch ich die alle? Aber man nimmt sie dann natürlich auch ganz gern, wenn man sie hat. Das hat sich dann für mich eher segensreich entwickelt, weil ich einfach mehr erkennen kann, Diagnosen einfacher stellen kann und von den therapeutischen Maßnahmen hat es sich natürlich auch immer weiter entwickelt durch die Wissenschaft und Forschung. Das sehe ich erstmal positiv. Es ist nicht mehr üblich, viel Positives zu sagen, aber es ist so. Die administrativen Dinge, die sich tun oder auch die Verunglimpfung des Berufsstandes tun natürlich weh und das ist natürlich die Schattenseite, aber im Kern hat mich das alles nicht getroffen. Ich würde auch keinem davon abraten Medizin zu studieren.

Liegt das auch am Haus?
Ja, ich hab ja auch den Vergleich. Ich hab in der Ausbildung mehrere staatliche Häuser kennen gelernt und hab mich dann nach meiner Facharztprüfung hier beworben. Das ging auch dann erst, weil es ja ein konfessionelles Haus war, eines der wenigen Häuser auf dem Boden der DDR und da hat man als Ausbildungsassistent keine Chance gehabt. Da mussten erst die staatlichen Stellen besetzt sein. Hab mich dann auch hier wohler gefühlt. Das waren dann aber auch politische Gründe, nicht belästigt mit irgendwelchem politischen Ansinnen, also Werbung für die SED oder Wandzeitungen oder irgendwelchen Blödsinn. Wollte auch die christliche Motivation des Hauses. Damit konnte ich mich schon eher identifizieren.

Wie drückt sich diese christliche Motivation heute noch aus?
Ob sich das nun im ganzen Haus auswirkt - es gibt natürlich ein Leitbild. Für mich ist es so, dass ich einfach die christliche Motivation sehe. War als Student auch ganz gut in der Studentengemeinde verwurzelt gewesen, die sicher auch eine Funktion hatte, die sie heute nicht mehr hat. Weiß auch nicht, ob ich mich heute noch so intensiv dort wohl fühlen würde, aber damals hat man sich dann schon einen Psychologen einladen können und fragen können, was mache ich denn jetzt, wenn ich nun beim Sterbenden sitze. Was ich im Studium vermisst habe, das hab ich dann da aufarbeiten können. Ich bin von Hause aus christlich. Daraus ziehe ich auch meine Kraft. Wenn ich

jetzt z. B. am Bett stehe und denke, warum gibt es jetzt diese Krankheit für denjenigen, gerecht ist das nicht. Oder warum gibt es überhaupt so viele Krankheiten oder was wird aus dem, wenn er verstirbt. Das sind ja Fragen, die mit der Medizin überhaupt nicht zu beantworten sind, mit der Theologie auch oft kaum, wo ich dann einfach darauf sage, einen Sinn wird's haben, wenn wir Geschöpfe sind, wenn wir einen Schöpfer haben. Einen Sinn wird es haben, auch wenn ich ihn überhaupt nicht versteh. Das hilft mir schon. Das lässt mich vielleicht auch viele Dinge etwas gelassener sehen, wo ich sonst auch eher verzweifeln würde.

Durch welche Gegebenheiten fühlen Sie sich bei der Erledigung Ihrer Aufgaben unter Druck gesetzt?
Personalknappheit, wo ich einfach merke, ich muss vieles in kurzer Zeit bewältigen, wo ich am Bett sitze und schon denke, da musste das machen und das machen. Das ist natürlich nicht gut. Und dann weiterarbeiten, wo ich jetzt denke, jetzt ist um sechs, um sieben. Jetzt müsstest du schon mal langsam aus dem Krankenhaus rausgehen. Aber dann kommt eben noch ein Angehöriger und da sag ich dann auch nicht, ich hab schon lange Schluss, sondern das mach ich dann auch noch und das setzt mich schon unter Druck. Also die dünne Personaldecke. Das wäre schon einfacher, wenn wir da etwas mehr Spielraum hätten.

Wird Ihre Arbeit von Kollegen und Patienten anerkannt?
Von Patienten fast einhundert Prozent. Es gibt schon Patienten in der Onkologie, die keinen Sinn mehr in allem sehen, wissen, dass sie in zwei Monaten nicht mehr da sind: "Dann können Sie mir eigentlich auch die Spritze geben", aktive Sterbehilfe. Da bin ich eigentlich auch froh, wenn es ausgesprochen wird, froh, wenn jemand es ehrlich sagt, auch seine Verzweiflung und seine Nöte. Gerade auf der Station gibt es gute Rückmeldungen. Vom Personal her, Schwestern, geht es der Station etwas besser vom Schlüssel, auch nicht gerade gut, aber etwas besser. Auch kleine Station hat Vorteile, auch was die Pflege angeht, positiv, manchmal zu positiv, da muss man schon seine eigene Kritik mit ansetzen. Als die Station hier angefangen hat, da waren schon auch viele Gegenstimmen, auch im Kollegenkreis. Ist

das denn gut, unheilbar Kranke so auf einer Station zu isolieren? Kann das nicht besser verteilt sein? Was passiert da eigentlich, wird da einfach nur Händchen gehalten? Ist das eigentlich noch Medizin? Bis hin zu viel Interesse auch von jungen Kollegen, die dann hier mitarbeiten wollen, viel wissen wollen, Fragen gestellt haben. Inzwischen hat sich die Station hier im Haus recht gut etabliert, trägt auch über die Station hinweg Früchte. Ich werde auch auf andere Stationen gerufen zu speziellen Fragen in der Palliativmedizin und auch im Stadtgebiet. Auch unter den Hausärzten waren von Anfang an zwei Drittel positiv und interessiert eingestellt und vielleicht ein Drittel desinteressiert oder gleichgültig. Das ist auch ein Weg, der sich entwickelt hat.

Können Sie selber Anerkennung kommunizieren?
Ja, denke, das ist auch wichtig, gerade weil ja auch schwere Dinge auf der Station hier gemeinsam getragen werden müssen. Da ist es auch wichtig, den andern zu loben und zu sagen: "Das war gut." Oder auch wenn ich vor Angehörigen sage, das, was die Schwester gemacht hat, war toll, dass ich das auch sofort weitergebe.
Das hab ich auch erst gelernt, am Anfang hatte ich noch viel mit mir zu tun, in der Ausbildung sowieso. Mach ich jetzt alles richtig bei der und der Diagnose? Guck ich jetzt lieber noch mal? Hab ich alles untersucht? Bin ich mit meiner Behandlung richtig? Hab ich was Wichtiges übersehen? Da muss man sich oft auf die Erfahrung von älteren Schwestern und älteren Kollegen stützen, üben und lernen. Mir ist am Anfang die Rolle Arzt schwer gefallen: Übergang vom Medizinstudenten zum Arzt.
Lob als Ansporn: Wenn ich zum einen sage, das haben sie toll gemacht, dann denkt der andere, hmh, könnt ich ja auch mal gucken.

Würden Sie Ihren Beruf heute wieder ergreifen?
Ja, ich würde ihn wieder ergreifen, aber natürlich wüsste ich um die Probleme besser Bescheid. Damals war ich einfach unbeschwerter, mit mehr Enthusiasmus, einfach unbedarfter als junger Arzt an die Dinge herangegangen. Jetzt weiß ich um die Schwere des Berufs. Wenn ich so zurückblicke, es gibt Patienten, die vergisst man nie und am meisten vergesse ich die nicht, wo ich vielleicht einen Fehler

gemacht habe, den ich auch noch weiß. Wissen, das war nicht gut. Das schleppt man dann auch so mit sich herum. Ich würde es jederzeit wieder machen. Nicht so wie früher: Ich hab das und das gelernt und jetzt kann ich loslegen - und dann kommen die Dinge anders. Dass der Patient sagt: "Was Operation? Nö. Ich bin achtzig. Ich will noch das machen und das. Ich will noch meinen Enkel in die Schule kommen sehen und dann will ich auch sterben. Da sollen sie gar nichts mehr machen." Da bin ich am Anfang ganz schwer damit zurechtgekommen oder auch mit alten Patienten mit vielen Krankheiten. Hab mich noch an die eigenen Großeltern erinnert. Das war vielleicht noch so 'ne Verbindung, war aber hilflos. Das hat sich im Lauf der Jahre geändert. Wie in jedem Beruf. Erfahrungsschatz, den man möglichst auch weitergeben soll, soweit es geht. Manche Dinge muss man selber erfahren, eigene Fehler machen, seine Schwächen suchen, Lücken füllen. Aber vielleicht kann man doch ein gutes Beispiel geben.

Gibt es ein aktives Fehlermanagement im Krankenhaus?
Innerhalb der Klinik, ja. Chefarzt macht das. Darüber hinaus nicht, nicht in den Abteilungen. Da hat jeder so seinen Ehrgeiz und möchte das nicht nach außen dringen lassen. Hier im Kollegenkreis machen wir das schon. Besprechen dann einfach den Patienten noch mal, gehen noch mal einzeln durch und dann weiß derjenige das schon, wo es gehangen hat und versucht auch schon, was daraus zu lernen. Im wesentlichen Chefarzt zuzubilligen, dass er das so offen anspricht, auch für sich selbst, da auch mit gutem Beispiel vorangeht. Offene Geschichte, keine Angst sich zu outen. Findet man selten. Wichtig: Wir sind hier für die Patienten und nicht für uns. Ich glaube, das ist auch ein Lernprozess im Laufe der Jahre. In jungen Jahren: Erstmal mit keinem drüber gesprochen und dann so zaghaft mal mit dem Vorgesetzten. Klima, was speziell hier ganz gut ist.

Wie funktioniert die Kommunikation innerhalb der Hierarchie?
Chefarzt: stark christliche Motivation. Sich auch mal zu einem Thema treffen, was nicht unbedingt medizinisch ist, dass wir mal 'nen Theologen einladen - und das find ich natürlich auch ganz gut. Medizin kann man eigentlich nicht nur innerhalb der Medizin machen. Grenz-

fragen. Wissen um eigene Endlichkeit. Ich kann morgen da liegen, wo der liegt, den ich jetzt behandle. Ich weiß auch nicht, wie ich reagiere. Ich muss mich auch mit meinem Tod beschäftigt haben, sonst hab ich davor Angst und bin auch nicht ehrlich. Und wenn ich mal so traurig bin über einen Verlauf, dann kann ich's auch mal sagen. Da kann ich jetzt sagen: "Ich bin total verzweifelt, dass das mit ihnen jetzt so gekommen ist, dass ich ihnen da nicht noch mehr anbieten kann." Da merk ich auch, ich kann doch was anbieten und wenn es einfach so ein Gespräch ist. Das ist für mich ein Weg gewesen, dahin zu kommen. Das hat auch was mit Achtung vor der anderen Person zu tun und das funktioniert auch nur, wenn man sich mit sich selber beschäftigt. Je unsicherer man ist, desto schwerer fällt einem das. Wenn ich heute ins Krankenzimmer gehen muss, um jemandem zu sagen, dass er einen bösartigen Befund hat, dann bin ich auch nicht gelassen und routiniert. Da geh ich auch mit zitternden Knien, weil man nie weiß, wie wird er reagieren, was wird das für ein Gespräch. Ich weiß, ich bin möglichst ehrlich und beantworte die Fragen und wenn da noch genug ist, was der Patient nicht verträgt für heute, dann muss ich ihm dann auch nicht alles sagen, was ich weiß. Aber es bleibt schon diese Unsicherheit im Gespräch. Wenn Gespräche weitergehen, ich denke, ich kann mich aus meiner Sicht dann auch auf so ein Gespräch einlassen. Und wie wichtig das ist, das lernt man erst, wenn man die Schwelle überschritten hat, was dann alles noch an Fragen zutage kommt.

Nicht nur gucken, das ist eben die Lungenentzündung, für die ich jetzt noch zehn Tage Zeit habe nach DRG, sondern auch zu gucken, sind da noch Kinder zuhause, ein Ehemann, gibt's da Probleme. Familiengeschichten kriegt man hier ja auch ganz gebündelt mit, ob man will oder nicht. Wie geht's den Angehörigen, wenn die Frau krebskrank ist? Sind noch Kinder da? Oder die Beziehung ist schwierig. Das geht einfach mit ein und das halt ich auch für wichtig. Das wird eben leider nicht in den DRG berücksichtigt, auch nicht im niedergelassenen Bereich. Auch Informationen, Patientenverfügung schreiben, was ist mit künstlicher Ernährung, mit Schmerztherapie, mit Sedierung. Gerade wenn's jetzt um Atemnot geht, dass man es dem Patienten ein bisschen leichter macht, über Komplikationen aufklären, wenig im Moment honoriert und berücksichtigt. Das geht dann in so einem Zahlen-, Konfektionsmaterial völlig unter. Das ist nicht messbar, gehört aber zum Beruf dazu. Und ich denke, je mehr das beschnitten wird, umso weniger sind wir wirklich Ärzte. Umso weniger kommt es auch zu menschlichen Begegnungen. Umso weniger fühlen sich die Patienten bei uns aufgehoben und umso mehr müssen sie verschlucken an ihren Ängsten, je mehr müssen sie zum Psychiater und zum Psychotherapeuten gehen. Und das ist eine ungute Entwicklung und letztlich verlernen wir auch, uns dagegen zu stellen.

Interview 3:
Stationsarzt Chirurgie / Privates Haus

Warum sind Sie Arzt geworden?
Reingerutscht. Ich hatte 'ne Freundin, da war der Vater Arzt. Da ist man drauf gekommen und dann hab ich ein Praktikum gemacht im Krankenhaus und das war einfach interessant, spannend. Dann ist man auch bestärkt worden und dann hab ich's studiert.

Hat die Motivation des Helfen-Wollens eine Rolle gespielt?
Gut, wahrscheinlich will ich Menschen helfen. Das Alternativstudium wäre Lehramt gewesen, mit Menschen arbeiten, schon, aber nicht so diese Mär: Schon als Kind wollte ich Arzt werden.

Wie lang arbeiten Sie schon als Arzt?
Seit 95. Zehn Jahre.

Welche Eigenschaften braucht ein guter Arzt?
Geduld, Empathie, gewisse Intelligenz, dass man das Studium und Beruf meistert, aber das Hauptsächliche ist Geduld, in erster Linie mit dem Patient. Das gerät aber zunehmend in den Hintergrund, dafür braucht man Geduld, nämlich dafür dass das in den Hintergrund gerät und man braucht Geduld mit Kollegen und dem Umfeld.

Welche Änderungen haben sich in den letzten Jahren am stärksten auf Ihren Arbeitsalltag ausgewirkt?
Papierkram, Verschlüsseln, Dokumentieren, Anfragen von Kassen und Behörden.

Wie viel Arbeitszeit nimmt das bei Ihnen in Anspruch?
Ein Drittel. Hängt damit zusammen, mit welchen Aufgaben man im Moment betraut ist. Wenn man jetzt in der Notaufnahme arbeitet, dann ist es etwas weniger als wenn man gerade zum Verschlüsseln eingeteilt ist. Der heutige Tag z. B. ist ein hundertprozentiger Verwaltungstag. DRG-Verschlüsseln, vorher noch was diktiert. Brief erstellen. So halb ärztliche Tätigkeit. Das ist im Krankenhaus vielleicht auch schlecht organisiert. Verwaltungstätigkeit ist z. B. auch, dass man nicht wie früher sagt, der Patient braucht noch eine Röntgen-Untersuchung, sondern man muss sich hinsetzen und das womöglich selber eingeben, selber freigeben. Das ist eigentlich schon Verwaltung. Weil man ja letztlich mit dieser Eingabe der Verwaltung die Möglichkeit an die Hand gibt, dass die ihre Statistiken machen.

An wen können Sie sich bei Problemen im Arbeitsablauf wenden?
Nein, man ist ein kleines Glied und der Apparat bewegt sich zum Teil sehr schwerfällig. Zum Teil ist es ja vorgegeben vom Gesetzgeber, Verschlüsselung als ärztliche Tätigkeit. Von da, wo das herkommt, Australien, da machen das Hilfskräfte und innerhalb des Hauses hat man als Assistent keine wesentlichen Einflussmöglichkeiten.

Wo könnte man sich als erstes hinwenden?
Oberarzt, Chef, Hierarchie natürlich, und da die es nicht machen, interessiert es die nicht. Den Chef interessiert das nicht. Wenn er sich da reinhängt, dann weil er Verständnis für die Assistenten hat oder weil's ihn nervt, weil er zu wenig Assistenten hat. Solang aber der Laden irgendwie läuft, ist ihm das egal. Das, was ihn interessiert, das ist die Medizin, das was am Rande ist, das interessiert ihn nicht.

Wie hat sich Ihre Einstellung zum Beruf / Ihre Berufsauffassung in den letzten Jahren geändert?
Man ist zynisch geworden, man ist schon etwas frustriert. Es gibt natürlich Zeiten, da hat man Erfolg, Erfolg in dem Sinn, dass man Patienten geholfen hat. Das bringt einem schon etwas. Aber das andere ist frustrierend. Frustrierend ist, dass man sich hier Nächte um die Ohren haut. Da ist es so, dass Patienten kommen, wo ich denke, dass es nicht nötig ist, dass die mitten in der Nacht kommen. Zum Teil

hängt das mit den Niedergelassenen zusammen, zum Teil mit dieser zehn Euro Geschichte. Das frustriert und natürlich die Verwaltungsarbeit, dass man mehr nicht-ärztliche Tätigkeit ausübt. Und dass letztlich die Bezahlung nicht stimmt für die Stundenzahl, die man dann drinhängt, wobei wir da im Vergleich zu anderen Häusern noch recht gut dran sind, dadurch dass Überstunden, ja zumindest in unserer Klinik, abgefeiert werden. Zumindest von der Seite wird man hier nicht verschaukelt. In anderen Häusern ist das ja so, dass es verfällt. Überstunden hier im Haus werden erfasst. Aber es gibt auch im Haus Kliniken, wo das nicht berücksichtigt wird. In anderen Häusern verfällt alles. Deshalb gehen ja Ärzte auch auf die Straße. Meine Auffassung ist, dass die Ärzte selber daran schuld sind, dass sie so schlecht bewertet werden, weil sie ja ihre Arbeitskraft umsonst zur Verfügung stellen.

Was wäre die Alternative?
Bleistiftstreik. Man macht die ärztlich-medizinische Versorgung und wenn man Zeit hat, macht man eben diesen Papierkram, wenn nicht, dann nicht. Aber es gibt eben keine Solidarität. Wir haben eine Hierarchie. Der kleine Assistent, der verschlüsselt, will auch seinen Facharzt machen und wenn er nicht verschlüsselt, kriegt der Chef Stunk von der Verwaltung. Dann gibt er den Druck weiter und wenn er nicht verschlüsselt, darf er das und das nicht machen, dann kriegt er seinen Facharzt nicht, und so weiter.

Es gibt also eine Machtstruktur und an der kommt man nicht vorbei?
Genau.

Welche Rolle spielt das Qualitätsmanagement?
Ich habe gehört, dass es das gibt, aber das ist an uns vorübergezogen, kriegen wir nicht mit. Wir vergleichen uns ja immer gern mit Piloten. Piloten sind extrem solidarisch, die machen Streik und kassieren dann das Doppelte. Ärzte sind nicht solidarisch, gehen nicht in den Streik und da kassiert nur die obere Riege etwas. Piloten haben ein ausgeklügeltes Qualitätssicherungssystem; sie müssen ständig in Kontrolle, sei es medizinisch oder fachlich, sonst dürfen sie nicht

weiterfliegen, müssen ihre Pausen einhalten. Ärzte machen ihren Facharzt, das wird in Fachkreisen auch Lizenz zum Töten genannt, werden nicht weiter kontrolliert. Die Qualitätssicherungsmaßnahmen, die man bis jetzt eingeführt hat, sind die, dass man irgendwelche Kongresse besucht und man muss so und so viele Punkte nach 'ner Zeit haben. Wir müssen immer noch keine Pausen machen, wir dürfen 25 / 26 Stunden fliegen, im Tiefflug. Das ist Zynismus.

Versucht man sich manchmal aus dem Zynismus wieder herauszureißen?
Beim Patient schon, beim berechtigten Patienten ja, beim anderen ist es Schutz.

Es wird also noch versucht, diese Einstellung vom Patienten fernzuhalten?
Ich. Nicht man. Ein anderer zieht sich zurück, indem er Minimalleistung bietet, abwälzt,
sich zurückzieht. Das gibt's auch.

Haben Sie das Gefühl, dass Ihre Arbeit von Kollegen und Patienten anerkannt wird?
Von Patienten ja, von Kollegen zum Teil. Von Jüngeren ja, von Älteren, wenn man vielleicht ein bisschen zu engagiert ist, gerade wenn die so ein bisschen Burnout haben, das macht denen ja auch nur Arbeit. Das so genannte "Öffentliche-Dienst-Syndrom" ist da doch schon zu verbreitet. Das frustriert auch. Anerkennung von oben kommt nicht. Eigentlich halbjährliches Gespräch mit dem Vorgesetzten vorgesehen, gibt es aber nicht.
Patienten, ja.

Wie geht man mit dem Konflikt zwischen den bestehenden gesellschaftlichen Erwartungen an die Versorgung im Krankenhaus und dem Wissen darüber, was man eigentlich wirklich leisten kann, um?
Hochglanzprospekt ist das was sie zur Vollversammlung abgeben, mehr wirtschaftswissenschaftlich. Vorgaben, weiß ich nicht, ob sie das letztlich umsetzen. Lange Zeit haben wir hier ein X-Management gehabt, auch wenn das noch unter städtischer Ägide lief. Ich vermis-

se aber irgendwelche Veränderungen, habe mir Änderungen versprochen, Erleichterungen in der Administration, nichts. Eher sind die Wege noch länger, noch zäher geworden. Die kochen auch nur mit Wasser. Hätte mir auch erwartet, dass diese hierarchischen Strukturen breit gefächert werden, dass man die, die hier arbeiten, die ja letztendlich das Geld verdienen, fragt, was könnte man noch verbessern, aber gar nichts. Null.
Wie kommt man damit klar? In der Regel ist es so, dass die Patienten, die auch dankbar sind, wenn man ihnen hilft, die haben gar nicht so diesen Anspruch und die, die häufig mit einem Anspruch reinkommen, die bräuchten gar nicht so viel. Das klassische Beispiel ist halt jemand, der früh um drei in die Notaufnahme reinkommt und sagt, mir tut seit vier Wochen der Fuß weh. Frage: "Warum kommen sie denn jetzt? Gehen Sie nicht zum Hausarzt?" Antwort: "Ja ich war grad unterwegs, jetzt ist es leer, ich zahl meine Krankenkassenbeiträge, das ist ihr Job." Das ist Anspruch. Dem kann man begegnen, indem man sich aufregt, sich mit dem Patienten streitet. Das bringt nichts, kann man nur abblitzen lassen. So ist es in der Regel. Diejenigen die eigentlich keine Versorgung bräuchten, die haben den höchsten Anspruch. Der wirklich Kranke, Bedürftige, der hat eigentlich keinen. Wenn, dann wieder Angehörige. Das ist häufig eine Kompensation, weil sie das Gefühl haben, dass die etwas versäumt haben. Die kommen dann mit einem ganz hohen Anspruch: Jetzt muss da was geschehen und das wird dann übertragen. Damit kommt man schon klar.

Haben Sie ein Gespür dafür, wie sich das Klinikum hier entwickeln wird?

Das liegt im Dunkeln. Es wird zwar etwas gesagt, aber man merkt nichts. Ich merke nichts.
Das Beispiel ist ja die Urologie, wo es immer hieß, die wird geschlossen, nichts davon. Oder bei uns, es soll Unfallchirurgie aufgebaut werden. Es wird so ein bisschen gewurschtelt, aber das ist ein klinikinternes Problem: "Nicht-Wissen schützt den Wissenden vor Angriffen". Es ist extrem hierarchisch. Man muss dazu wissen, dass der Herr G. schon zu städtischen Zeiten hier stellvertretender Geschäftsführer war. Damals hieß das ja nicht Geschäftsführer. Und dann wurde es

privat und dann hieß es, dass man ihm die Geschäftsführung angeboten hat, er hätte abgelehnt, aber dann kam jemand anderes, den man letztendlich geschasst hat. Jetzt ist er der Geschäftsführer, wobei noch ein Geschäftsführer von X, mehr oder weniger Aufsichtsführer, noch oben drüber gesetzt wurde. Viel Reden, ohne dass was rumkommt. Hatte mal längeres Gespräch als es um meinen Vertrag ging, als sie sich noch unter städtischer Ägide geweigert haben, den zu verlängern. Denn dann hätte ich ja noch einen alten Vertrag und man wird wohl nicht ohne Not verlängern, wo man dann vielleicht noch zur Rechenschaft gezogen wird. Völlig abstrus. Jedenfalls hatte ich vom Medizinischen nicht den Eindruck, dass da so viele Kenntnisse da waren.

Gibt es eine rigide Trennung zwischen Verwaltung und Medizin?
Ja, es ist rigide Trennung. Als G. angefangen hat, hat er noch gesagt: "Ja es gibt keine Hierarchie, es ist ganz wichtig, dass man miteinander spricht" - man merkt nichts. Das ist frustrierend. Nicht angloamerikanisch, keine flache Hierarchie.

Würden Sie Ihren Beruf heute wieder ergreifen?
Schwierig. Wenn es so weiter geht, kann ich mir auch vorstellen, das nicht mehr zu machen, jedenfalls nicht unter den Bedingungen. Natürlich braucht man Familie und braucht dann einen Broterwerb und woanders ist es vielleicht noch schlechter und gewisse örtliche Bindung, aber manchmal überlegt man sich das schon. Also es ist sicherlich einer der schönsten Berufe, aber das Drumherum stimmt nicht und vieles frustriert. Also wenn man sich hier die Nächte um die Ohren haut und man hat dann Bereitschaftsdienst, d. h. es wird nicht honoriert, es gibt keine Zuschläge. Wenn man sich hier einen Sonntag um die Ohren haut, dann kriegt man irgendwann einen Diensttag werktags frei. Das macht keinen Spaß. Weil vielleicht auch noch die Förderung fehlt. Man wurschtelt da vielleicht recht lang drum rum, aber es geht nicht vorwärts. In anderen Bereichen, wo man dann vielleicht zehn Jahre gearbeitet hat, wo man dann steht als Akademiker. Man hat ja auch keine Möglichkeiten mehr, irgendwo in eine Leitung hereinzukommen. Oberarztriegen, also das war früher, da war man Facharzt, dann Oberarzt. Heute steht man halt, das ist also

nicht lustig. Ich sag immer, mit fünfzig will ich dann keine Nachtdienste mehr machen. Hochkommen? Null. Die einzige Alternative ist die Niederlassung oder ein kleineres Haus, wobei die Anforderungen extrem sind. In der Chirurgie kriegt man eine Oberarztstelle, zumindest im südwestlichen Raum, nur mit Zusatzqualifikation, am liebsten gleich zwei. Die Einkommensstrukturen sind aber so, dass das Gehalt gleich bleibt. Man kriegt nicht mehr, nicht wie in der Industrie.

Sehen Sie Ihr Gehalt auch unter dem Aspekt der Anerkennung?
Anerkennungsaspekt in der Gesellschaft. Ich hab ein Problem damit, dass die Sekretärin vom Herrn S. 200.000 Euro im Jahr hat. Ich weiß nicht, was hier die Geschäftsführung hat und die hat letztendlich keine Verantwortung, steht nicht vorm Richter, steht nicht vorm Patienten. Es geht um Anerkennung und dass man hier relativ viel Zeit reinhängt. Man muss ja auch sein Privatleben organisieren innerhalb der Gesellschaft. Man hat ein Problem damit, dass man hier einen Stundenlohn von 20 Euro hat und dem Handwerker zahl ich 50 Euro, aber das ist überall in dieser Gesellschaft. Ist schon in Ordnung das Gehalt, es ist nur der Vergleich. Und eben die Meinung in der Bevölkerung: Ja, das sind ja die Götter in Weiß, die unendliches Einkommen haben.

Interview 4:
Bereichspflegedienstleiterin / Privates Haus

Würden Sie bitte Ihre Berufslaufbahn schildern und angeben, was Sie dazu bewogen hat Ihren Beruf zu ergreifen?
Berufsentscheidung schon relativ zeitig gefallen. Ich komm' aus Österreich, mit vierzehn Jahren beschlossen, Krankenschwester zu werden. Hab an mir selber die Eigenschaft festgestellt, dass ich auf alle Fälle nichts Technisches erlernen möchte, sondern mit Menschen arbeiten möchte und dass ich da keine Berührungsängste habe. Erlerne ich etwas im Kinderbereich? Kindergärtnerin? So die Traumberufe als Jugendliche. Dann überlegt, es könnte auch reichen für mich mit kranken Menschen zu tun zu haben. Angefangen Ausbildung zur Krankenschwester mit 16 Jahren, mit 19 fertig. Hab in Österreich noch

zwei Jahre auf der Unfallchirurgie gearbeitet, dann aus privaten Gründen nach Y gezogen. Weiter als Krankenschwester im chirurgischen Bereich gearbeitet. Eineinhalb Jahre später, 1992, wurde die Stelle der leitenden Pflegekraft, also der Stationsleitung frei. Ich war noch sehr jung damals. Das hat mich aber gereizt. Ich war gut eingearbeitet, hatte gute Kontakte zu den Mitarbeitern aufgebaut und habe mich für die Stelle beworben. So hat die Laufbahn in Richtung Führung begonnen. War dann Stationsleitung auf der Chirurgie. Habe dann berufsbegleitend Pflegemanagement studiert. 1998 Stelle der Bereichspflegeleitung für den Bereich Chirurgie, Innere, Urologie übernommen, 2002, wieder in Österreich vier Semester Qualitätsmanagement studiert. Motivation, dass man im Bereich QM viele Instrumente kennen lernt, die auch hier in der Führung für mich sehr gut sind. Zukunft noch etwas offen.
Persönlich bin ich sehr daran interessiert, weiter in diesem Klinikum zu arbeiten. Umstrukturieren, das kein Stein am andern bleibt, auch in Bezug auf Stellen, auch in Bezug auf meine Stelle. Auch da wird sich was ändern. Ich steh im Gespräch mit dem Dr. G., mit unserer Geschäftsführung. Arbeitsinhalte werden sich etwas ändern. Aber ich bin interessiert an dem Klinikum und es schaut auch sehr positiv aus.

Welche Eigenschaften braucht man in Ihrer Position?
Offenheit, Transparenz, ein abgestimmtes Führungsverständnis. Dieses auch kommunizieren und leben. Vorbildfunktion ist ganz wichtig. Sie können das an vielen Beispielen erleben. So wie die Führung, egal ob in meiner Führungshierarchie oder Stationsleitungen sich verhalten, so werden es auch die Mitarbeiter tun.

Wie läuft die Problemkommunikation von Ihnen nach oben?
Problematisch. Zum Pflegedirektor: Kurzer Kommunikationskanal, aber unsere oberste Führung ist der Geschäftsführer und hier gibt es auch feststehende Termine: Pflegedirektor, Geschäftsführer, Ärztlicher Direktor, diese Kommunikationsplattform gibt es. Aber aus geschichtlicher Entwicklung dieser verschiedenen Berufe im Krankenhaus, ich spreche jetzt mal besonders Pflege, Medizin, Verwaltung an, gibt es zu wenige, auf darunter liegenden Ebenen befindliche Kommunikationswege. Das kann ich nachvollziehen, aus der Praxis

werden Probleme kommuniziert, manchmal bis zu mir. Ich bündle das und geb' das sehr wohl an Herrn B. an dieses Gremium weiter, aber das ist ein sehr langer Weg bis hier wieder Lösungen zurückkommen. Es fehlt auf darunter liegenden Hierarchien.

Wie sieht das bei der gegenwärtigen Umstrukturierung aus? Inwieweit werden da Erfahrungen aus den unteren Ebenen, z. B. vom Pflegepersonal, mit einbezogen?
Doch werden sie, bei Themen, die den Arbeitsablauf der Station betreffen. Das muss jetzt nichts hoch Medizinisches oder Pflegerisches sein. Da gibt es zu den verschiedenen Bereichen Arbeitsgruppen, die werden beteiligt an der Lösung. Da sind je nach Thema oft Leitungen oder Krankenschwestern mit involviert. Beispiele: Bauplanungen oder EDV-Einführungen. Beispiel: Umstellung von zentraler Bettenaufbereitung zu dezentraler Bettenaufbereitung. Da waren von komplett verschiedenen Kliniken Krankenschwestern oder Stationsleiterinnen mit beteiligt. Eine Form, die immer öfter gewählt wird: Projektarbeit.

Es ist also nicht so, dass Dinge erst einmal eingeführt werden und die Leute dann vor vollendeten Tatsachen stehen?
Bei den Themen, die ich mit entscheiden darf, auf keinen Fall. Hab aber das andere auch schon erlebt und das funktioniert dann immer sehr schlecht und braucht sehr viel Energie, das dann wieder zurückzuholen.

Können Sie sagen, welche Veränderungen sich in den letzten Jahren am stärksten auf Ihren Arbeitsalltag ausgewirkt haben?
Bestimmte gesetzliche oder finanzielle Vorgaben, die immer einhergingen mit Stellenabbau. Das hat Anfang der 90-er Jahre begonnen, ist aber in den letzten zwei Jahren ganz hart durchgeführt worden. Anfang der 90-er Jahre mit Einführung der Pflegepersonalregelung, kurzfristig Stellen aufgebaut und dann gleich wieder gestrichen. Das sind eigentlich die einschneidenden Entwicklungen, wo eigentlich immer weniger Personal zur Verfügung steht, und natürlich, das erleben sie im Alltag, dass es Schwierigkeiten bereitet eben im Gesundheitswesen, im Krankenhaus, dass sie die richtige Anzahl der

Mitarbeiter zur richtigen Zeit vor Ort haben. Das ist die Herausforderung. Die wird's auch in Zukunft bleiben und davon sind die Mitarbeiter, einschließlich ich selbst, sehr direkt betroffen. Das beeinflusst natürlich das tägliche Handeln, das macht uns am meisten zu schaffen.

Wie versucht man dieses Problem zu lösen, wenn einfach nicht mehr genügend Personal zur Verfügung steht?
Gut, da lastet auch ein finanzieller Druck, der auch mit unserem neuen privaten Arbeitgeber nicht besser geworden ist. Wenn das Ende der Leistungsgrenze erreicht wird, dann gibt's halt Leistungsstreichungen. Aber der Weg dahin. Sprich bestimmte Leistungen werden nicht mehr erbracht, Betten werden gesperrt oder OP-Kapazitäten nicht freigegeben. Aber der Weg bis dahin, bis kurz davor, darunter leiden wir, oder die Mitarbeiter vor Ort noch viel mehr, am meisten, weil sie eigentlich schon an ihren hundert Prozent oder darüber angelangt sind. Also es stirbt im Krankenhaus kein Patient. Aber bis es zu Leistungsstreichungen kurzfristig kommt, weil einfach Personal aus verschiedenen Gründen nicht vorhanden ist, das ist ein Leidensweg, der sehr viel Frust erzeugt.

Wie gehen Sie mit der Diskrepanz zwischen der Außendarstellung des Hauses und dem Wissen um die tatsächlichen Gegebenheiten um?
Konkret X, ich kenn die Außendarstellungen von X. Ich kenn' sie vom Konzern. Leitspruch: Hochqualitative medizinische Leistungen zu bezahlbaren Preisen. Setzen sehr viel auf medizinisches Know-how und beste Technik und danach gestalten sie auch ihre Kliniken, die sie zukaufen. An Technik, an Apparaten wird absolut nicht gespart. Da muss es das Modernste sein. Das macht auch Sinn, wenn's den Patienten zugutekommt. Nur wir sind erst seit April bei X. Wir finden uns da momentan als Mitarbeiter nicht wieder, weil die Mitarbeiter so nicht vorkommen in den ganzen Leitsätzen. Die Betrachtung, wohinter ich auch stehe, immer aus Sicht des Kunden, des Patienten, der soll das Bestmögliche zu bezahlbaren Preisen bekommen. Aber Mitarbeiter werden wenig erwähnt. Also wir sind zu kurz bei X, um uns da wieder zu finden.

Glauben Sie, dass es möglich sein wird, den Konzern von der Wichtigkeit des Personalfaktors zu überzeugen?
Ich bin absolut keine Pessimistin. Ich müsste antworten: "Ja, schaffen wir." In der Praxis sehe ich, dass wir keinen Kommunikationsdraht zum Vorstand haben, weil vor Ort sind oft irgendwelche Führungskräfte, irgendwelche Manager, irgendwelche Geschäftsführer von ganz Y [Bundesland, c.s.], die wir nie zu Gesicht bekommen. Die kommunizieren mit unserem Geschäftsführer und dann war's das. Wenn wir Themen transportieren wollen, dann geht es hauptsächlich, derzeit jedenfalls noch, um Finanzen und Zahlen und Benchmarks. Es geht derzeit nur um Zahlen, wie viele Stellen abgebaut werden. Dahinter stecken Kosten, wann wir das erreichen müssen. Inhaltliche Themen werden weniger bearbeitet, zumindest nicht transparent bei uns.

Gibt es Faktoren, die das Berufsethos abarbeiten bzw. einen negativen Einfluss auf die Motivation der Mitarbeiter nehmen können?
Zum Teil der wirtschaftliche Druck, dass ein Klinikum immer mehr als Betrieb gesehen wird, was mir schon klar ist, ja, wo die gewissen "soft facts" auf der Strecke bleiben. Wir haben Leistungskennzahlen, wir haben Vorgaben, wir haben Benchmarks usw., und dahinter steckt immer der Euro und daran wird gemessen. Aber in diesen Leistungen, die wir zu erbringen haben oder erbringen müssen, die wir abrechnen können, sind nicht enthalten, sind nicht definiert diese soft facts, die auch Zeit brauchen. Zuwendung zum Patienten oder einfach das Gespräch. Das muss immer nebenbei, zwischendurch funktionieren. Wenn Sie einen Eindruck von der Station bekommen haben, dann kann das mal ein kurzes Gespräch sein. Es kann aber auch länger dauern, was mitunter wichtiger sein kann für den Patienten, für seinen Gesundheitszuwachs, oder Information und Aufklärung, als vielleicht eine Untersuchung.
Das ist ein Problem, dass das nirgendwo erfasst wird oder als Leistung gilt. Das demotiviert die Leute. Würde man da wieder Zeiten veranschlagen, würde man es wieder systematisch umsetzen. Ich hab dafür nicht die Lösung. Was erzeugt Frust? Die Diskrepanz zwischen messbaren Leistungen und nicht messbaren Leistungen, wobei die Patienten und wir auch vor allen Dingen nach den nicht messbaren

Leistungen auswählen und beurteilen, vor allem die, die beurteilen nicht nur das Essen und die Höflichkeit, sondern hat jemand Zeit für mich.

Das ist ja letztendlich das, was ein Patient als Qualität versteht.
Verstehen kann, ja genau. Klar kommen Patienten auch zu uns, weil wir vielleicht toll aufgestellt sind im medizinischen Bereich, aber sie kommen auch, wenn sie sich gut aufgehoben fühlen, und das definieren viele nicht an den Apparaten oder an den medizinisch-pflegerischen Leistungen, sondern an Zuwendung und Zeit, für mich Zeit haben.

Welche Rolle kann das Qualitätsmanagement dann spielen? Welche Rolle spielt es in Ihrem Haus?
Ich kenne einige Aufgaben des QM - damit [mit den "soft facts", c.s.] wird sich allerdings nicht beschäftigt. Aber wie in vielen Kliniken haben wir hier kein aktives QM zur Steuerung von verschiedenen Prozessen. Wir erfüllen sehr wohl gesetzliche Vorlagen. Wir liefern auch extern Daten ab, wozu wir verpflichtet sind. Es gibt im Klinikumbereich ein externes QM, da müssen wir zu bestimmten Diagnosen Daten abliefern. Was die Literatur oder vielleicht andere Betriebe, die vielleicht schon weiter sind darunter verstehen, nämlich ihre Prozesse zu kennen, sie weiterzuentwickeln und sich neue Ziele setzen, soweit sind wir noch nicht, zumindest nicht umfassend.
Aber Sie sprechen genau den Punkt an: Es gibt eine halbe Stelle QM. Das ist nicht mein Verständnis. Wir haben einen, wenden sie sich an den, der ist fürs QM zuständig, oder der macht Qualität, sondern das beginnt mit einem umfassenden QM-System, das natürlich eins, zwei Stellen beinhalten soll. Aber das ist auch eine Kultur, die von der Geschäftsführung mitgetragen, mitgelebt wird. Aber in Krankenhäusern gib es eben wie bei uns nur eine halbe Stelle QM, die für eben solche Daten zuständig ist, aber nicht eben für QM.

Das ist also etwas, was man braucht, weil es vorgeschrieben ist?
Genau. Man richtet es ein, weil irgendwo im SGB wieder ein Paragraph es den Kliniken vorschreibt. Dann wartet man das Jahr, richtet es später ein (nicht genau verstanden, c.s.) und macht nur das, was

sein muss. Das ist es aber noch nicht. Da sind sämtliche andere Betriebe weiter. Es erstmal freiwillig zu tun, und, das ist ja ein jahrelanger Prozess, die Kultur in einem Betrieb dahingehend auszurichten, aus Fehlern zu lernen, das erreicht man ja nicht mit einer Stabsstelle.

Gibt es ein aktives Fehlermanagement im Haus?
Nicht systematisch. In der Pflege haben wir zum Teil in kleineren Gruppen erreicht, dass Fehler kein Tabuthema sind, sondern als Chance genutzt werden. Wir haben da eine etwas offenere Kommunikation drüber, aber systematisch: Nein

Es scheint momentan ein Problem des Hauses zu sein, dass viele Entscheidungen nicht transparent gemacht werden. Was könnte man denn da anders machen?
Ich bin fünfzehn Jahre hier im Haus und in den verschiedenen Berufsgruppen, mit den Kommunikationswegen, die oft nur nach oben oder nach unten gehen, gibt's keine einheitliche Kommunikationskultur / -weg, wenn es jetzt um Personalabbau, um strategische Entscheidungen geht, die nicht ich zu entscheiden hab in meiner jetzigen Rolle. Aber sobald ich davon Kenntnis nehme oder Informationen bekomme, können die Stationsleitungen, also der Pflegedienst sicher sein, das sie Informationen bekommen. Anders ist es bei den Ärzten. Ich entdecke immer Stimmen, die dann sehr oft in unsere Kreise kommen, die mithören wollen, damit sie Informationen bekommen.

Kann man von einer eigenen Ärztestruktur und einer eigenen Struktur der Pflege sprechen?
Ja, im Krankenhaus können sie grob von drei Säulen ausgehen: die Pflege, die Ärzte und die Verwaltung. Es gibt noch mehr Berufsgruppen, aber das sind die drei Hauptberufsgruppen. Jeder für sich ist anders aufgestellt in seiner Struktur, in seiner Hierarchie, aber auch in seinen Kommunikations- und Informationswegen. Das macht ein Riesenproblem. Also eine herkömmliche Struktur, Problem, wo wir jetzt alle umdenken müssen, Umwandlung in ein prozesshaftes Denken, nämlich die Behandlung des Patienten, wo jeder seinen Teil da-

ran hat, da üben wir in der Praxis und haben es noch lange nicht geschafft. Das ist unsere jetzige Aufgabe. Das muss man hinkriegen.

Gibt es ein vorrangiges Ziel, das Sie auf dieser Stelle verfolgen, etwas, was Ihnen besonders am Herzen liegt?
In den nächsten eins, zwei Jahren gemeinsam mit den Mitarbeitern personelle Ressourcen richtig verteilen, mehr Zufriedenheit schaffen als wir es jetzt in der Umbruchphase haben. Jetzt ist es, manchmal mehr, manchmal weniger unruhig im Arbeitsablauf, der auch Energie kostet. Das haben die Mitarbeiter nicht verdient und unsere Patienten schon gar nicht. Also, dass wir rauskommen, dass wir relativ unbeschadet aus diesem Umbruch rauskommen und uns der eigentlichen Aufgabe, nämlich einer guten Betreuung von Patienten widmen können. Es geht mir also um Mitarbeiter, Mitarbeiterzufriedenheit und die richtigen Leute am richtigen Ort zu haben. Jetzt wird ja gerade umverteilt und versetzt. Das ist also der Hintergrund, warum ich mir das als Ziel wünsche und meinen Beitrag dazu leisten will und meine Arbeit selbst verändere, um das zu erreichen.

Inwieweit ist die Kommunikation von Anerkennung ein Thema?
Ist Thema im Krankenhaus und jede Führung versäumt etwas, wenn sie das nicht macht. Und selber möchte man es auch irgendwann haben. Also Anerkennung, also wir versuchen es, auch in der Pflege, auch zu besprechen, wenn etwas gut läuft. Situationen, die gut gelaufen sind, werden kommuniziert. Wir haben ja regelmäßig Jour-fix, wir haben Besprechungen und da wird das als Beispiel erwähnt. Da können andere davon lernen. Das muss nichts Weltbewegendes sein. Situationen, die gut gemeistert wurden, sei es mit Patienten, Mitarbeitern unter sich. Oder die Stationsleitung kommt in eine krisenhafte Situation, dann erzählt sie, wie sie das gemeistert hat. Erzählen können, Rückmeldungen von anderen bekommen, und in meiner Rolle, ich motiviere sie, das vorzubringen. Das ist auch eine Form der Anerkennung, die wichtig ist, nicht nur über Fehler reden, sondern auch Anerkennung, oder persönliche Anerkennung. Ich sprech' sie aus, wenn Leitungen Situationen gut meistern. Man muss auch jemand loben können. Die Stationsschwester ist mein Ansprechpartner, wobei ich bin täglich, Sie haben es selber gesehen, komme ich zu

verschiedenen Themen auf Station. Da hab' ich auch mit Mitarbeitern Termine und die behandle ich dann auch so. Lob ist eigentlich eine der höchsten Anerkennungen. Wir haben kein Anerkennungssystem im Haus materieller Art, aber ich denke, bevor man über so etwas nachdenken könnte, sollte jeder auch Lob aussprechen können, weil das sehr wichtig ist, die immaterielle Anerkennung.

Würden Sie Ihren Beruf heute noch mal ergreifen?
Ja, dieser Beruf ist so vielschichtig. Sie können im Gesundheitswesen, und das muss nicht das Klinikum sein, arbeiten, in der Vorsorge arbeiten. Sie haben so viele Bereiche im Gesundheitswesen. Sie können sich fachlich qualifizieren, sie können sich in der Führungsebene qualifizieren. Das ist einfach sehr vielseitig, nach oben. Ich hätte auch absolut gar keine Probleme, wieder am Krankenbett zu arbeiten. Ich arbeite ja nicht mehr täglich am Krankenbett. Zu einzelnen Projekten bin ich noch vor Ort bei Patienten mit der zuständigen Schwester. Ich bin auf keinen Fall in die Führung gewechselt, weil ich weg vom Krankenbett wollte.
Viele wechseln wegen Druck, Zeitmangel, Frust. Viele haben die Motivation des Helfen-Wollens und steigen dann nach fünf bis zehn Jahren aus, weil es ihren Vorstellungen nicht mehr entspricht. Sie halten den Druck nicht mehr aus oder gehen aus dem Klinikumsbereich raus. In der ambulanten Pflege schaut das ja etwas anders aus, mit anderen Problemen natürlich.

Interview 5:
Stationsschwester, Onkologie / Privates Haus

Warum bist Du Krankenschwester geworden?
Habe sehr früh Entschluss gefasst. Umgang mit Menschen, Teamarbeit, sozialen Beruf ergreifen, Interesse an Medizin. Wichtig, etwas Vielschichtiges zu machen. Das hat man ja in der Krankenpflege. Wollte abwechslungsreich arbeiten, sinnvolle Tätigkeit, für mich sinnvoll.
Heilen, Betreuen, Menschen helfen können, wobei das Helfen-Können natürlich bedingt ist. Mentorenausbildung, engagiert in Schülerausbildung, Kurs belegt, Schüleranleitung, Praxisanleitung, dann Stati-

onsleitungskurs. Viele Fortbildungen, Einführung der Bereichspflege, etc.

Wie lange arbeitest Du schon als Krankenschwester?
Bin neunzehn Jahre ausgelernt. Ungewöhnlich laut Statistik: ohne Unterbrechung in Vollzeit tätig.

Welche Eigenschaften muss eine gute Krankenschwester haben?
Sehr flexibel, teamfähig - elementar: Umgang mit mehreren Teammitgliedern verschiedenster Charaktere, Kulturen. Schnell sich umstellen können auf neue Situationen. Du kannst deine Pflege planen und dann passiert etwas. Dann musst du das managen können, dass das vernünftigen Ablauf für dich macht, aber in erster Linie natürlich für den Patient. Organisation und Koordination ist großer Faktor und natürlich das Interesse an Medizin. Kommunizieren können, Zeitmanagement, auf Leute eingehen, Gespräche führen. Fertigkeiten wie Verbände, aber die kannst du dir aneignen und erlernen, aber es gibt eine gewisse menschliche Seite, die sollte man haben.

Muss man als Krankenschwester helfen wollen oder ist das eher nur ein Job?
In meinen Augen muss man's wollen. Habe aber viel darüber nachgedacht. Neue Mitarbeiter gekommen, neue Charaktere. Es muss nicht immer so sein. Du kannst auch trotzdem eine gute Krankenschwester sein. Das sind eben meine Ideale und ich denke, dass meine Ideale manchmal etwas zu hoch sind, sehr hohes Anspruchsverhalten. Die Ideale, die ich von mir fordere, die ich aber auch von anderen fordere, manchmal ein Stück weit zu hoch.

Braucht man eine gewisse Distanz vom Patienten, um sein Leid besser zu ertragen?
Wissen, das ist etwas, was man machen muss, z. B. Einlauf bei der Patientin. Schwerer, wenn ich Patienten hier über längere Zeit betreue und sie dann hier im Sterben liegen, es ist keine Aussicht auf Heilung, da hab ich dann auch oft mit mir Konflikte und es geht mir schlecht dabei. Wir haben Supervision schon mal gehabt, Fallsupervision, die war nicht so toll. Haben wir dann abgebrochen nach einem Jahr auf Wunsch vom Team, einstimmig, nicht weiterführen wollen.

Was mir hilft, sind die Gespräche untereinander. Ich kann mit allen hier recht gut kommunizieren. Wenn's einem schlecht geht, kann man mit anderen drüber reden, funktioniert in Team recht gut. Zuhause gutes Umfeld: Mann, Eltern, die zuhören, Rückhalt. Habe meine Oasen. Freundin ist auch Krankenschwester auf anderem Gebiet. Austausch. Durch manche traurige Täler musst du einfach durch. Bei uns: Umgang mit Sterben, mit Tod und Trauer.

Würdest Du gern mal auf einer anderen Station arbeiten?
Also mir gefällt es ganz gut. Ich könnt mir auch andere Innere Abteilung vorstellen, Chirurgie auch. Ich bin flexibel genug, um das zu können. Man muss allerdings auch sagen, dass nach so viel Jahren Innere hat sich auch eine gewisse Fachspezifität entwickelt. Wieder nachlesen und aneignen, aber ich würd' mir das zutrauen. Warum nicht mal was anderes machen, woanders hin, aber nicht wegwollen von Onkologie.

Muss sich immer ein Vertrauensverhältnis zu den Patienten entwickeln?
Nein und es gibt auch Patienten, wo ich das nicht möchte. Ich möchte, dass sie versorgt sind, dass sie gut versorgt sind. Grad neulich jüngerer Patient, den wir gut zwei Jahre betreut haben. Der hat immer genau gezeigt: So bis hierhin und nicht weiter. Das ist vollkommen in Ordnung. Oft auch nicht mit jedem Patienten. Die eine von uns hat mit 'nem Patienten 'nen besseren Umgang, die andere einen distanzierteren.

Welche Entwicklungen im Krankenhaus haben sich in den letzten Jahren am stärksten auf Deinen Arbeitsalltag ausgewirkt?
Das ist schwierig, ja. Die ganzen Organisationsveränderungen, sprich: Versetzungen von Mitarbeitern, die z. B. auf der Frauenklinik gearbeitet haben über Jahre hinweg. Wollten nicht weg, sind aber zwangsweise wegen Stellenkürzungen versetzt worden. Zwei Mitarbeiter zu uns versetzt, beiden Mitarbeitern deutlich angemerkt, auch wenn Gespräche geführt worden sind vorher von der Pflegedienstleitung, dass sie doch erst mal versuchen sollen uns kennen zu lernen, wer sind wir, wie arbeiten wir. Trotzdem sehr große Ablehnung.

Zwangsversetzungen, wollten beide nicht auf Onkologie. Das ging dann auch ziemlich in die Hose. Eine Mitarbeiterin hat richtig drunter gelitten. Pflegedienstleitung eingeschaltet, richtig psychische Probleme, wenn sie wusste, dass sie Dienst hat und herkommen musste. So was macht einfach keinen Sinn, solche Organisationsänderungen. Das ist auch hier im Team zum Problem geworden. Mitarbeiter haben's teilweise dann auch auf sich bezogen. Als was sehen die uns eigentlich? Das hat ziemlich ungute Stimmung gegeben. Das, find ich, macht überhaupt keinen Sinn. Das war vor einem Jahr. Die eine ist seit Dezember nicht mehr da, hat große Ausfälle gehabt. Verständnis von Pflegdienstleitung, hat sie versetzen müssen. Hat auch noch Baby gekriegt. Darfst hier nicht arbeiten wenn du schwanger bist, wegen der zelltoxischen Substanzen, Chemotherapie. Wurde versetzt. Stelle bleibt allerdings offen, was uns natürlich auch getroffen hat. Und die andere, die zwangsversetzt wurde, hat jetzt gekündigt.

Dokumentation ist viel mehr geworden, täglich mindestens eine Stunde pro Schicht, Schreiben, Ausarbeiten, Richten. Früher war das weniger aufwendig: keine Berichte schreiben. Macht sicher Sinn, auch die Pflegeplanung macht sicher Sinn, auch sicherer für den Patient, aber aufwendig. Vorhin war ich fertig, alles ausgearbeitet und dann haben sie Visite gemacht und jetzt wieder bearbeiten. Die anderen (Schwestern, c.s.) haben das genauso. Bei mir zusätzlich ist das Betäubungsmittelbuch, oder wenn ich Beurteilungen schreiben muss, aber ich hab jetzt nur Patientenzeit gezählt, nicht extra Administration.

Häufiger Ärztewechsel auf der Station. Ärzte vierzehn Tage da, dann kommt ein neuer. Dann müssen die sich wieder komplett neu auf die Patienten einstellen. Geht mit in die Pflege rein. Informationsverlust, neu informieren. Bis Ärzte sich wieder einfinden, vergehen zwei drei Tage. Das merkt man auch in der Organisation von der Station.

Häufiger Wechsel seit eineinhalb Jahren. Bereitschaftsdienstregelungen und Sonderfälle, Intensivnachtdienst. Ist für Ärzte vielschichtiger geworden. Früher: Vierteljahr vorher wissen, wer Stationsarzt. Oberarzt / Chefarzt bleibt meistens gleich, manchmal sogar halbes Jahr. Schade, dass es nicht mehr so ist. Man hat halt auch gutes Vertrauensverhältnis aufbauen können. P. (Stationsärztin) im Moment grad

allein. Man weiß gar nicht, wer als nächstes kommt, manchmal nur für eine Woche Leute.
Trägerwechsel. Wir wissen im Moment nicht, in welche Richtung es geht. Ich weiß ja nicht, was die vorhaben. Sie haben sicher noch viel vor umzustrukturieren, aber was? Wird viel spekuliert, gibt unheimlich viele Gerüchte im Haus. Jeder erzählt, was er so gehört hat. Wenn ich aber frag, ich merk das auch bei der Pflegedienstleitung, die können mir nur bedingt Auskunft geben und dann geht's nicht mehr.
Früher war das so, dass ich von der M. schon gehört hab, wir planen das mit dem Umbau so. Das wird so und so geplant. Oder bei Umzug Station, als wir noch städtisch waren, da gab's einen Umzugsplan, da wurde informiert. Man konnte dem Personal das sagen.
Ich weiß, dass umstrukturiert werden soll, dass weiterer Stellenabbau ist und dass der auch kommen wird und jeder hat eigentlich Angst: Wie trifft es uns? Uns hat's bis jetzt nicht getroffen, denn für die Onkologie wurde die Mehraufwendigkeit der Palliativpatienten anerkannt. An unserem Stellenschlüssel ist noch nichts runtergesetzt worden. Bei fünfzig Prozent der Stellen: Ängste, dass die nicht wieder besetzt werden.

Wie war das gestern als ich ankam? Da seid Ihr alle noch ein bisschen unsicher gewesen, nicht?
Skepsis, von Mitarbeitern gefragt warum, ich und A. das machen. Sag da bloß nicht zu viel!
Angst schon gar seit Zeitungsartikel. Ich hab auch Angst. Ist das jetzt richtig?

Wie hat sich Deine Berufsauffassung in den letzten Jahren geändert?
Man denkt mehr über Wirtschaftlichkeit nach. Man hat Fortbildungen bekommen in Kundenorientierung. Man hat nicht mehr vom Patienten gesprochen, sondern vom Kunden. War sicher auch richtig, wir sind ja ein Dienstleistungsbereich. Viel gelernt. Service bedeutet sehr viel auch im Krankenhaus, auch wenn man das nicht immer gleich so eingesehen hat, aber man hat viel davon gehört und gelernt.

Kostenexplosion, Krankenkassenbeiträge, da kommst du natürlich auch ins Überlegen. Ist das alles immer so notwendig, diese Untersuchung und jene. Müssten wir nicht ein bisschen kostengünstiger wirtschaften? Lässt sich das aber vereinbaren mit dem, was du bis jetzt auf Station so gemacht hast? Und dann denkst du über Stelleneinsparungen nach. Schön, recht und gut wegen Geld. Aber wirst du dann dem Patienten noch gerecht? Wirst du dir gerecht? Zeitgeschehen hat das alles schon ein Stück beeinflusst, auch die öffentliche Diskussion, die Presse. Da denk ich schon viel drüber nach, wobei meine Einstellung, mein Idealismus noch nicht darunter gelitten hat, sonst wäre ich sicher nicht mehr da.

Kennst Du Leute, wo das anders ist, die ihren Idealismus verloren haben?
Kenn ich schon. Kolleginnen scheiden aus oder suchen sich andere Bereiche, z. B. in Funktionsbereiche zu gehen. Werden oft nicht glücklich, Burnout-Syndrom Behandlung. Sicher hab ich auch schon 'ne Phase gehabt, hmh, mal weg vom Krankenhaus, Auszeit. Aber Arztpraxis wäre mir zu langweilig. Eher mal kurz raus und dann wieder kommen. Kenn aber Kolleginnen, die ausgeschieden sind und die den Beruf auch nicht mehr machen.

Von welchen Seiten wird Dein Idealismus am stärksten unter Druck gesetzt?
Meine eigenen Ideale setzen mich unter Druck. Ich kann sicher gut pflegen und arbeiten und muss nicht immer alles topp und bis ins Letzte gemacht haben. Und dann find ich manchmal auch die Erwartungen vom Arbeitgeber und dann auch von der Klinikleitung zu hoch. Zum Beispiel wenn man nach außen zeigen will: Wir haben eine Onkologie mit Palliativ, wir haben 'ne Onkologin im Haus, nach außen topp dastehen. Dann sollen wir hier schnell was Neues einführen. Dann gibt's 'ne Fortbildung. Dann wird was Neues in die Wege geleitet. Zum Beispiel auch Einführung der Pflegeplanung. Dokumentation muss verbessert werden, muss erweitert werden. Dann kriegst du gesagt als Leitung, das und das haben sie zu tun, Druck. Stück weit wird es auch kontrolliert und wenn das eben nicht so ist, dann kriegst du eins aufs Dach und dann heißt's: "War doch ausgemacht,

das war ihr Arbeitsauftrag". Bin schon auch bemängelt worden. Fühl mich dann manchmal schon sehr unter Druck gesetzt. Du kriegst nicht immer in jeden Mitarbeiter so alles rein, wie die Pflegedienstleitung oder die Geschäftsführung oder Klinikleitung es will. Erwartungen an mich als Leitung setzten mich unter Druck. Das ist teilweise frustrierend, aber wenn das mehr werden würde, dann würd ich mich aus der Leitung stückweit zurückziehen, damit es mir wieder besser geht.

Welche Möglichkeiten gibt es im Krankenhaus, um auf Probleme aufmerksam zu machen?
Ja, einmal in der Woche ein fester Termin, Jour-fixe, mit der M., Bereichspflegedienstleiterin, fest ausgemachter Termin, an den sich beide Seiten zu halten haben. Manchmal muss man den verschieben. Ich kann ihr dann auch Probleme auf Station mitteilen, auch wenn Mitarbeiter Probleme haben. Die Kommunikation mit der M. ist wirklich gut und auch auf ehrlicher Basis.

Dringt das dann auch an höhere Stellen durch?
Also wenn's jetzt um strukturelle Veränderungen geht, Änderungsvorschläge, Besprechen mit Herrn B., Situation z. B. mit hoher Personalunzufriedenheit, viele Überstunden, keiner rechtzeitig aus Schicht rausgekommen. Dann haben wir diese beiden Frühdienste eingeführt, überlegt, wo sind unsere Spitzenzeiten, was kann man umorganisieren, wo Entlastung schaffen, in Rücksprache mit Personalrat, jetzt Betriebsrat. Das hat alles die M. in die Wege geleitet und betreut. M. als Bereichspflegeleiterin, da bist du gut dran. Gibt Stationsschwestern, die nicht so gut dran sind. Das hat dann sehr etwas mit der Person zu tun. M. engagiert sich sehr.

Hast Du das Gefühl, dass Deine Arbeit von Kollegen und Patienten anerkannt wird?
Patienten: Rückmeldungen, dass es sicher kein leichter Beruf ist. Fragen, wie du damit klarkommst. Anerkennung teilweise. Genügend? Was ist genügend? Manchmal wünschte ich, es wäre ein bisschen mehr. Im Kolleginnenkreis wird schon anerkannt, ich als Leiterin, dass ich mich einsetze fürs Team.

Und von den Ärzten?
Gelobt wird selten von Ärzteebene. Oberärztin immer guter Ansprechpartner. Noch nie abgelehnt, immer angehört, auch bei organisatorischen Sachen zwischen Pflege und Arzt oder wenn es schon um Stellen ging. Hat versprochen, auch Brief an die Geschäftsleitung zu schreiben und sie hat immer ein offenes Ohr. Früherer Oberarzt, wenn der nicht wollte, dann war nichts zu machen. Für sie ist Pflege auch wichtig, aber Loben selten. Sie gibt es aber immer weiter, wenn Patient ihr sagt, er sei gut versorgt gewesen. Will schon, dass das dann auch kommuniziert wird. Viele Patienten, Angehörige schicken Karten, wenn jemand verstorben ist, bedanken sich für Betreuung. Das findet immer sehr großen Anklang im Team, ist mehr geworden.

Erwarten manche Patienten wegen der Nachrichten über den Abbau im Gesundheitswesen vielleicht weniger von der Krankenhausversorgung?
Neulich sagte ein Patient: "Ich hätte jetzt erwartet, dass man die Schwester nur geschwind einmal am Tag sieht. Aber sieh' an: man sieht sie tatsächlich!"

Würdest Du Deinen Beruf heute wieder ergreifen?
Ja, wobei ich manchmal schon Respekt vor den Entwicklungen habe, die sich um mich tun. Wobei ich mich aber nicht für so unflexibel halte, dass ich die jetzt nicht mitmachen könnte. Es wird sich etwas tun in Besetzungen. Diese Mindestbesetzungen pro Station, wenn du so und so viel Betten hast, so und so viel Stellen, daraus errechnet sich eine Mindestbesetzung, die ja mit Ausfall und Urlaub mit dieser Formel ausgerechnet wird. Da hab ich manchmal schon Angst, wenn die jetzt sagen: "Ihr braucht morgens nur noch zu zweit sein." Schafft man das dann, kriegst du dann alles hin?
X: "Wir haben schon andere Häuser in dieser Größe". Und dann vergleichen sie z. B. auch: Das ist 'ne Onkologie. Die arbeitet mit Mindestbesetzung so und so. Dann kann das hier in Y genauso sein. Wirtschaftlichkeit, weil das vergleichbar ist.
Bedenken, wie wird sich's verändern? Dann hat man schon gehört, dass X so eine Abteilung wie wir mit 22 Betten nicht als wirtschaftli-

che Größe zählt, wirtschaftliche Station: 30 bis 40 Betten. Auf Frage wie viel Leute früh, wie viel spät? Ja: drei, zwei, fast doppelte Zahl. Organisationsveränderungen sind notwendig. Wird nicht von jetzt auf gleich runtergefahren. Dann wurde mir erzählt von einer "ausreichenden Pflege". Dann wollte ich wissen, was das ist: "genügende Pflege". Wischiwaschi-haft.
Unser Berufsbild wird sich, weil es alles wirtschaftlich sein muss, von den Kosten und Budgetregelungen her, ändern. Ich sag mir dann: Fahr mal ein bisschen runter, du kannst trotzdem jemand gut versorgen, auch wenn es ein bisschen zackiger gehen muss, oder wie ich jetzt heute den mittleren Bereich hatte. Das war heute nicht so viel. Da denkt man auch, du hättest auch zwei Leute mehr betreuen können, Zwiespalt. Kann aber auch was dazwischen kommen, wir sind schließlich Akutkrankenhaus.

Interview 6:
Stellvertretende Stationsschwester Chirurgie/ Konfessionelles Haus

Warum bist Du Krankenschwester geworden?
Die Arbeit an dem Patienten, an dem kranken Menschen, hat mir damals imponiert. Ich hab ja auch Praktika gemacht in Krankenhäusern. Ich wollte halt irgendwas mit Menschen zu tun haben. 1986 angefangen, lange her, hab ja noch zu DDR-Zeiten gelernt. Heute ist die Ausbildung ja ganz anders, aber das war eigentlich super. War erst auf der Inneren, bin dann auf die Chirurgie gewechselt und bin dann auf der Chirurgie geblieben.

Welche Eigenschaften braucht eine gute Krankenschwester?
Umsichtigkeit. Man muss gut organisieren können, gerade als Leitung teamfähig sein. Liebe zum Beruf, sehr flexibel, weil heutzutage ja gerade auch ein Wechsel anstehen kann, man als Springer fungieren muss, von Station auf andere Fachbereiche wechseln müssen.

Braucht man eine gewisse Distanzfähigkeit?
Kommt auf jeden selber an. Ich kann's eigentlich sehr gut verdrängen, mit Sterbenden arbeiten, mit Schwerkranken. Aber da ist es schon so, dass ich aus dem Haus gehe und sage, so, jetzt kommt das

Private. Na klar nimmt man auch mal zwei, drei Sachen mit nach Hause und grübelt und macht sich Gedanken, je nachdem, was es auch für Patienten sind, wie nahe steht man dem Patienten, wie jung sind sie. Aber wenn man ein gutes privates Umfeld hat, dann geht das schon ganz gut. Oder auch innerhalb des Teams, dass man Sachen besprechen kann.

Welche Entwicklungen im Krankenhaus / auf der Station haben Deinen Arbeitsalltag am stärksten beeinflusst?
Einführung der Computer und der ganze Schreibkram, die ganze Dokumentation, was heute von enormer Wichtigkeit ist, bald mehr Bedeutung geschenkt wird, als der Pflege. Es wird wenig beachtet, wo du wirklich an dem Patienten gearbeitet hast. Personal weniger geworden. Das macht man ja auch alles noch mit. Wir machen natürlich auch noch alles weiter. Wir verbinden unsere Patienten, nehmen Blut ab, spritzen Injektionen, je nachdem was anfällt. Das ist auch in den Kliniken unterschiedlich. Das machen viele Kliniken eigentlich schon gar nicht mehr und dafür hab ich den Beruf ja auch gewählt, um das machen zu können und nicht für irgendwelchen Schreibkram da zu sein.

Könnte man die Dokumentation besser organisieren?
Eigentlich nicht, geht nicht anders. Im Gegenteil, wird ja sicherlich auch mehr in den nächsten Jahren.

Welche Möglichkeiten bestehen im Krankenhaus, um auftretende Probleme zu kommunizieren?
Ja, zunächst mal innerhalb des Teams und dann zur Pflegedienstleitung, die dann der Ansprechpartner ist. Die tragen das dann auch weiter. Oder je nachdem: Wenn man mal was mit den Ärzten hat, dass man da auch mal zum Chefarzt gehen kann. Kommt eigentlich selten vor. Das ist eigentlich recht gut hier. Kommunikation mit Ärzten funktioniert auch. Das Miteinander auch, na ja, mal mehr, mal weniger. Hängt auch davon ab, wen man vor sich hat. Immer noch die gleichen Ärzte wie im alten Krankenhaus, nicht so viele neue dazugekommen. Mit denen kann man auch reden und die haben auch 'ne Menge Berufserfahrung. Das geht ganz gut.

Hat sich Deine Einstellung zur Arbeit / Deine Berufsauffassung in den letzten Jahren geändert?
Eigentlich nicht. Ich möchte es nicht missen und ich könnte mir keinen anderen Beruf vorstellen. Klar ist man manchmal kaputt, aber ich denke, das, was du früher gearbeitet hast, hast du jetzt auch. Gerade heute, bei der schlechten Arbeitssituation, da kann man ja froh sein, dass man einen Job hat und dann auch noch so einen guten, auch wenn's vielleicht nicht so gut bezahlt wird.

Welche Frustrationsfaktoren fallen Dir ein?
Umzug ins neue Haus, Umstellungen. z. B. Essenbestellung. Die sagen, es wird alles moderner, aber letztlich müssen wir das jetzt alles in den Computer eingeben. Das hält alles auf. Stationsassistentin, die es im alten Haus noch gegeben hat, die auch fürs Essenausteilen verantwortlich war, die uns sehr viel abgenommen hat, die gibt es nun auch nicht mehr. Das müssen wir jetzt halt auch noch alles mitmachen. Tablettsystem, das hatten wir vorher nicht, manchmal ärgerlich, wegen der Rennerei. Vieles könnte noch optimiert werden.
Manche Ärzte, die denken schon, dass sie der Halbgott in Weiß sind, aber es sind wirklich wenige. Auch mal 'nen Anschiss kriegen, wenn man fünf Minuten zu spät in den OP kommt, weil oben noch Visite war. Aber selten, nimmt man dann auch nicht persönlich. Das ist nicht schlimm. Das gleicht sich dann wieder an irgendeiner Stelle aus.

Wird Deine Arbeit von Kollegen und Patienten anerkannt?
Denke schon. Gibt immer wieder Patienten, die sich bedanken, die froh sind, dass sie nach Hause gehen dürfen: "Wir empfehlen sie weiter", "Wir kommen wieder, wenn irgendwas ist".
Wenn ich eine Kritik bekomme, dann kann ich die mir auch annehmen, aber die muss gerechtfertigt sein. Wenn ich weiß, gut okay, ich hab da echt Mist gebaut, dann nehm' ich das auch auf meine Kappe. Aber wenn nicht, dann kann ich mich auch verteidigen.

Werden Fehler im Team besprochen?
Das kommt auf den Fehler an. Ich meine, es kommt höchstens mal vor, dass man nicht ordentlich rasiert bei Patientenvorbereitung für

OP oder dass mal ein Medikament nicht richtig gestellt wird, nicht mittags sondern früh. Aber zumindest bei uns auf Station kommt das nicht so vor.

Wie kriegt Ihr den wirtschaftlichen Druck im Gesundheitswesen mit?
Über Personalmangel, und dann ist es auch so: Die Patienten liegen ja nicht mehr so lange wie früher. Es ist eine unheimlich kurze Liegedauer. Man hat auch dadurch weniger Kontakt zum Patienten, weniger Zeit sich mit dem Patienten zu beschäftigen. Es ist auch egal, ob das nun ein alter oder ein junger Mensch ist. Wenn gesagt wird, die Zeit ist vorbei, nach vier, fünf Tagen, er muss jetzt gehen, egal wie es ihm geht. Möglichkeiten, dass auf Station anders zu organisieren. Das machen wir schon. Wichtig, sag ich mal, ist immer, dass die Betten voll sind, egal was da liegt, wie es uns geht, ob da nun viel Pflege ist, wenig Pflege, viel Personal da ist. Wichtig ist, dass die Betten voll sind. Und da hat man dann auch den Eindruck, dass unserem Chefarzt bei 'ner Besprechung vielleicht von höherer Stelle gesagt wird: "Sie haben jetzt vielleicht nur noch 80 Prozent Auslastung oder 70 Prozent Auslastung, das muss sich ändern, und das merkt man dann schon sehr. Oder auch die Patienten, die früher zwei, drei Tage auf ITS lagen, die kommen jetzt eigentlich schon am nächsten Tag zu uns zurück und das ist dann auch eine Belastung für uns, wenn jetzt Schwerkranke zu uns zurückkommen, wenn wir halt wenig Personal sind, das muss man ja auch alles noch kompensieren. Es geht irgendwie. Wir können uns gar nicht so intensiv um diese Patienten kümmern wie die dort. Wir kommen vielleicht eins, zwei, dreimal in das Zimmer. Auf ITS Zimmer ist immer eine Pflegekraft rund um die Uhr für den Patienten zuständig. Das ist schon was anderes.

Meinst Du, dass die Ärzte heute gestresster sind?
Das kommt auch drauf an. Wenn sie vielleicht gerade mal wieder von oben eins auf den Deckel gekriegt haben, denk schon, dass die mehr Druck haben, die Betten zu füllen als das früher war. Da hatten sie die Leute sechs, sieben Tage liegen, ohne dass da was ist, die Briefe mussten nicht gleich geschrieben werden. Die sollen jetzt schon fertig sein, wenn der Patient nach Hause geht. Die haben schon viel

Druck von ihrem Chef, bzw. der von oben. Umso besser alles läuft, desto besser ist es ja fürs Haus. Das spricht sich ja dann auch rum. Unser Haus hat, glaub ich, auch 'nen guten Ruf, im Gegensatz zum Klinikum. Aber das ist alles relativ. Das kann sich auch schnell ändern.

Spürt Ihr die christliche Ausrichtung des Hauses?
Weniger. Also wir müssen nicht christlich sein, katholisch oder evangelisch. In der Krankenpflegeschule ist es noch anders. Die haben noch so Einkehrtage und hier ist es eigentlich so, dass hier einmal die Woche die Schwester M. J. durch die Zimmer geht. Wir können zwar die Seelsorge anrufen, wenn irgendetwas ist. Machen wir auch, wenn halt ein Patient 'nen Wunsch hat. Und abends sind halt Gottesdienste, aber sonst ist das vielleicht nicht mehr so streng wie früher.
Ich selbst bin nicht christlich. Ich könnte auch im Klinikum arbeiten, ist größer, aber die Bettenzahl pro Station auch 32, genau wie hier. Aber ansonsten, ich bin froh, hier zu sein, aber nicht nach christlicher Orientierung ausgesucht.
Man weiß ja auch nicht, was die Wirtschaft jetzt macht oder die nächste Gesundheitsreform, oder Bettenabbau, Personalabbau. Anstehende Wahl. CDU will Schichtzuschläge kürzen, wegfallen lassen. Da sind wir jetzt gespannt, wie das wird, denn wer soll denn dann arbeiten? Jetzt machen wir's noch wegen des Zuschlags. Nachtzuschlag, Schichtzuschlag ist auch nicht viel, aber wir machen's halt. Dann kann Frau Merkel sich gerne mal nachts hier hinlegen, ohne betreut zu werden. Ich meine, das betrifft ja nicht nur uns.

Literatur

Aiken, Linda H., Sermeus Walter (2012), Patient safety, satisfaction, and quality of hospital care: cross sectional surveys of nurses and patients in 12 countries in Europe and the United States, in : BMJ 2012;344:e1717 doi: 10.1136/bmj.e1717 (veröffentlicht: 20. März 2012)

Albrecht, Harro (2006), Die Heilkraft des Vertrauens, in: Die Zeit, Nr. 32, 3. August 2006, S. 25-26

Albrecht, Harro (2006), Apotheke im Kopf, in: Die Zeit, Nr. 32, 3. August 2006, S. 27

AQUA (2010), Allgemeine Methoden im Rahmen der sektorenübergreifenden Qualitätssicherung im Gesundheitswesen nach § 137a SGB V, Version 2.0, Stand 30. Juni 2010

Aristoteles (1985), Nikomachische Ethik, Meiner, Hamburg

Augurzky, Boris; Beivers, Andreas; Gülker, Rosemarie (2012), Bedeutung der Krankenhäuser in privater Trägerschaft, Materialien des Rheinisch-Westfälischen Instituts für Wirtschaftsforschung, Heft 72

Badke, Volker (2007), Empathie in der Pflege - ihre Dimensionen und Bedeutung für Patienten mit Krebs, in: Pflegezeitschrift 7/2007, S. 383-387

Baier, Annette C. (1994), Moral Prejudices. Essays on Ethics, Harvard University Press, Cambridge, Mass. [u. a.]

Bakker, Arnold; Demerouti, Evangelia (2007), The job demands-resources model: State of the art, in: Journal of Managerial Psychology, 22, p. 309-328

Bär, Stefan (2011), Das Krankenhaus zwischen medizinischer und ökonomischer Vernunft, VS Verlag, Wiesbaden

Bartholomäus, Ulrike (2010), "Die Klinik verkommt zum Marktplatz", in: Focus, Nr. 16, S. 76-77

Bartholomeyczik, Sabine (2009), Pflege im Krankenhaus unter den Bedingungen des sich wandelnden Gesundheitswesen, in: Zeitschrift für medizinische Ethik, 2009, Heft 1, S. 73-84

Baurmann, Michael (2000), Der Markt der Tugend. Recht und Moral in der liberalen Gesellschaft, Mohr Siebeck, Tübingen, (1. Auflage 1996)

Baurmann, Michael (2002), Vertrauen und Anerkennung, in: Andrea Maurer, Michael Schmid (Hg.), Neuer Institutionalismus, Campus Verlag, Frankfurt am Main, S. 107-132

Becker, Arend (2010), Steuerungsinstrumente des GBA im Rahmen der Arzneimittelversorgung, in MedR (2010) 28:218-225

Binmore, Ken (1998), Just Playing: Game Theory and the Social Contract II, MIT Press, Cambridge, Mass.

Binmore, Ken (2005), Natural Justice, Oxford University Press, Oxford, New York

Bischoff, Claudia (1992), Frauen in der Krankenpflege. Zur Entwicklung von Frauenrolle und Frauenberufstätigkeit im 19. und 20. Jahrhundert, Campus Verlag, Frankfurt, New York

Bley, Helmar (1981), Die (Un)Zumutbarkeit als Sozialrechtsbegriff, in: Im Dienste des Sozialrechts, FS Georg Wannagat (Hrsg. Wolfgang Gitter, Werner Thieme, Hans F. Zacher), Carl Heymanns Verlag, Köln, S. 19-49

Blum, Karl; Offermanns, Matthias; Perner, Patricia, Deutsches *Krankenhausinstitut* e.V. (2007), Krankenhaus Barometer. Umfrage 2007, http://www.dkgev.de/pdf/2075.pdf (aufgerufen am 23.02.2010, 16:24Uhr)

Blum, Karl; Offermanns, Matthias; Perner, Patricia, Deutsches *Krankenhausinstitut* e.V. (2008), Krankenhaus Barometer. Umfrage 2008, http://www.dkgev.de/media/file/5111.Bericht_KH_Barometer_2008.pdf (aufgerufen am 23.02.2010, 16:50 Uhr)

Blum, Karl; Offermanns, Matthias, Deutsches *Krankenhausinstitut* e.V. (2009), Krankenhaus Barometer. Umfrage 2009, http://www.dki.de/PDF/Bericht%20KH%20Barometer%202009.pdf (aufgerufen am 24.02.2010, 9:15 Uhr)

Blum, Karl; Offermanns, Matthias; Löffert, Sabine, Deutsches *Krankenhausinstitut* e.V. (2011), Krankenhaus Barometer. Umfrage 2011, http://www.dki.de/PDF/Krankenhaus%20Barometer%202011.pdf (aufgerufen am 14.02.2012, 17:13 Uhr)

Bohnet, Iris; Frey, Bruno S.; Huck, Steffen (2000), More Order with Less Law: On Contract Enforcement, Trust, and Crowding, Working Paper No. 52, Institute for Empirical Research in Economics, http://e-collection.ethbib.ethz.ch/ecol-pool/incoll/incoll_565.pdf (aufgerufen am 12.02. 2006, 10:15 Uhr)

Brändle, Guido; Liese, Bodo; Köhler, Nicola (2011), Das G-DRG-System Version 2012, in: Das Krankenhaus 12/2011, S. 1245-1259

Braun, Bernard; Buhr, Petra; Klinke, Sebastian et al. (2010a), Pauschalpatienten, Kurzlieger und Draufzahler - Auswirkungen der DRGs auf Versorgungsqualität und Arbeitsbedingungen im Krankenhaus, Huber, Bern

Braun, Bernard; Klinke, Sebastian; Müller, Rolf (2010b), Auswirkungen des DRG-Systems auf die Arbeitssituation im Pflegebereich von Akutkrankenhäusern, in: Pflege & Gesellschaft 15 Jg. 2010 Heft 1, S. 5-19

Brink, Alexander (2002), VBR Value-Based-Responsibility. Teil 1 Theoretischer Ansatz zur Integration ethischer Aspekte in die wertorientierte Unternehmensführung, Rainer Hampp Verlag, München

Brink, Alexander; Tiberius, Victor (Hrsg.) (2005), Ethisches Management. Grundlagen eines wert(e)orientierten Führungskräfte-Kodex, Haupt Verlag, Bern

Bundesärztekammer (2011), (Muster-)Berufsordnung für die in Deutschland tätigen Ärztinnen und Ärzte - MBO-Ä 1997 - in der Fassung der Beschlüsse des 114. Deutschen Ärztetages 2011 in Kiel, http://bundesaerztekammer.de/downloads/MBO_08_2011.pdf (aufgerufen am 24.03.2012, 15:07 Uhr

Burisch, Matthias (2006), Das Burnout-Syndrom. Theorie der inneren Erschöpfung. 3. Auflage, Springer, Heidelberg

Busch, Hans-Peter (2011), Das Berufsbild "Chefarzt" im Wandel, in: Das Krankenhaus 3/2011, S. 229-234

Chambliss, Daniel F. (1996): Beyond Caring, The University of Chicago Press, Chicago, London

Charta zur ärztlichen Berufsethik (2002), in: Medizinische Klinik, Volume 97, Number 11, November 2002, http://www.springerlink.com/content/620e2uyu6x9mrj65/fulltext.pdf (aufgerufen am 03. 07. 2007, 11:45 Uhr)

Dahrendorf, Ralf (1968), Homo Sociologicus. Versuch der Geschichte, Bedeutung und Kritik der Kategorie der sozialen Rolle, in: Pfade aus Utopia, München

Dannecker, Gerhard; Huster, Stefan; Katzenmeier, Christian et al. (2009), Priorisierung: Notwendiger rechtlicher Gestaltungsspielraum, in: Deutsches Ärzteblatt 2009; 106(41): A-2007 / B-1721 / C-1685, http://www.aerzteblatt.de/v4/archiv/artikel.asp?id=66226 (aufgerufen am 12.04.2010, 18:39 Uhr)

Debatin, J.F.; Ekkernkamp, A., Schulte, B. (Hrsg.) (2010), Krankenhausmanagement, Medizinische Wissenschaftliche Verlagsgesellschaft, Berlin

Deci, Edward L., Ryan, Richard M. (1985), Intrinsic Motivation and Self-Determination in Human Behavior, Plenum Press, New York, London

Deutsch, Erwin; Spickhoff, Andreas (2008), Medizinrecht, Springer, Berlin, Heidelberg

Deutscher Berufsverband für Pflegeberufe, ICN-Ethikkodex für Pflegende, http://www.dbfk.de/download/ICN-Ethikkodex-DBfK.pdf

Deutscher Ethikrat (2011), Nutzen und Kosten im Gesundheitswesen - Zur normativen Funktion ihrer Bewertung, Stellungnahme, Berlin, http://ethikrat.org/dateien/pdf/stellungnahme-nutzen-und-kosten-im-gesundheitswesen.pdf (aufgerufen am 12.04.2012, 10:02 Uhr)

Deutscher Pflegerat e.V. (2004), Rahmen-Berufsordnung für professionell Pflegende, Berlin, http://www.pflegekammer-niedersachsen.de/Seiten/Rahmen-Berufsordnung.pdf (aufgerufen am 03.02.2011, 10:44 Uhr)

Deutsches Ärzteblatt (2010), Ärztekammer sieht versteckte Rationierung, 6. Dezember 2010, http://www.aerzteblatt.de/nachrichten/43788/Aerztekammer_sieht_versteckte_Rationierung.htm (aufgerufen am 07. 12. 2010, 9:19 Uhr)

Deutsches Ärzteblatt (2012), Kammer Westfalen-Lippe warnt vor Substitution ärztlicher Tätigkeiten, 21.02.2012, http://www.aerzteblatt.de/nachrichten/49197 (aufgerufen am 21.02.2012, 10:19 Uhr)

Deutsches Ärzteblatt (2012), Ökonomischer Druck drängt Chirurgen zu bestimmten Methoden, 10. April 2012, http://www.aertzeblatt.de/nachrichten/49783 (aufgerufen am 11.04.2012, 09:13 Uhr)

Deutsches Ärzteblatt (2012), Schleswig-Holstein gründet Pflegekammer, 12. November 2012, http://www.aerzteblatt.de/nachrichten/52357 (aufgerufen am 04.02.2013, 13:16Uhr)

Dietrich, Frank; Imhoff, Imhoff; Kliemt, Hartmut (Hrsg.) (2004), Standardisierung in der Medizin. Qualitätssicherung oder Rationierung?, Schattauer, Stuttgart, New York

Döhler, Marian (1997), Die Regulierung von Professionsgrenzen. Struktur und Entwicklungsdynamik von Gesundheitsberufen im internationalen Vergleich, Campus Verlag, Frankfurt am Main

Dross, Fritz (2004), Krankenhaus und lokale Politik 1770-1850. Das Beispiel Düsseldorf, Klartext Verlag, Essen

Eberl, Inge; Bartholomeyczik, Sabine; Donath, Elke (2005), Die Erfassung des Pflegeaufwands bei Patienten mit der medizinischen Diagnose Myokardinfarkt, in: Pflege 2005; 18:364-372

Elkeles, Barbara (1996), Der Patient und das Krankenhaus, in: Alfons Labisch, Reinhard Spree (Hg.), "Einem jeden Kranken in einem Hospitale sein eigenes Bett". Zur Sozialgeschichte des Allgemeinen Krankenhauses in Deutschland im 19. Jahrhundert, Campus Verlag, Frankfurt am Main, New York, S. 357-373

Etzioni, Amitai (1961), A Comparative Analysis of Complex Organizations. On Power, Involvement, and their Correlates, The Free Press, New York

Etzioni, Amitai (1964), Modern Organizations, Foundations of Modern Sociology Series, Prentice-Hall, Englewood Cliffs, New Jersey

Etzioni, Amitai (1971), A Comparative Analysis of Complex Organizations. On Power, Involvement, and their Correlates, Revised and Enlarged Edition, The Free Press, New York

Etzioni, Amitai (1988), The Moral Dimension. Toward A New Economics. The Free Press, New York

Foucault, Michel (2004), Hermeneutik des Subjekts. Vorlesung am Collège de France (1981/82), Suhrkamp, Frankfurt am Main

Franke, Detlef Hans (2007), Krankenhausmanagement im Umbruch, Kohlhammer, Stuttgart

Franz, Dominik (2011), Wer kodiert im Krankenhaus? Ergebnisse einer Umfrage zur Durchführung der DRG-Kodierung in Krankenhäusern

Nordrhein-Westfalens, in: Gesundheitsökonomie & Qualitätsmanagement 6/2011, S. 363-368

Freeman, Edward R., (1984), Strategic Management: A Stakeholder Approach, Pitman Books, London

Freidson, Eliot (1988), Profession of Medicine. A Study of the Sociology of Knowledge, University of Chicago Press, Chicago

Frey, Bruno S. (1997), Not Just for the Money. An Economic Theory of Personal Motivation, Edward Elgar, Northampton

Frey, Bruno S. (2002), Publishing as Prostitution? Choosing Between One's Own Ideas and Academic Failure, Working Paper No. 117, Institute for Empirical Research in Economics, University of Zurich

Frey, Bruno S. (2006), Evaluitis - Eine neue Krankheit, Working Paper No. 293, Institute for Empirical Research in Economics, University of Zurich

Friesacher, Heiner (2009), Ethik und Ökonomie. Zur kritisch-normativen Grundlegung des Pflegemanagements und der Qualitätsentwicklung, in: Pflege & Gesellschaft 14. Jg. 2009 Heft 1, S. 5-23

Fuchs, Christoph; Nagel, Eckhard; Raspe, Heiner (2009), Rationalisierung, Rationierung und Priorisierung - was ist gemeint?, in: Deutsches Ärzteblatt 2009; 106(12): A-554 / B-474 / C-458, http://www.aerzteblatt.de/v4/archiv/artikel.asp?id=63854 (aufgerufen am 18.03.2010, 11:15 Uhr)

Galatsch, Michael; Krüger, Cäcilia, Bartholomeyczik, Sabine et al. (2007), Die Auswirkungen der DRG-Einführung aus Sicht der Pflege, in: Pflegezeitschrift 5/2007, S. 272-276

Gambetta, Diego (1988), Trust: Making and Breaking Cooperative Relations, Basil Blackwell, Oxford

Gauthier, David P. (1986), Morals by Agreement, Clarendon Press, Oxford [u. a]

Gesellensetter, Catrin (2012), Wenn der Arzt zum Kaufmann wird, in: Handelsblatt, 8. Februar 2012, http://www.handelsblatt.com/finanzen/recht-steuern/streitfall-des-tages-wenn-der-arzt-zum-kaufmann-wird/6175692-html (aufgerufen am 28.03.2012, 10:28 Uhr)

Giddens, Anthony ([1970]1990), Central Problems in Social Theory. Action, structure and contradiction, University of California Press, Berkeley, Los Angeles

Goldman, Alvin (1999), Knowledge in a Social World, Clarendon Press, Oxford

Goldschmidt, Andreas; Hilbert, Josef (Hrsg.) (2011), Krankenhausmanagement mit Zukunft. Orientierungswissen und Anregungen von Experten, Thieme, Stuttgart

Goode, W. J. (1957), Community within a Community: The Professions, in: American Sociological Review, Vol. 22, No. 2, p. 194-200

Grether, Thomas (2011), Gutes Management bestimmt den Erfolg, in: f&w 1/2011, S. 34-36

Greve, Werner (Hrsg.) (2000), Psychologie des Selbst, Psychologie Verlags Union, Weinheim

Güth, Werner; Kliemt, Hartmut (2006), Evolutionäre Spieltheorie in der Ökonomik, in: Peter Weise (Hg.), Evolution in Wirtschaft und Gesellschaft, Metropolis, Marburg, S. 61-169

Habermas, Jürgen (1992), Moralbewusstsein und kommunikatives Handeln, Suhrkamp, Frankfurt am Main, 5. Auflage

Hänel, Patricia; Rasche, Christoph; Tiberius, Victor (2011), Ärzte im Zwiespalt von Geld und Autonomie, in: f & w 3/2011, S. 248-259

Hardin, Russell (2001), Conceptions and Explanations of Trust, in: Karen S. Cook (ed.), Trust in Society, Russell Sage Foundation, New York

Hardin, Russell (2002), Trust and Trustworthiness, Russell Sage Foundation, New York

Hart, H. L. A. ([1961], 1994), The Concept of Law, Clarendon Press, Oxford

Hartmann, Stephan; Fahrbach, Ludwig, Normativität und Bayesianismus, http://stephanhartmann.org/Hartmann_Normativity.pdf#search=%22Bayesianismus%22 (aufgerufen am 26.09.06, 16:15 Uhr)

Hausman, Daniel M. (2004), Book Review Trust and Trustworthiness, in: Economics and Philosophy, Volume 20, Number 1, April 2004, p. 240-246

Hobbes, Thomas ([1642] 1959), Vom Menschen, Vom Bürger (Elemente der Philosophie II/III), Felix Meiner, Hamburg

Hobbes, Thomas ([1651] 1985), Leviathan, Penguin Books, London

Hobbes, Thomas ([1651] 1996), Leviathan, Felix Meiner, Hamburg

Hobbes, Thomas ([1651] 2005), Leviathan, Reclam, Stuttgart

Hoffmann, Claudia (2007), Aktives Marketing als Erfolgsstrategie, in: f&w 6/2007, S. 622-624

Hoppe, Jörg-Dietrich (2009), Verteilungsgerechtigkeit durch Priorisierung - Patientenwohl in Zeiten der Mangelverwaltung, Rede zur Eröffnung des 112. Deutschen Ärztetages am 19. Mai 2009, http://www.bundesaerztekammer.de/downloads/112-DAET-Rede-Hoppe-1905092.pdf (aufgerufen am 11.04.2012, 12:15 Uhr)

Huerkamp, Claudia (1980), Ärzte und Professionalisierung in Deutschland, in: Geschichte und Gesellschaft, Jg. 6, Vandenhoeck & Ruprecht, Göttingen, S. 349-382

Huerkamp, Claudia (1985), Der Aufstieg der Ärzte im 19. Jahrhundert. Vom gelehrten Stand zum professionellen Experten: Das Beispiel Preußens, Vandenhoeck & Ruprecht, Göttingen

Huster, Stefan (2010), Die Methodik der Kosten-Nutzen-Bewertung in der Gesetzlichen Krankenversicherung, in: MedR (2010) 28:234-240

Huster, Stefan (2011), Rechtsfragen der frühen Nutzenbewertung? in: GesR 2/2011, S. 76-82

IGES Institut (2010), G-DRG Begleitforschung gemäß § 17b Abs. 8 KHG. Endbericht des ersten Forschungszyklus 2004-2006, http://www.g-drg.de/cms/index.php/inek_site_de/content/view/full/2495 (aufgerufen am 12.04.2010, 15:23 Uhr)

IGES Institut (2011), G-DRG Begleitforschung gemäß § 17b Abs. 8 KHG. Endbericht des zweiten Forschungszyklus 2006-2008, http://www.g-drg/cms/content/view/full/2939 (aufgerufen am 13.04.2012, 09:34 Uhr)

Institut für das Entgeltsystem im Krankenhaus (2010), Deutsche Kodierrichtlinien. Allgemeine und spezielle Kodierrichtlinien für die Verschlüsselung von Krankheiten und Prozeduren, Version 2010, http://www.g-drg.de/cms/index.php/inek_site_de/G-DRG-System_2010/Kodierrichtlinien (aufgerufen am 01.04.2010, 13:29 Uhr)

Institut für Medizinsoziologie, Versorgungsforschung und Rehabilitationswissenschaft (IMVR) der Universität zu Köln (2011), Patientenbefragung 2010. Ergebnisse der von der Deutschen Krebsgesellschaft e. V. veranlassten Befragung in zertifizierten Brustkrebszentren, http://www.krebsgesellschaft.de/download/Ergebnisbericht_DKG_Patientenbefragung_2010.pdf (aufgerufen am 21.02.2012, 11:38 Uhr)

Iseringhausen, Olaf (2007), Die Qualität der Qualität. Anspruch und Wirklichkeit des Qualitätsmanagements im Gesundheitswesen, ibidem-Verlag, Stuttgart

Jansen, Martin (2011), Krank arbeiten statt gesund pflegen. Präsentismus im Krankenhaus, Huber, Bern

Jütte, Robert (1996), Vom Hospital zum Krankenhaus: 16. - 19. Jahrhundert, in: Alfons Labisch, Reinhard Spree (Hg.), "Einem jeden Kranken in einem Hospitale sein eigenes Bett". Zur Sozialgeschichte des Allgemeinen Krankenhauses in Deutschland im 19. Jahrhundert, Campus Verlag, Frankfurt am Main, New York, S. 31-50

Kahneman, Daniel; Tversky, Amos (Eds.) (2000), Choices, Values, and Frames, Russell Sage Foundation, Cambridge University Press, New York

Kant, Immanuel ([1784]1999), Was ist Aufklärung? Ausgewählte kleine Schriften, Felix Meiner, Hamburg

Kant, Immanuel ([1786], 2. Aufl., 1972), Grundlegung der Metaphysik der Sitten, Reclam, Stuttgart

Kant, Immanuel ([1788] 1997), Kritik der Praktischen Vernunft, Suhrkamp, Frankfurt am Main, (3. Auflage)

Kant, Immanuel ([1797] 1990), Die Metaphysik der Sitten, Reclam, Stuttgart

Katholischer Krankenhausverband Deutschlands und Deutscher Evangelischer Krankenhausverband (2011), Stellungnahme zu drei Aspekten des Entwurfs eines Gesetzes zur Verbesserung der Versorgungsstrukturen in der gesetzlichen Krankenversicherung (GKV-Versorgungsstrukturgesetz - GKV-VStG), Berlin und Freiburg i. Br., 3. November 2011, http://www.dekv-wissen.de/fileadmin/user_upload/downloads/Wissenportal/GKV-VStG_Stn-CKiD_111103.pdf (aufgerufen am 14.02.2012, 10:54 Uhr)

Kautz, Hanno (2004), Zwischen Machbarkeit, ärztlichem Ethos und Verantwortung, in: Ärzte Zeitung, 16. April.2004, http://www.aerztezeitung.de/docs/2004/04/16/070a0602.asp?cat=/magazin/ethik_in_der_medizin (aufgerufen am 16.04.2004, 13:10 Uhr)

Keogh, Johann (1997), Professionalization of nursing: development, difficulties and solutions, in: Journal of Advanced Nursing 25 (2), p. 302-308

Keun, Friedrich; Prott, Roswitha (2008), Einführung in die Krankenhaus-Kostenrechnung. Anpassung an neue Rahmenbedingungen, 7. Auflage, Gabler, Wiesbaden

Khushf, George (2001), Conflicts of Interest and Medical Professionalism: On the Need for increased Collaboration between Clinicians and Administrators, in: The Journal of the South Carolina Medical Association, Vol. 97, p. 508-513

Kirchner, Helga; Kirchner, Wilhelm (2009), Professionelles Management im Krankenhaus. Erste Hilfe für leitende Ärztinnen und Ärzte, Thieme, Stuttgart

Klauber, Jürgen; Robra, Bernt-Peter; Schellschmidt, Henner (2007), Krankenhaus-Report 2006, Schattauer, Stuttgart, New York

Klauber, Jürgen; Robra, Bernt-Peter; Schellschmidt, Henner (2008), Krankenhaus-Report 2007, Schattauer, Stuttgart, New York

Klauber, Jürgen; Robra, Bernt-Peter; Schellschmidt, Henner (2009), Krankenhaus-Report 2008/2009, Schattauer, Stuttgart, New York

Klauber, Jürgen; Geraedts, Max; Friedrich, Jörg (2010), Krankenhaus-Report 2010, Schattauer, Stuttgart

Klauber, Jürgen; Geraedts, Max; Friedrich, Jörg (2011), Krankenhaus-Report 2011, Schattauer, Stuttgart

Kliemt, Hartmut (1985), Moralische Institutionen. Empirische Theorien ihrer Evolution, Alber, München

Klinke, Sebastian (2003), Ordnungspolitischer Wandel im Gesundheitssystem als Folge der Reformgesetzgebungsbemühungen, Diplomarbeit im Fach Politikwissenschaft, Internetversion, http://www.sebastian-klinke.de/forschung/DiplGesamt.pdf (aufgerufen am 18.02.2010, 16:15 Uhr)

Klinke, Sebastian (2008), Ordnungspolitischer Wandel im stationären Sektor, 30 Jahre Gesundheitsreform, DRG-Fallpauschalensystem und ärztliches Handeln im Krankenhaus, Pro Business, Berlin

Knoepffler, Nikolaus; Haniel, Anja (Hrsg.) (2000), Menschenwürde und medizinische Konfliktfälle, S. Hirzel Verlag, Stuttgart, Leipzig

Krukemeyer, Manfred Georg; Marckmann, Georg; Wiesing, Urban (Hg.) (2005), Krankenhaus und soziale Gerechtigkeit, Schattauer, Stuttgart

Kühl, Stefan (2000), Das Regenmacher-Phänomen. Widersprüche und Aberglaube im Konzept der lernenden Organisation, Campus Verlag, Frankfurt am Main

Künschner, Alfred (1992), Wirtschaftlicher Behandlungsverzicht und Patientenauswahl. Knappe medizinische Ressourcen als Rechtsproblem, Enke, Stuttgart

Lahno, Bernd (2002), Der Begriff des Vertrauens, Mentis, Paderborn

Langer, Andreas; Manzeschke, Arne (2009), Professionelles Management in der Medizin und der Sozialen Arbeit, in: Michaela Pfadenhauer, Thomas Scheffer (Hrsg.), Profession, Habitus und Wandel, Peter Lang, Frankfurt am Main, S. 153-179

Lauterbach, Karl W.; Lüngen, Markus; Schrappe, Matthias (2004), Gesundheitsökonomie, Qualitätsmanagement und Evidence-based Medicine, Schattauer, Stuttgart

Lauterbach, Karl W.; Lüngen, Markus; Schrappe, Matthias (2010), Gesundheitsökonomie, Qualitätsmanagement und Evidence-based Medicine, 3. Auflage, Schattauer, Stuttgart

Levi, Isaac (1970), Probability and Evidence, in: Marshal Swain (Ed.), Induction, Acceptance and Rational Belief, D. Rediel Publishing Company, Dordrecht, p. 134-156

Levi, Isaac (1984), Decisions and Revisions. Philosophical Essays on Knowledge and Value, Cambridge University Press, Cambridge, London [u. a]

Lohmann, David (1997), Das Bielefelder Diakonie Management Modell, Chr. Kaiser, Gütersloh

Lübbe, Weyma (1991), Legitimität kraft Legalität, J.C.B. Mohr (Paul Siebeck), Tübingen

Lübbe, Weyma (1993), Wie ist Legitimität durch Legalität möglich? Rekonstruktion der Antwort Max Webers, in: Archiv für Rechts- und Sozialphilosophie, Vol. 79, Heft 1, Franz Steiner Verlag, Stuttgart

Lübbe, Weyma (2010), QALYs, Zahlungsbereitschaft und implizite Lebenswert-Urteile. In welchen Kategorien begreifen wir das öffentliche Gesundheitswesen?, in: Zeitschrift für Evidenz, Fortbildung und Qualität im Gesundheitswesen (ZEFQ), S. 202-208

Luhmann, Niklas (1973), Vertrauen. Ein Mechanismus zur Reduktion sozialer Komplexität, 2. erw. Aufl., Ferdinand Enke Verlag, Stuttgart

Lüngen, Markus; Lauterbach, Karl W. (2003), DRG in deutschen Krankenhäusern. Umsetzung und Auswirkungen, Schattauer, Stuttgart, New York

Manzeschke, Arne (2006), Wenn das Lächeln verloren geht. Beobachtungen zu Profession und Ethos in den Gesundheitsberufen, in: Sozialer Sinn. Zeitschrift für hermeneutische Sozialforschung Heft 2, 7 (2006), S. 251-272

Manzeschke, Arne (2008), DRG und die Folgen der Deprofessionalisierung, in: Moritz Gerhardt und Stefan Kolb u. a. (Hrsg.): Dokumentation des Internationalen IPPNW-Kongresses in Nürnberg vom 20.-22. Oktober 2006, Mabuse, Frankfurt am Main, S. 353-382

Manzeschke, Arne; Brink, Alexander (2010), Versprechen, Vertrag und Supererogation in Non-Profit-Organisationen, in: Ludwig Theuvsen, Reinbert Schauer und Markus Gmür (Hrsg.): Stakeholdermanagement in Non-Profit-Organisationen, Trauner, Linz, S. 125-141

Marckmann, Georg; Strech, Daniel (2009), Auswirkungen der DRG-Vergütung auf ärztliche Entscheidungen: Eine ethische Analyse, in: Zeitschrift für medizinische Ethik, 2009, Heft 1, S. 15-27

Matusche-Beckmann, Annemarie (2001), Das Organisationsverschulden, Mohr Siebeck, Tübingen

Meyer, Thorsten (2009), Zusammenhang zwischen Priorisierung und Rationierung - zwei Modelle, in: Zeitschrift für Evidenz, Fortbildung und Qualität im Gesundheitswesen (ZEFQ) 103: 80-84, Nachdruck in: Mitteilungen der Deutschen Gesellschaft für Chirurgie 2009, Heft 3/09: 231-235, http://www.dgch.de/attachments/174_014_DGCH_0309_online.pdf (aufgerufen am 12.04.2010, 18:10 Uhr)

Möller, Ute; Hesselbarth, Ulrike (1998), Die geschichtliche Entwicklung der Krankenpflege, 2. Auflage, Brigitte Kunz Verlag, Hagen

Momsen, Carsten (2006), Die Zumutbarkeit als Begrenzung strafrechtlicher Pflichten, Nomos, Baden-Baden

Moscho, Alexander; Rowold, Maren; Wettke, Jürgen, Beyersdorf, Friedhelm (2006), Spitzenmedizin zu bezahlbaren Preisen, in: f&w 2/2006, S. 156-159

Naegler, Heinz (2011a), Personalmanagement im Krankenhaus, 2., erweiterte Auflage, Medizinisch Wissenschaftliche Verlagsgesellschaft, Berlin

Naegler, Heinz (2011b), Management der sozialen Verantwortung im Krankenhaus, Medizinisch Wissenschaftliche Verlagsgesellschaft, Berlin

Nell, Mathias; Paffen, Robert (2009), Spielregeln für die Reputation, in: f&w 5/2009, S. 484-487

Osterloh, Falk (2010), Krankenhausstatistik: Privatisierungstrend hält an, in: Deutsches Ärzteblatt 2010; 107(34-35): A-1601 / B-1425 / C-1405

Panke-Kochinke, Birgit (2001), Die Geschichte der Krankenpflege (1679-2000). Ein Quellenbuch, Mabuse, Frankfurt am Main

Passow, Susanne (2004), Vertrauen der Patienten darf niemals beschädigt werden, in: Ärzte Zeitung, http://www.aerztezeitung.de/docs/2004/06/14/108a1301.asp?cat=/geldundrecht/recht (aufgerufen am 14.06.2004, 11:40 Uhr)

Paul, Norbert (1996), Arztinitiativen bei der Gestaltung des Krankenhauses in der Zeit des Aufgeklärten Absolutismus, in: Alfons Labisch, Reinhard Spree (Hg.), "Einem jeden Kranken in einem Hospitale sein eigenes Bett". Zur Sozialgeschichte des Allgemeinen Krankenhauses in Deutschland im 19. Jahrhundert, Campus Verlag, Frankfurt am Main, New York, S. 91-122

Pernice, Ingolf (1991), Billigkeit und Härteklauseln im öffentlichen Recht. Grundlagen und Konturen einer Billigkeitskompetenz der Verwaltung, Nomos, Baden-Baden

Pohl, Wilma (2010), Change-Management: Veränderungen brauchen Zeit, in: f&w, 6/2010, S. 596-600

Porter, Roy (2004), Geschröpft und zur Ader gelassen. Eine kleine Kulturgeschichte der Medizin, Dörlemann Verlag, Zürich

Power, Michael (1997), The Audit Society, Oxford University Press, Oxford

Priddat, Birger P. (1998), Moral Based Rational Man, in: Norbert Brieskom, Johannes Wallacher (Hg.), Homo oeconomicus: Der Mensch der Zukunft?, Kohlhammer, Stuttgart

Raspe, Heiner; Kliemt, Hartmut (2009), Briefwechsel zwischen Heiner Raspe und Hartmut Kliemt zur Priorisierung und Rationierung, in: Zeitschrift für Evidenz, Fortbildung und Qualität im Gesundheitswesen (ZEFQ) 103: S. 75-79

Rau, Ferdinand (2009), Regelungen des Krankenhausfinanzierungsreformgesetzes, in: Das Krankenhaus, März 2009, S. 198-209, http://www.dkgev.de/media/file/5654.DasKrankenhaus-3-09-S-198-208-Rau.pdf (aufgerufen am 28.04.2010, 9:53 Uhr)

Rosenberg, Alex (2005), Philosophy of Science. A contemporary introduction, Routledge, London, New York

Rüschemeyer, Dietrich (1980), Professionalisierung. Theoretische Probleme für die vergleichende Geschichtsforschung, in: Geschichte und Gesellschaft, Jg. 6, Vandenhoeck & Ruprecht, Göttingen, S. 311-25

Salfeld, Rainer; Hehner, Steffen; Wichels, Reinhard (2008,2009), Modernes Krankenhausmanagement. Konzepte und Lösungen, Springer, Berlin, Heidelberg

Schlothfeldt, Stephan (2009), Individuelle oder gemeinsame Verpflichtung? Das Problem der Zuständigkeit bei der Behebung gravierender Übel, Mentis, Paderborn

Schmidbauer, Wolfgang (1987), Die hilflosen Helfer. Über die seelische Problematik der helfenden Berufe, Rowohlt, Reinbek

Schmidbauer, Wolfgang (2002), Helfersyndrom und Burnout-Gefahr, Urban & Fischer, München, Jena

Schmitz, Christoph; Gruppe, Fritz (2007), Mit Change-Management die Ärzte ins Boot holen, in: f&w 1/2007, S. 49-51

Scholz, Karsten (1996), Der Begriff der Zumutbarkeit im Deliktrecht, Duncker & Humblot, Berlin

Schüle, Christian (2007), In den Fängen der Angst, in: Die Zeit, Nr. 17, 19 April 2007, S. 17-20

Seelos, Hans-Jürgen (2007), Personalführung in Medizinbetrieben. Medizinmanagement in Theorie und Praxis, Gabler, Wiesbaden

Seidler, Eduard; Leven, Karl-Heinz ([1966] 2003), Geschichte der Medizin und der Krankenpflege, 7 Aufl., Kohlhammer, Stuttgart

Simon, Michael (2008a), Das Gesundheitssystem in Deutschland. Eine Einführung in Struktur und Funktionsweise, 2. Auflage, Huber, Bern

Simon, Michael (2008b), Personalabbau im Pflegedienst der Krankenhäuser, 1. Auflage, Huber, Bern

Stekeler-Weithofer, Pirmin (2005), Philosophie des Selbstbewußtseins. Hegels System der Formanalyse von Wissen und Autonomie, Suhrkamp, Frankfurt am Main

Stree, Walter (1966), Garantenstellung kraft Übernahme, in: Beiträge zur gesamten Strafrechtswissenschaft, FS Hellmuth Mayer (Hrsg. Friedrich Geerds, Wolfgang Naucke), Duncker & Humblot, Berlin, S. 145-164

Stüber, Christiane (2010), Ethics Consultation: Facilitating Reflection on Professional Norms in Medicine, in: Clinical Ethics Consultation. Theories and Methods, Implementation, Evaluation, Ashgate, Surrey, p. 79-89

Taupitz, Jochen (1991), Die Standesordnungen der Freien Berufe, de Gruyter, Berlin [u. a.]

Thompson, Dennis F. (2005), Restoring Responsibility. Ethics in government, business, and healthcare, Cambridge University Press, New York [u. a.]

Trill, Roland (2009), Vertrauen ist das Zauberwort, in: f&w 5/2009, S. 468-470

Uhlmann, Gordon (1996), Leben und Arbeiten im Krankenhaus. Die Entwicklung der Arbeitsverhältnisse des Pflegepersonals im späten 19. und frühen 20. Jahrhundert, in: Alfons Labisch, Reinhard Spree (Hg.), "Einem jeden Kranken in einem Hospitale sein eigenes Bett". Zur Sozialgeschichte des Allgemeinen Krankenhauses in Deutschland im 19. Jahrhundert, Campus Verlag, Frankfurt am Main, New York, S. 399-419

Ulrich, Peter (2001), Integrative Wirtschaftsethik. Grundlagen einer lebensdienlichen Ökonomie, 3., revidierte Auflage, Paul Haupt, Bern [u. a]

Vogd, Werner (2002), Professionalisierungsschub oder Auflösung der ärztlichen Autonomie: Die Bedeutung von Evidence Based Medicine und der neuen funktionalen Eliten in der Medizin aus system- und interaktionstheoretischer Perspektive, in: Zeitschrift für Soziologie. 31 (4), S. 294-315

Vogd, Werner (2006), Die Organisation Krankenhaus im Wandel. Eine dokumentarische Evaluation aus Sicht der ärztlichen Akteure, Huber, Bern

Wagner, Wolfgang (2004), Der ausführlichen Patientenberatung folgte der Rausschmiss, in: Frankfurter Rundschau,11. Dezember 2004, S. 5

Weber, Max (1968), Wissenschaft als Beruf, in: Gesammelte Aufsätze zur Wissenschaftslehre, Johannes Winckelmann (Hrsg.), J.C.B. Mohr, Tübingen

Weber, Max (1985), Wirtschaft und Gesellschaft. Grundriß der verstehenden Soziologie, 5., rev. Auflage, J.C.B. Mohr, Tübingen

Wehkamp, Karl-H. (2002), DRGs als medizinethische Herausforderung, in: Deutsche Medizinische Wochenschrift 127 (2002), Nr. 8, S. 395-398

Wehkamp, Karl-H. (2004), Ethik der Heilberufe: Brücke zwischen Qualität und Ökonomie, in: Deutsches Ärzteblatt, 3. September 2004, http://www.aerzteblatt.de/v4/archiv/artikeldruck.asp?id=43184 (aufgerufen am 29.04.05, 11:20 Uhr)

Wehkamp, Karl-H. (2004), Die Ethik der Heilberufe und die Herausforderung der Ökonomie, Humanitas Verlag; Berliner Medizinethische Schriften, herausgegeben. von Prof. Dr. Uwe Körner

Wiesing, Urban (Hg.)(2000), Ethik in der Medizin, Reclam, Stuttgart

Wiesing, Urban; Marckmann, Georg (2009), Freiheit und Ethos des Arztes. Herausforderungen durch evidenzbasierte Medizin und Mittelknappheit, Verlag Karl Alber, Freiburg, München

Wohlgemuth, Walter A.; Freitag, Michael H. (Hrsg.)(2009), Priorisierung in der Medizin. Interdisziplinäre Forschungsansätze, Medizinisch Wissenschaftliche Verlagsgesellschaft, Berlin

Zentrale Kommission zur Wahrung ethischer Grundsätze in der Medizin und ihren Grenzgebieten (Zentrale Ethikkommission) (2000),

Prioritäten in der medizinischen Versorgung im System der Gesetzlichen Krankenversicherung (GKV): Müssen und können wir uns entscheiden?, in: Deutsches Ärzteblatt 2000; 97(15):A 1017-23 http://www.aerzteblatt.de/v4/archiv/artikel.asp?id=22550 (aufgerufen am 12.04.2010, 10:30 Uhr)

Zerth, Jürgen (2001), Der Markt der Tugend. Bemerkungen zum gleichnamigen Buch von Michael Baurmann, in: Jahrbuch für Wirtschaft und Gesellschaft, Lucius & Lucius, Stuttgart, 2001, Bd. 52, S. 327-332

Sie haben die Wahl:

Bestellen Sie die Schriftenreihe
Gesundheitspolitik
einzeln oder im **Abonnement**

per E-Mail: vertrieb@ibidem-verlag.de | per Fax (0511/262 2201)
als Brief (***ibidem***-Verlag | Leuschnerstr. 40 | 30457 Hannover)

Bestellformular

❐ Ich abonniere die Schriftenreihe *Gesundheitspolitik* ab Band # ____

❐ Ich bestelle die folgenden Bände der Schriftenreihe *Gesundheitspolitik*
____; ____; ____; ____; ____; ____; ____; ____; ____; ____

Lieferanschrift:

Vorname, Name ....

Anschrift ....

E-Mail.. | Tel.:..

Datum .... | Unterschrift ....

Ihre Abonnement-Vorteile im Überblick:

- Sie erhalten jedes Buch der Schriftenreihe pünktlich zum Erscheinungstermin – immer aktuell, ohne weitere Bestellung durch Sie.
- Das Abonnement ist jederzeit kündbar.
- Die Lieferung ist innerhalb Deutschlands versandkostenfrei.
- Bei Nichtgefallen können Sie jedes Buch innerhalb von 14 Tagen an uns zurücksenden.

ibidem-Verlag

Melchiorstr. 15

D-70439 Stuttgart

info@ibidem-verlag.de

www.ibidem-verlag.de
www.ibidem.eu
www.edition-noema.de
www.autorenbetreuung.de

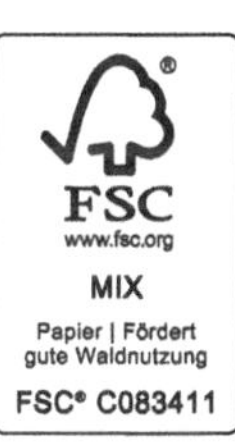

Zeitfracht Medien GmbH
Ferdinand-Jühlke-Straße 7
99095 Erfurt, Deutschland
produktsicherheit@kolibri360.de